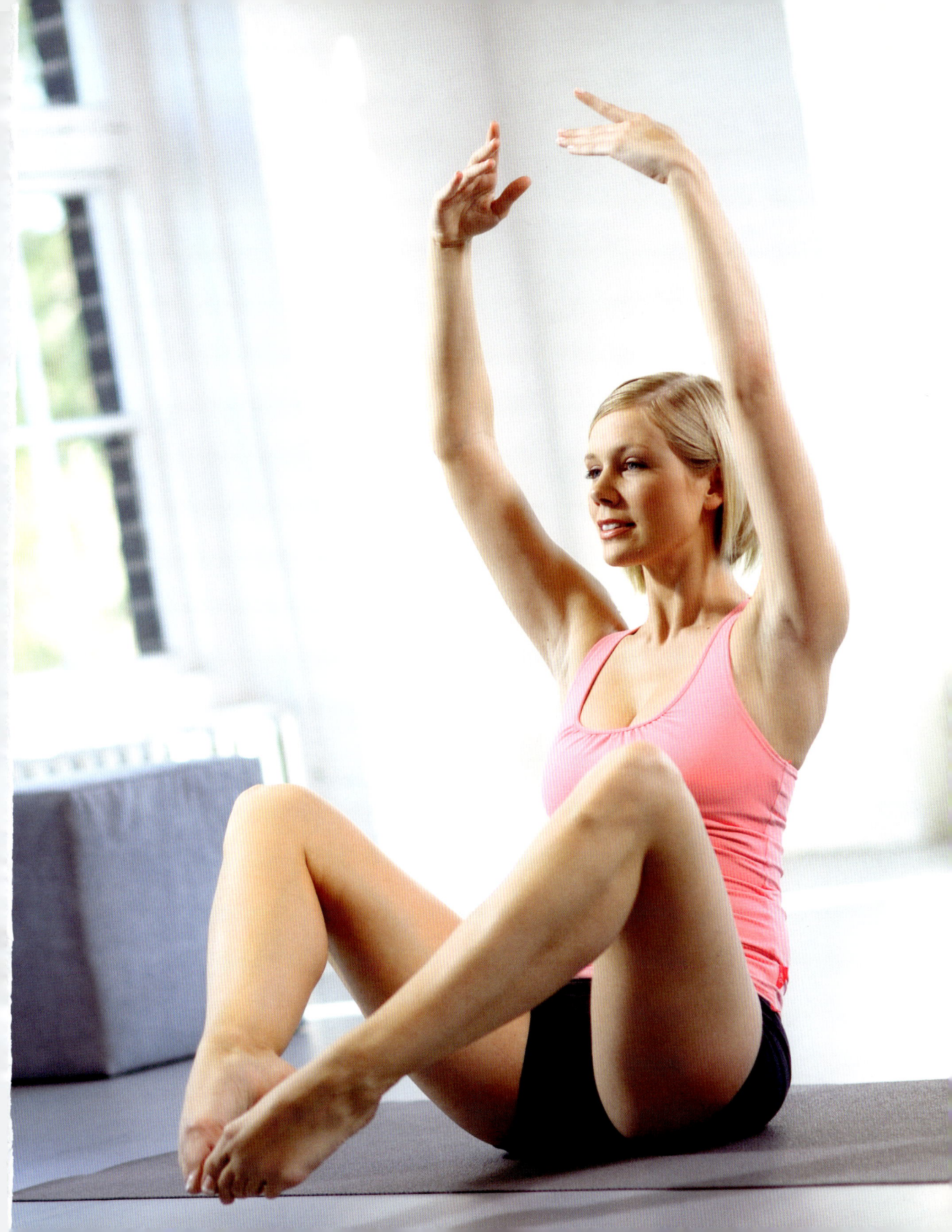

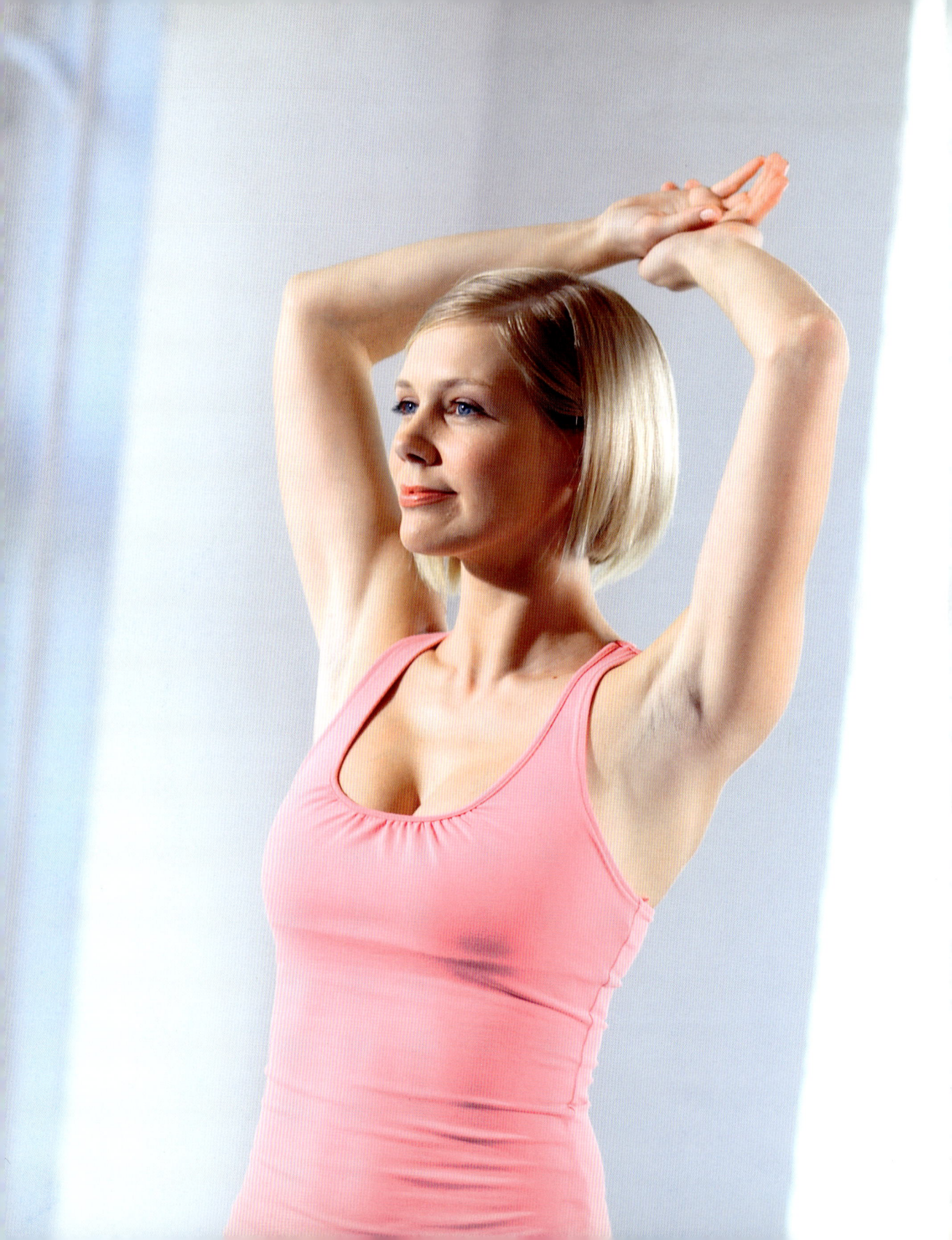

>> **15** Minuten
Rückentraining
für jeden Tag

Suzanne Martin

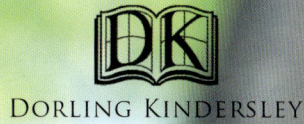

DORLING KINDERSLEY

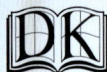

DORLING KINDERSLEY
London, New York, Melbourne, München und Delhi

Für Michael Smuin, einen außergewöhnlichen
Choreographen und wunderbaren Menschen

Projektbetreuung Hilary Mandleberg
Bildbetreuung Miranda Harvey
Bildredaktion Peggy Sadler
Cheflektorat Penny Warren
Chefbildlektorat Marianne Markham
Programmleitung Mary-Clare Jerram
Fotos Ruth Jenkinson
DTP-Design Sonia Charbonnier
Herstellung Rebecca Short, Sarah Sherlock
Herstellungskoordination Luca Frassinetti
Umschlaggestaltung Neal Cobourne

DVD für Dorling Kindersley produziert
von Chrome Productions
www.chromeproductions.com

Regie Robin Schmidt
Kamera Marcus Domleo, Matthew Cooke
Kameraassistenz Joe McNally, Marcus Domleo, Jonathan Iles
Produktionsleitung Hannah Chandler
Produktionsassistenz Azra Gul
Technische Ausstattung Pete Nash
Beleuchtung Paul Wilcox, Jonathan Cruickshank
Musik Chad Hobson
Haare und Makeup Victoria Barnes

Für die deutsche Ausgabe:
Programmleitung Monika Schlitzer
Projektbetreuung Kerstin Uhl
Herstellungsleitung Dorothee Whittaker
Herstellung Petra Kühner

Titel der englischen Originalausgabe:
15 Minute Better Back Workout

© Dorling Kindersley Limited, London, 2008
Ein Unternehmen der Penguin-Gruppe
Text © Suzanne Martin, 2008

© der deutschsprachigen Ausgabe by Dorling Kindersley
Verlag GmbH, München, 2008
Alle deutschsprachigen Rechte vorbehalten

Übersetzung und Satz Anke Wellner-Kempf
Redaktion Janette Schroeder

Deutsche DVD-Fassung
Technische Realisation Peter Riedel, video-art & networks
Tonstudio Oliver Vorderbrügge, orange sound
Sprecherin Alisa Palmer

ISBN: 978-3-8310-1205-3

Printed and bound in China by Sheck Wah Tong

Besuchen Sie uns im Internet
www.dk.com

Bibliografische Information Der Deutschen Bibliothek
Die Deutsche Bibliothek verzeichnet diese Publikation in der
Deutschen Nationalbibliografie;
detaillierte bibliografische Daten sind im Internet über
http://dnb.ddb.de abrufbar.

Inhalt

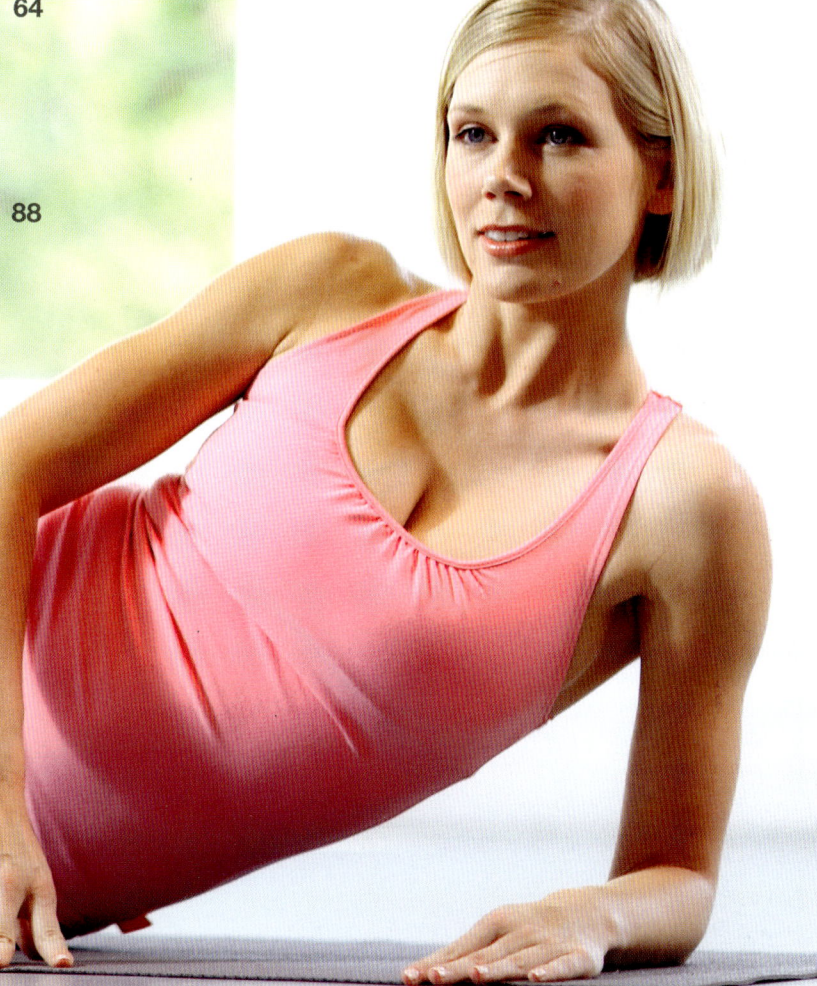

Vorwort der Autorin

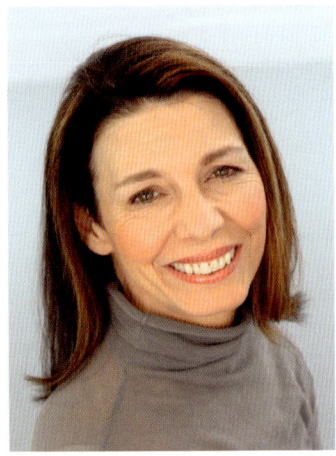

Herzlichen Glückwunsch zum Kauf dieses Buches und zu Ihrem Entschluss, etwas für Ihren Rücken zu tun! Es ist mir eine große Freude, mit Ihnen die Übungen, das Wissen und die Techniken zu teilen, die mir und unzähligen Teilnehmerinnen und Teilnehmern meiner Lehrgänge, Kurse und Privatstunden seit mehr als 25 Jahren geholfen haben.

Wir alle profitieren von einem kräftigen Rücken. Mein eigener Rücken hat eine spezielle Geschichte. Während meiner gesamten aktiven Karriere als Tänzerin, meiner Zeit als Tanz- und Gymnastiklehrerin, Pilates-Expertin und Physiotherapeutin litt ich unter einer leichten Skoliose. Möglicherweise gehören auch Sie zu den Menschen, die Hilfe benötigen, denn Studien haben gezeigt, dass fast 80 Prozent der Bevölkerung irgendwann unter Rückenproblemen leiden. Dieses Buch enthält Tipps und Übungen, die Ihnen helfen, die häufigsten Rückenbeschwerden zu vermeiden oder, falls sie schon aufgetreten sind, zu lindern.

Das Leben ist nicht vollkommen; die Natur ist nicht vollkommen. Sehen Sie sich einmal die Blätter eines Baumes an. Sie werden bemerken, dass jedes Blatt unzählige Unvollkommenheiten in Textur und Form aufweist. Unser Körper spiegelt die Unvollkommenheit der Natur wider. Wir alle haben unsere körperlichen Stärken und Schwächen, und diese betreffen eben auch den Rücken. Da wir ihn täglich beanspruchen, sind wir alle vor die Aufgabe gestellt, ihn

hinsichtlich unserer spezifischen Anforderungen zu rüsten:
Kinder hochheben, Einkaufen, Gartenarbeit, Jogging, Klettern, stundenlanges Sitzen – sind Aktivitäten, die zu Rückenschmerzen führen können. Das Erlernen einer gesunden Haltung und die vorbeugenden Übungen in diesem Buch ermöglichen es Ihnen, jeden Tag einen Beitrag zur Steigerung Ihrer Lebensqualität zu leisten. Heutzutage, da wir alle länger leben, ist das wichtiger als je zuvor.

Die hier vorgestellten Übungen und Techniken verbessern Ihre Körperwahrnehmung und damit Ihre Körperkontrolle. Doch Sie profitieren auch in anderer Hinsicht. Ihr Körper wird elastischer und damit weniger verletzungsanfällig. Oft ist von Verbindungen zwischen Körper und Geist die Rede: Eine gestärkte Halsmuskulatur schenkt Ihrer Stimme Selbstvertrauen. Ein kräftiger oberer und mittlerer Rücken ermöglicht Ihrem Herzen, sich den Risiken der körperlichen Liebe zu stellen. Ein aktiver unterer Rücken festigt Ihre Entschlusskraft. Wenn Ihr Körper auf seine eigenen Kräfte vertrauen kann und Widerstandskraft besitzt, so spiegelt Ihr Geist diese Eigenschaften wider. Dieses Buch verschafft Ihnen Zugang zu all den Möglichkeiten, die ein kräftigerer Körper Ihnen eröffnet. Ich wünsche Ihnen damit viel Freude.

Suzanne Martin PT, DPT

>> **So gehen** Sie vor

Stärken Sie Ihren Rücken, und verbessern Sie Ihre Haltung! Dieses Buch hilft Ihnen dabei: Machen Sie sich zunächst mit den Übungen vertraut. Jede Übung ist für sich nützlich. Die Reihenfolge in den einzelnen Übungsprogrammen ist aber ganz besonders effizient.

Jedes meiner Programme konzentriert sich auf einen bestimmten Aspekt des Rückentrainings. Alle im Buch beschriebenen Übungen werden auf der Begleit-DVD veranschaulicht. Einblendungen mit Seitenverweisen erleichtern das Auffinden der Übungen im Buch. Hier besteht jede Anleitung aus drei Teilen: einer Miniaturabbildung mit der Grundposition, gefolgt von zwei Trainingsschritten. Anmerkungen zu den Bildern geben Tipps zur richtigen Haltung, und gepunktete Linien markieren die beanspruchten Muskelgruppen. Diese finden sich nicht bei Übungen, die den ganzen Körper trainieren.

Die Übungen sind unterschiedlich schwierig: Jede Trainingseinheit steigert sich in ihrer Intensität und wird dann wieder leichter. Zu Beginn stehen das Aufwärmen und die Beweglichkeit im Vordergrund. Dann folgen in der Regel Dehnübungen, Bauchmuskelübungen und schließlich schwierigere Rücken- und Ganzkörperübungen. Die Programme klingen sanft aus. Auch Anfänger sollten die meisten Übungen durchführen können. Wie häufig Sie trainieren sollten und wie sich die Übungen gegebenenfalls modifizieren lassen, erfahren Sie auf den Seiten 116 bis 117.

Die Doppelseiten zum Aufklappen

Die aufklappbaren Doppelseiten zeigen jedes Programm in der Gesamtübersicht. Wenn Sie sich die DVD genau angesehen und die Anleitungen im Buch verinnerlicht haben, können Sie mithilfe dieses Schnellüberblicks Ihre Trainingszeit auf 15 Minuten pro Programm reduzieren.

Sicherheitshinweise

Sprechen Sie mit Ihrem Arzt, bevor Sie mit Ihrem Übungsprogramm beginnen. Die Ratschläge und Übungen in diesem Buch können eine individuelle medizinische Beratung nicht ersetzen. Eventuell schlägt Ihr Arzt Ihnen speziell auf Ihre Bedürfnisse abgestimmte vorbereitende Maßnahmen vor.

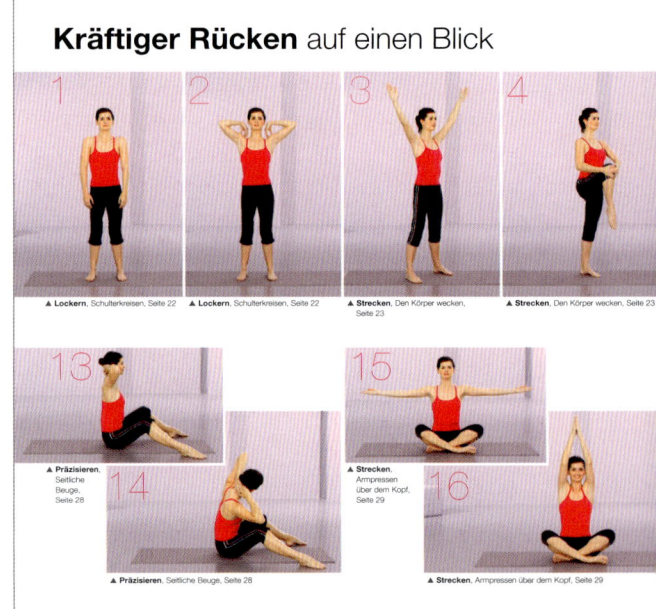

Kräftiger Rücken auf einen Blick

▲ Lockern, Schulterkreisen, Seite 22
▲ Lockern, Schulterkreisen, Seite 22
▲ Strecken, Den Körper wecken, Seite 23
▲ Strecken, Den Körper wecken, Seite 23
▲ Präzisieren, Seitliche Beuge, Seite 28
▲ Präzisieren, Seitliche Beuge, Seite 28
▲ Strecken, Armpressen über dem Kopf, Seite 29
▲ Strecken, Armpressen über dem Kopf, Seite 29

Die Doppelseiten zum Aufklappen stellen jeweils ein komplettes Programm in einer Übersicht dar – eine einfache Schnellhilfe, die Ihnen zu einem effizienten Work-out verhilft.

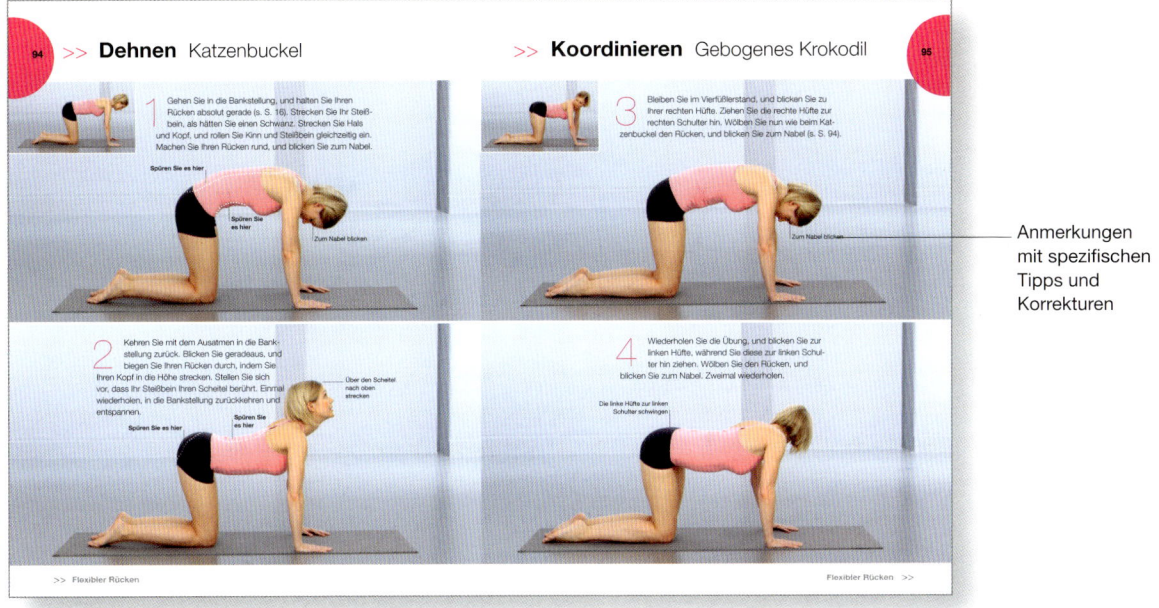

Anmerkungen mit spezifischen Tipps und Korrekturen

Schrittweise Anleitungen Das Miniaturfoto oben links zeigt die Grundposition für die Übung. Die nächsten beiden Fotos veranschaulichen die wichtigsten Bewegungen.

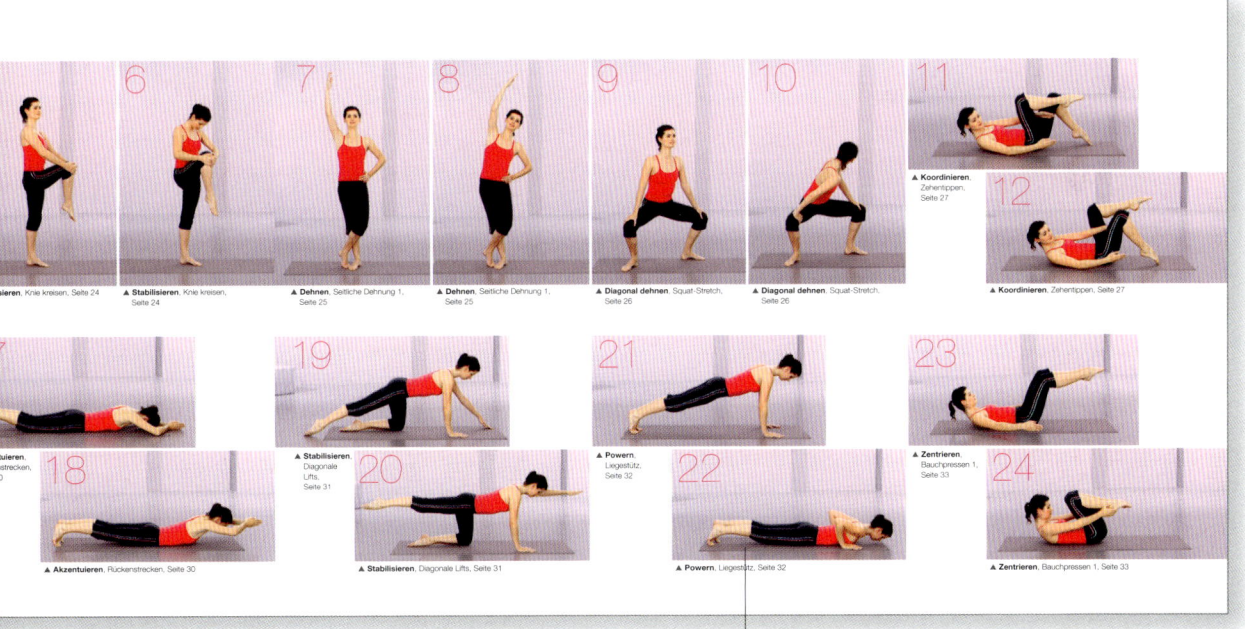

Die Fotos zeigen die wichtigsten Schritte jeder Übung

>> **Die Anatomie** des Rückens

Der menschliche Rücken lässt sich in vier Abschnitte unterteilen. Jeder einzelne erfüllt eine wichtige Funktion und hilft uns dabei, unsere alltäglichen Verrichtungen zu bewältigen. Kennt man die Abschnitte, kann man sie effizienter trainieren. Blicken Sie in den Spiegel, und lernen Sie Ihren Rücken kennen.

Das tragende Element des Rückens ist die Wirbelsäule. Diese wird in vier Abschnitte unterteilt. Von der Seite betrachtet, hat sie die Form eines doppelten »S«. Jede Krümmung umfasst einen Bereich: Hals-, Brust- und Lendenwirbelsäule sowie das mit dem Steißbein verwachsene Kreuzbein. Bei der Geburt ist die Wirbelsäule noch gerade. Erst wenn das Kleinkind sich aufrichtet und zu laufen beginnt, bildet sich unter dem Einfluss der Schwerkraft die S-Form aus. Jede Krümmung spielt für die Gesundheit des Rückens und die aufrechte Haltung eine wichtige Rolle.

Die Halswirbelsäule

Die Halswirbelsäule lässt sich am Haaransatz direkt unterhalb des Schädels gut ertasten. Sie ermöglicht dem Kinn, sich auf- und abzuneigen. In ihrem oberen Teil befinden sich auch die feinen Muskeln, die die Augen bewegen. Wenn Sie Ihre Fingerspitzen auf den Ansatz der Halswirbelsäule legen und hin- und herblicken, können Sie sie spüren.

Das untere Ende der Halswirbelsäule ist konvex. Ihre Wirbel in Schulterhöhe sind gut zu ertasten. Der Hals als der beweglichste Teil der ganzen Wirbelsäule lässt sich sehr lang strecken und so weit um die eigene Achse drehen, dass der Raum hinter dem Rücken fast vollständig erfasst werden kann.

Die Brustwirbelsäule

Sie ist konkav und mit den Rippen zusammengewachsen. Die Dornfortsätze, die sichtbaren Erhebungen der Wirbelsäule, kann man spüren, wenn

> ## >> **Die vier Abschnitte** des Rückens
>
> - **Die Halswirbelsäule** umfasst sieben Wirbel und erstreckt sich vom Schädelansatz zu den Schultern.
>
> - **Die Brustwirbelsäule** umfasst den oberen und mittleren Rücken, hat zwölf Wirbel und erstreckt sich von den Schultern zur Taille.
>
> - **Die Lendenwirbelsäule** zählt fünf Wirbel. Dieser empfindliche Bereich bildet die Taille und wird nur durch Muskeln gestützt.
>
> - **Das Kreuzbein** besteht aus vier miteinander verschmolzenen Wirbeln, die mit dem Steißbein verwachsen sind.

man mit dem Daumen von den Schultern bis in die Taille streicht. Da sie vom Brustkasten umgeben ist, ist sie recht steif. Nur mit viel Geduld lässt sich ihre Beweglichkeit erhöhen.

Die Lendenwirbelsäule

Wenn Sie die Hände um Ihre Taille legen, spüren Sie Ihre Lendenwirbelsäule. Diese wird besonders belastet, da sie das Gewicht des Rumpfes gegen das der Beine ausbalanciert. Das Besondere an der Lendenwirbelsäule ist ihr Sprungbrett-Effekt: Durch ihre konvexe Form federt sie den Aufprall des Körpers auf den Boden ab.

Der Rücken ist keine Einheit, sondern besteht aus vier Abschnitten. Das *15-Minuten-Rückentraining für jeden Tag* kräftigt jeden dieser Abschnitte.

Die Krümmungen der doppelten S-Form sorgen für Belastbarkeit des Rückens. Sie zu erhalten ist äußerst wichtig für einen schmerzfreien Rücken!

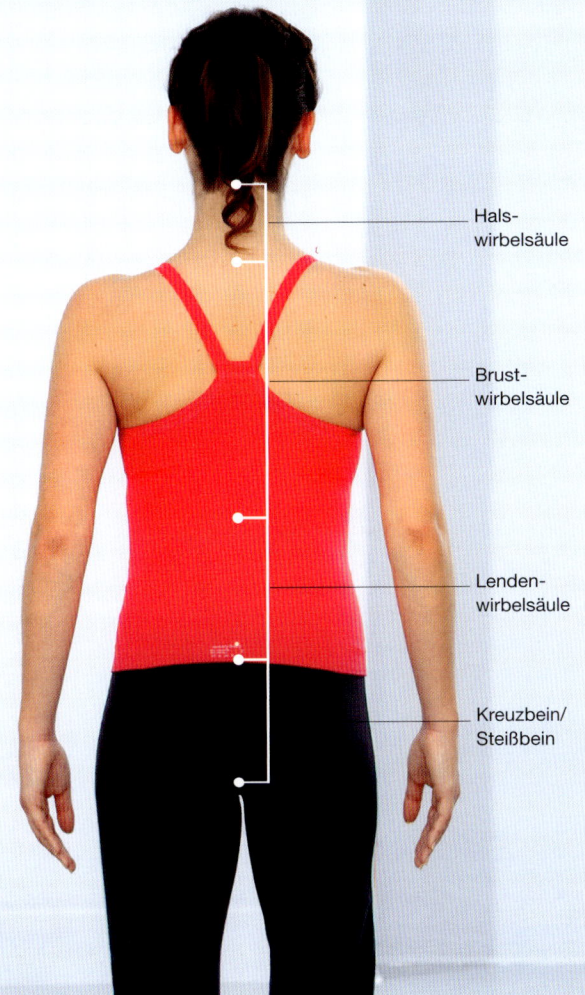

Hals-
wirbelsäule

Brust-
wirbelsäule

Lenden-
wirbelsäule

Kreuzbein/
Steißbein

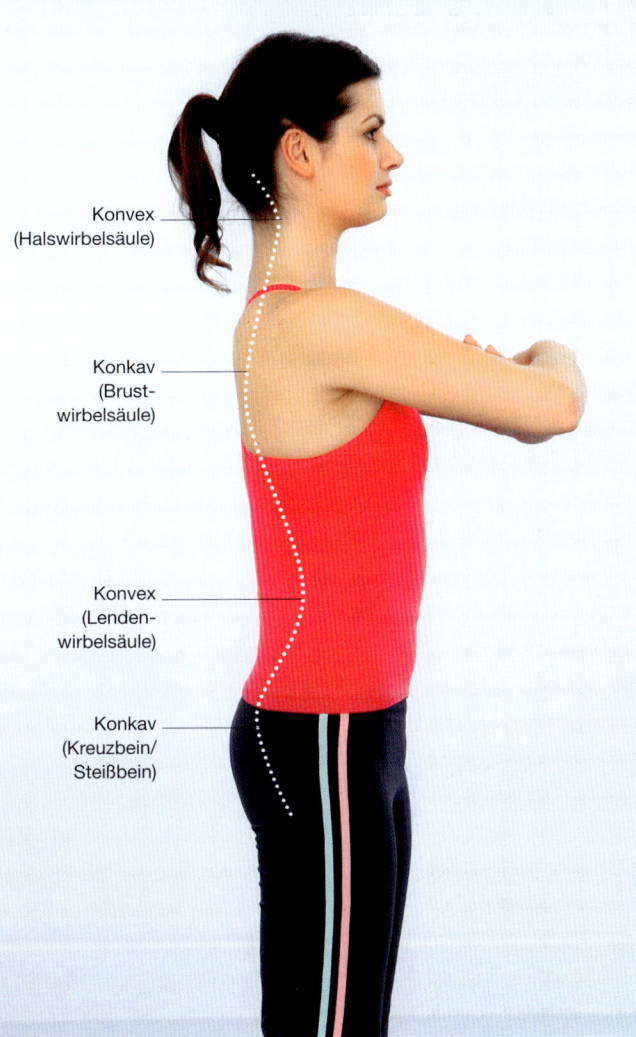

Konvex
(Halswirbelsäule)

Konkav
(Brust-
wirbelsäule)

Konvex
(Lenden-
wirbelsäule)

Konkav
(Kreuzbein/
Steißbein)

Das Kreuzbein

Legen Sie Ihre Hände auf Ihre rückwärtige Hüfte, sodass die Finger nach außen zeigen: Ihre Daumen berühren nun das obere Ende der zusammen-gewachsenen Wirbel des Kreuzbeins. Auf dieses sogenannte Iliosakralgelenk, wo Lendenwirbelsäule und Kreuzbein aufeinandertreffen, wirken sehr starke Kräfte ein. Dieser Bereich ist äußerst anfällig und erfordert Vorsicht beim Training. Am unteren Ende des Kreuzbeins liegt das Steißbein.

Die Bandscheiben

Die Bandscheiben sind Knorpel, die zwischen den Wirbeln liegen. Sie ähneln kleinen Kissen, mit einem weichen Kern und einer festen Hülle, polstern die Wirbel gegeneinander ab und sorgen für Beweg-lichkeit, sodass sich die Wirbelsäule drehen und biegen kann. Den Rücken zu trainieren bedeutet, die überaus wichtigen Bandscheiben zu schützen. Und das erreicht man, indem man den Rücken kräftigt und für eine gute Haltung sorgt.

>> **Die gesunde** Haltung

Ihre Haltung ist wichtig – nicht nur für die Gesundheit Ihres Rückens, sondern auch für Ihr Erscheinungsbild. Von ihr hängt es ab, ob Sie plump, müde und alt wirken – oder selbstbewusst und jung. Zum Glück können Sie Ihre Haltung beeinflussen und brauchen sich nicht der Schwerkraft zu beugen.

Rundrücken

Bei dieser Haltung wird der Kopf nach vorn gedrückt, die Schultern sind rund, das Becken kippt nach hinten. Das sieht unschön aus und bedeutet eine große Strapaze für die Bandscheiben.

Hohlrundrücken

Models sieht man häufig »cool« mit Hohlrundrücken über den Laufsteg wandeln. Bei dieser Haltung hängen die Schultern, der untere Rücken wird gestaucht, und der Brustkorb sinkt ein. Besser ist: gerade stehen, aufrecht gehen!

Hohlkreuz

Hier ist die Lendenwirbelsäule zu stark gekrümmt. Dadurch vermindert sich ihre Fähigkeit, Stöße auf die restlichen Wirbel abzufedern. Außerdem werden die stabilisierenden Beckenmuskeln verkürzt. Neben Schwangeren und Korpulenten sind auch sportliche Menschen davon betroffen, bei denen verspannte Hüftmuskeln oft zum Hohlkreuz führen.

Unten von links nach rechts Rundrücken, Hohlrundrücken und Hohlkreuz sind drei häufige Fehlhaltungen. Jede verursacht früher oder später gesundheitliche Probleme.

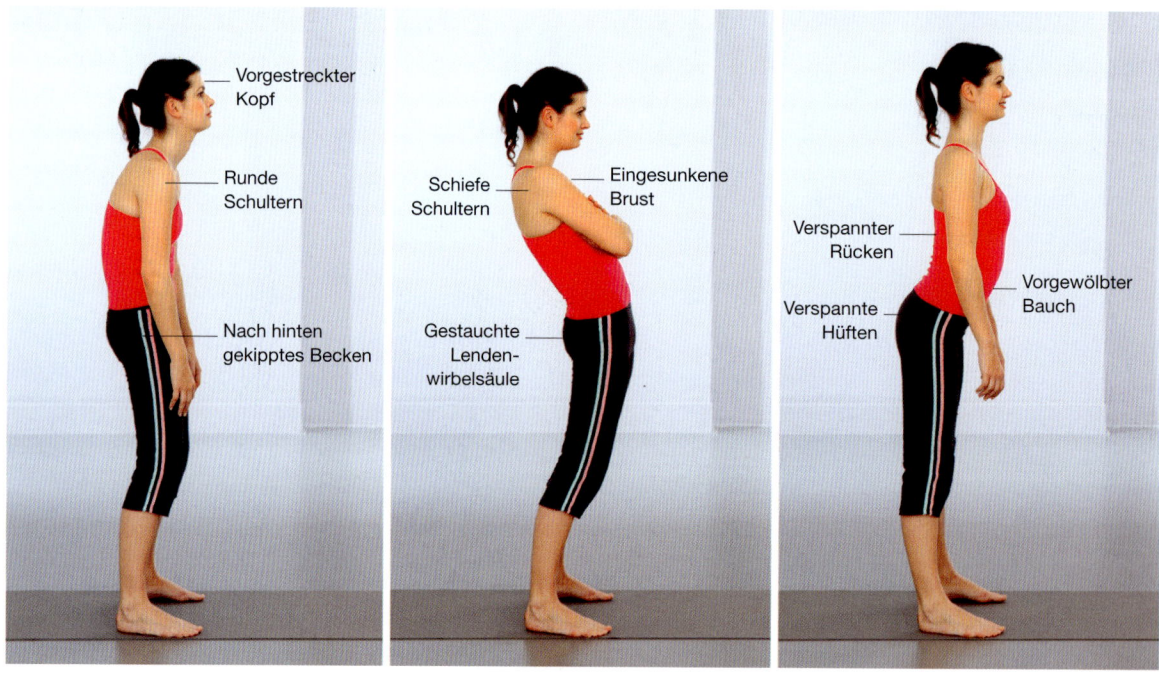

Vorgestreckter Kopf

Runde Schultern

Nach hinten gekipptes Becken

Schiefe Schultern

Eingesunkene Brust

Gestauchte Lendenwirbelsäule

Verspannter Rücken

Vorgewölbter Bauch

Verspannte Hüften

Beachten Sie den Unterschied zwischen einer guten und einer schlechten Haltung. Die schlechte Haltung, links, verursacht mit Sicherheit Schmerzen. Rechts, die gute Haltung, sieht so gesund aus, wie sie ist.

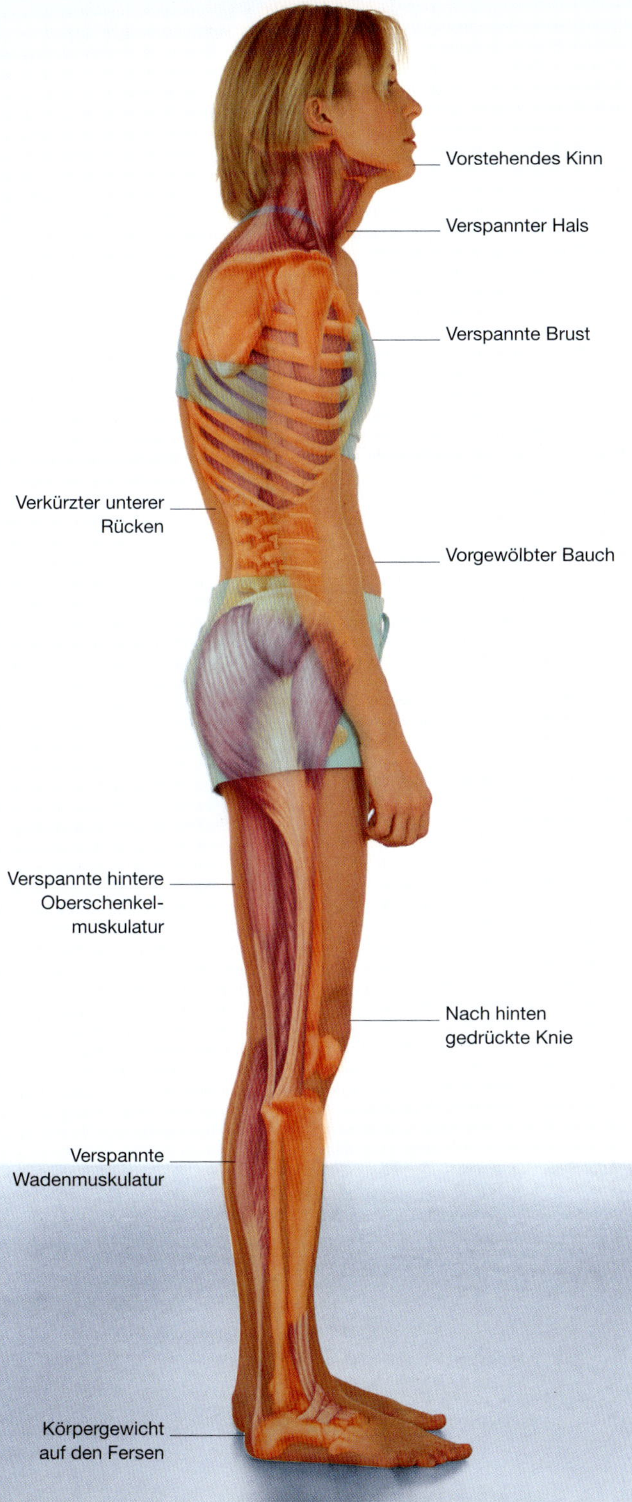

Vorstehendes Kinn

Verspannter Hals

Verspannte Brust

Verkürzter unterer Rücken

Vorgewölbter Bauch

Verspannte hintere Oberschenkelmuskulatur

Nach hinten gedrückte Knie

Verspannte Wadenmuskulatur

Körpergewicht auf den Fersen

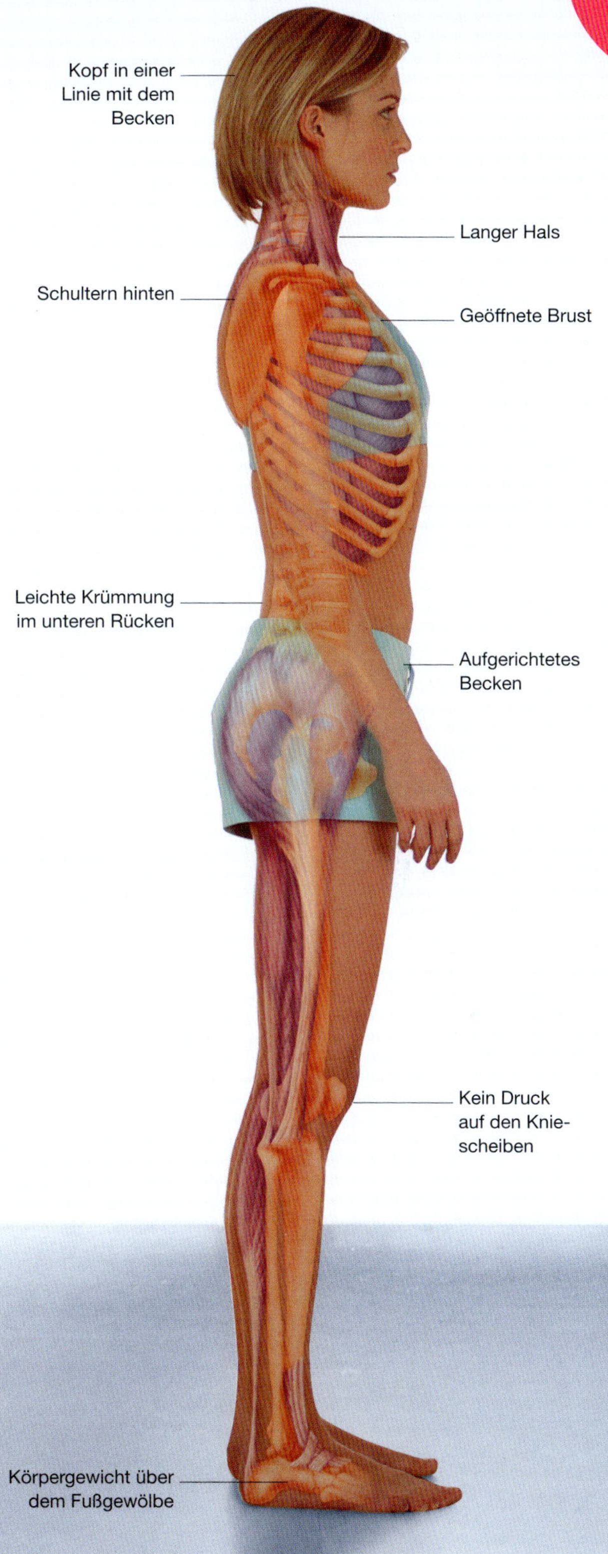

Kopf in einer Linie mit dem Becken

Langer Hals

Schultern hinten

Geöffnete Brust

Leichte Krümmung im unteren Rücken

Aufgerichtetes Becken

Kein Druck auf den Kniescheiben

Körpergewicht über dem Fußgewölbe

>> **Schonkur** für den Rücken

Weil der Rücken so viele Bereiche miteinander verbindet, muss man ihn sehr schonend belasten. Denn wird ein Teil verletzt, sind auch alle anderen davon betroffen. Berücksichtigen Sie dies bei Ihren alltäglichen Bewegungen, leisten Sie bereits einen wichtigen Beitrag zu einem gesunden Rücken.

Beine parallel bedeutet, dass die Füße in einer geraden Linie unter dem Becken stehen. Dies ist die gesündeste Haltung für die Beine, die gleichzeitig der Wirbelsäule die größte Unterstützung bietet. **Squat** heißt diese Beugung (unten rechts). Ergonomisch wirkt sie sich sehr positiv auf die Bandscheiben des unteren Rückens aus, die beim Bücken, insbesondere beim gleichzeitigen Heben und Drehen, irreparable Schäden davontragen können. Die Haltung ist einfach eine Beugung aus der Hüfte. Der Po wird nach hinten gestreckt und der Körper nur aus den Beinen heraus aufgerichtet.

Die Rolle über die Seite ist vor allem beim Hinlegen und Aufstehen aus dem Bett oder vom Boden sehr angenehm. Bei Rückenschmerzen wirkt sie sehr entlastend. Auf Seite 15 ist sie in vier einfachen Schritten dargestellt.

Unten links Werden die Beine parallel gestellt, stehen die Füße etwa 10 cm auseinander. Der zweite Zeh liegt auf einer Linie mit der Kniescheibe und der Leistenmitte.

Unten Beim Squat beugen Sie sich in der Hüfte, der Rücken bleibt gerade. Gehen Sie stets in diese Position, um etwas zu heben, und richten Sie sich mit den Beinen auf.

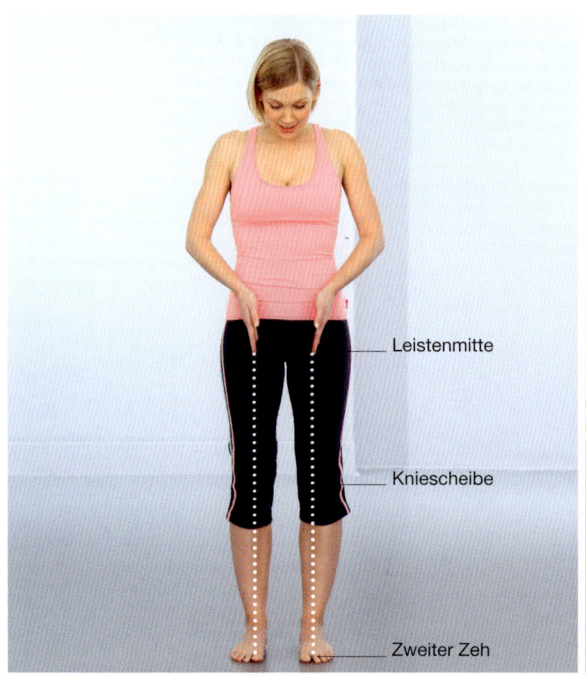

Leistenmitte

Kniescheibe

Zweiter Zeh

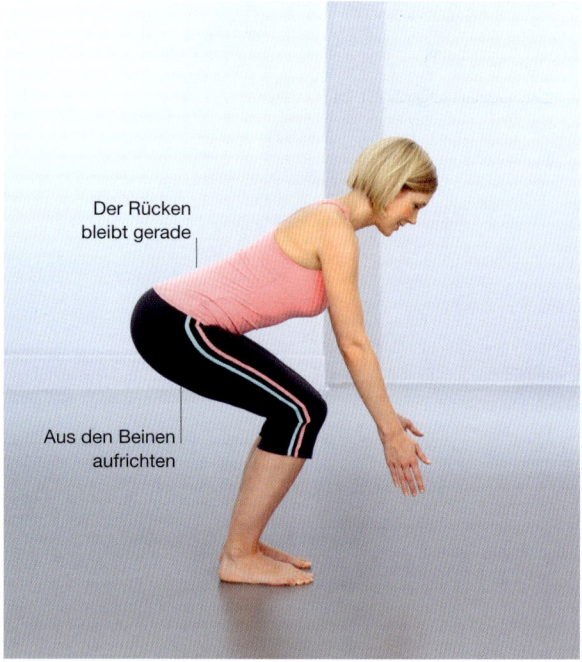

Der Rücken bleibt gerade

Aus den Beinen aufrichten

Rolle über die Seite beim Aufstehen

1 In Rückenlage spannen Sie die Muskeln in Taille und Bauch an. Der Rücken ist aktiv wie beim Squat (s. S. 14), die gebeugte Beinmuskulatur wird aktiviert.

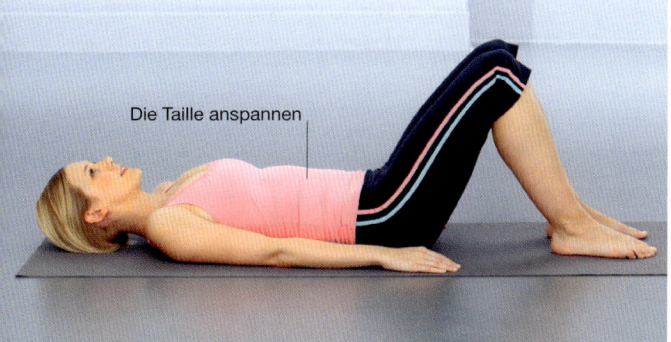

Die Taille anspannen

2 Rollen Sie Körper, Schultern und Hüfte als Einheit auf die Seite; halten Sie die Beine zusammen. Beim Aufstehen aus dem Bett gleiten nun die Füße über die Kante.

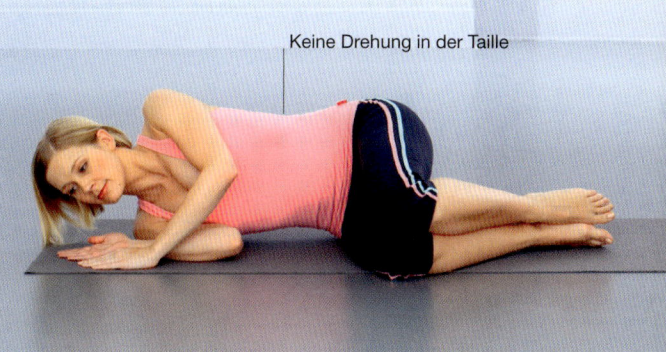

Keine Drehung in der Taille

3 Richten Sie Ihren Oberkörper mithilfe Ihrer Arme, nicht Ihres Rückens, auf. Beim Aufstehen aus dem Bett lassen Sie baldmöglichst die Füße über die Bettkante herabhängen.

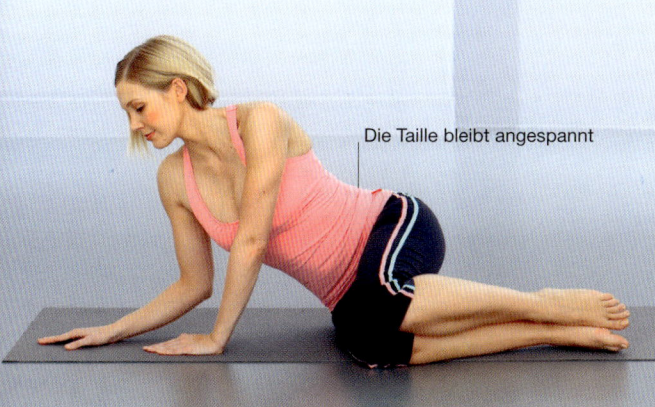

Die Taille bleibt angespannt

4 Richten Sie sich auf, heben Sie das Brustbein, und bringen Sie den Kopf über das Becken. Drücken Sie auf Ihre Sitzknochen, und strecken Sie den Rücken, als würde ein Strohhalm ihn zum Kopf saugen.

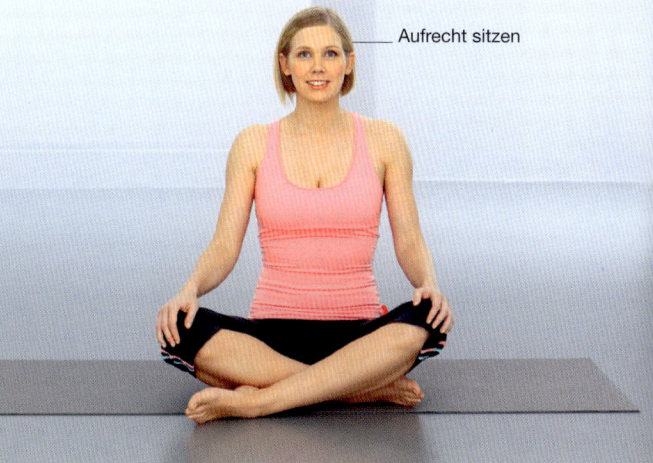

Aufrecht sitzen

>> **Bilder** und Stichworte

Ich arbeite in meinen Stunden gern mit Bildern und Stichworten. Sie erleichtern die korrekte Ausführung der Übungen und erhöhen ihre Effizienz. Prägen Sie sich die Erklärungen für häufig verwendete Bilder und Stichworte ein, damit Ihre Bewegungen präziser und effizienter werden.

Die Bilder, die ich verwende, erleichtern Ihnen, sich die Positionen vorzustellen – ähnlich einem Schauspieler, der sich die Figur vorstellt, die er auf der Bühne verkörpert. Stichworte leiten Sie durch die Übungen, sodass Sie genau wissen, wie und wann welche Bewegung auszuführen ist. Diese Stichworte werden Ihnen schnell vertraut sein, und Sie werden feststellen, dass sie Ihrer Konzentration und der Komplexität der Haltungen förderlich sind und ein präzises und effizientes Training ermöglichen.

Folgen Sie den Stichworten

Den Po anspannen Zwei konkave Kurven oberhalb der Oberschenkel bei angespannter Gesäß-

muskulatur markieren die Trennung zwischen den Muskeln von Po und Oberschenkeln.

In Bankstellung gehen bedeutet, den Rücken im Vierfüßlerstand wie die Sitzfläche einer Bank gerade und parallel zum Boden zu halten.

Perlen in den Sand pressen bedeutet, dass Sie jeden Wirbel einzeln aktivieren. Wenn Sie auf dem Rücken liegen und das Becken vom Boden hoch-

Unten links Die gepunkteten Linien zeigen an, dass die Gesäßmuskulatur aktiviert ist. **Mitte** »Den Nabel einziehen« bedeutet, dass der Bauch fest eingezogen wird. **Unten rechts** »Die untere Bauch- und Pomuskulatur anspannen« richtet das Becken auf.

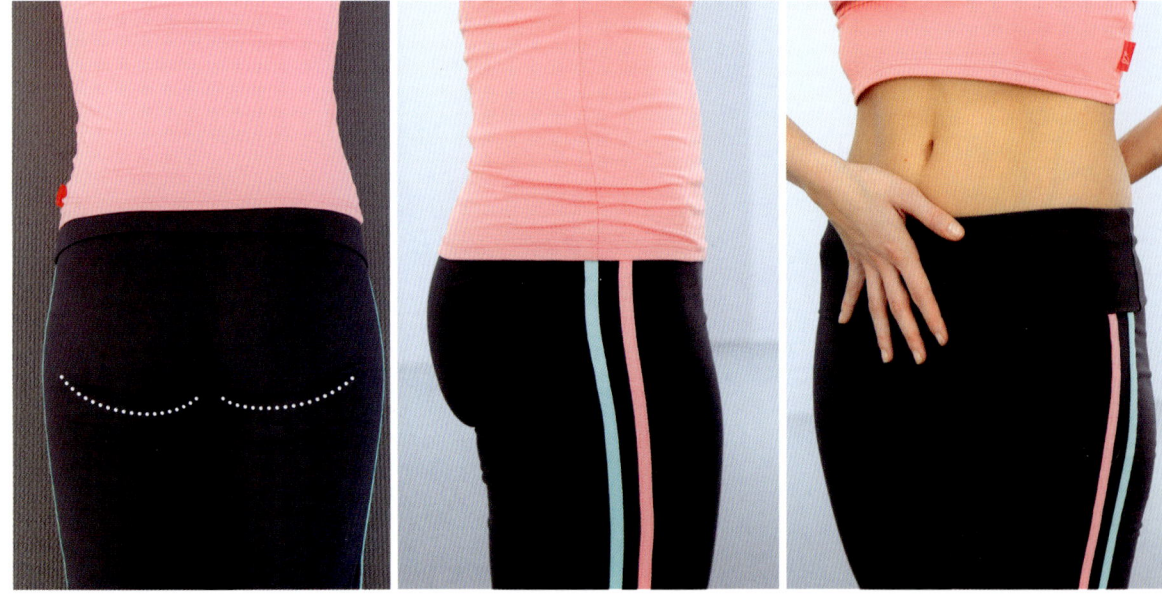

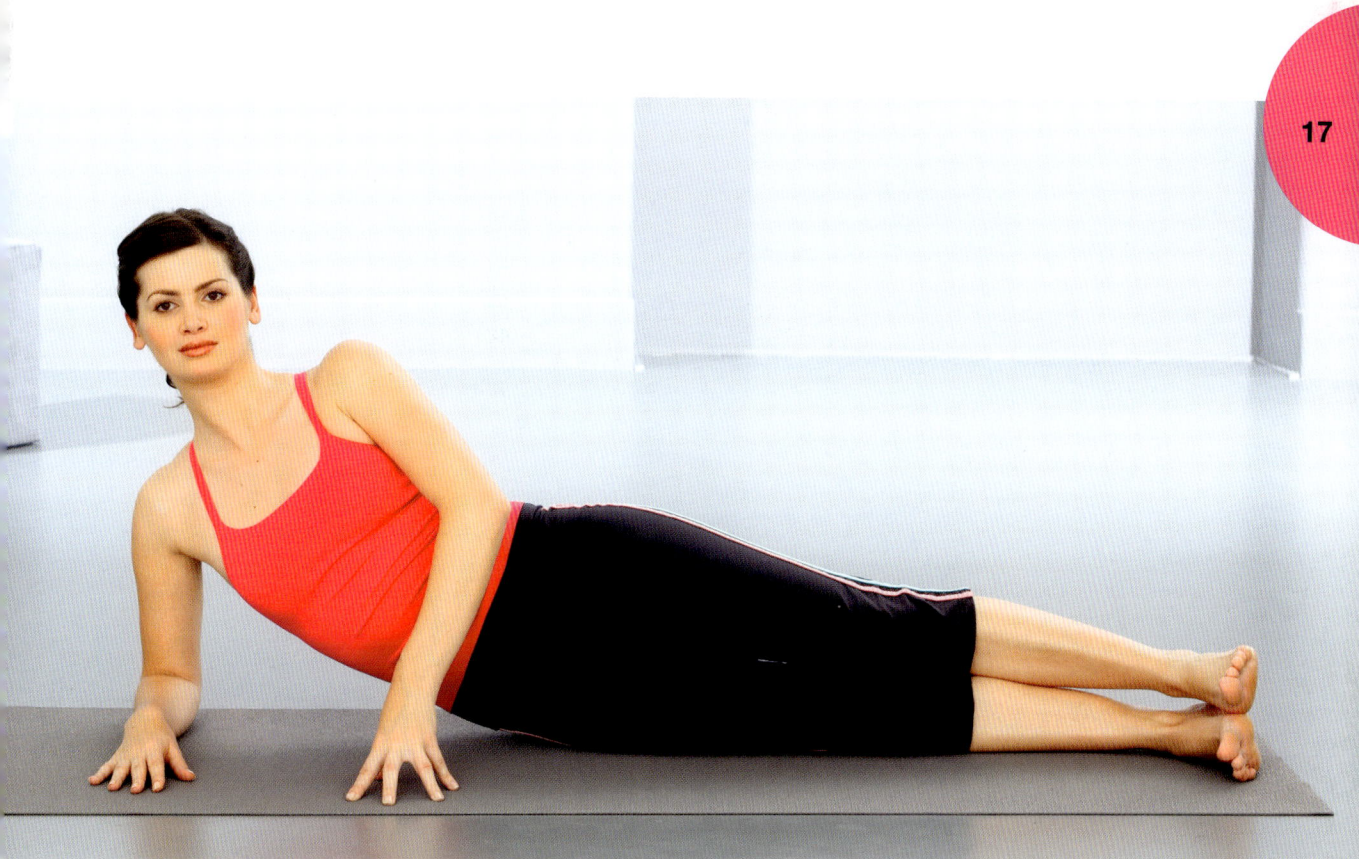

Oben Beim Seitstütz muss unbedingt der Nabel Richtung Wirbelsäule gezogen werden – das heißt, die Bauchmuskeln werden kräftig eingezogen.

gehoben haben, senken Sie die Wirbelsäule Wirbel für Wirbel ab und stellen sich vor, dass jeder Wirbel eine Perle in den weichen Sand drückt, auf dem Sie liegen.

Der Kopf steht senkrecht über dem Becken verhilft zu einer korrekten Haltung und vermeidet einen Rundrücken oder eine falsche Kopfhaltung. Der Kopf steht in der Verlängerung der Wirbelsäule senkrecht oberhalb des Beckens, und das Kinn wird leicht nach unten geneigt.

Spüren Sie imaginäre Hände auf Ihrem Rücken und unter Ihrem Bauch verhilft Ihnen zu einem festen, geraden Rumpf, indem Sie die Anspannung in Bauch und Rücken koordinieren.

Imaginäres Schwimmbecken-Wasser hilft Ihnen in der Bauchlage, den Bauchinhalt anzuheben, indem Sie sich vorstellen, dass Wasser von unten gegen den Bauch drückt.

Den Beckenboden anheben bedeutet, dass die Schließmuskeln von Harnblase und Anus aktiviert werden. Fühlen Sie, wie Sie diese Muskeln nach oben in Richtung Kopf ziehen. Eine vergleichbare Vorstellung ist, dass Sie die Fußgewölbe heben, um Ihre Füße zu stabilisieren.

Die Rippen führen verhilft Ihnen zu einer besseren Anspannung der Bauchmuskeln, wenn der Oberkörper in der Rückenlage angehoben wird. Zunächst senken Sie das Brustbein und pressen es zum Boden. Wenn Sie die Schultern vom Boden heben, ziehen Sie Ihre Rippen zum Becken und knicken den Körper nicht in der Taille ab.

Ziehen Sie den Nabel zur Wirbelsäule bedeutet, dass Sie den Bauch kräftig einziehen und gleichzeitig das Gesäß anspannen.

Aktivieren Sie die untere Bauch- und Rückenmuskulatur bedeutet, dass Sie den Bauch vom Schambein nach oben Richtung Nabel ziehen.

Die Brust öffnen bedeutet, dass Sie die Schultern gleichzeitig fallen lassen und nach hinten ziehen und das Brustbein nach oben strecken.

15 Minuten

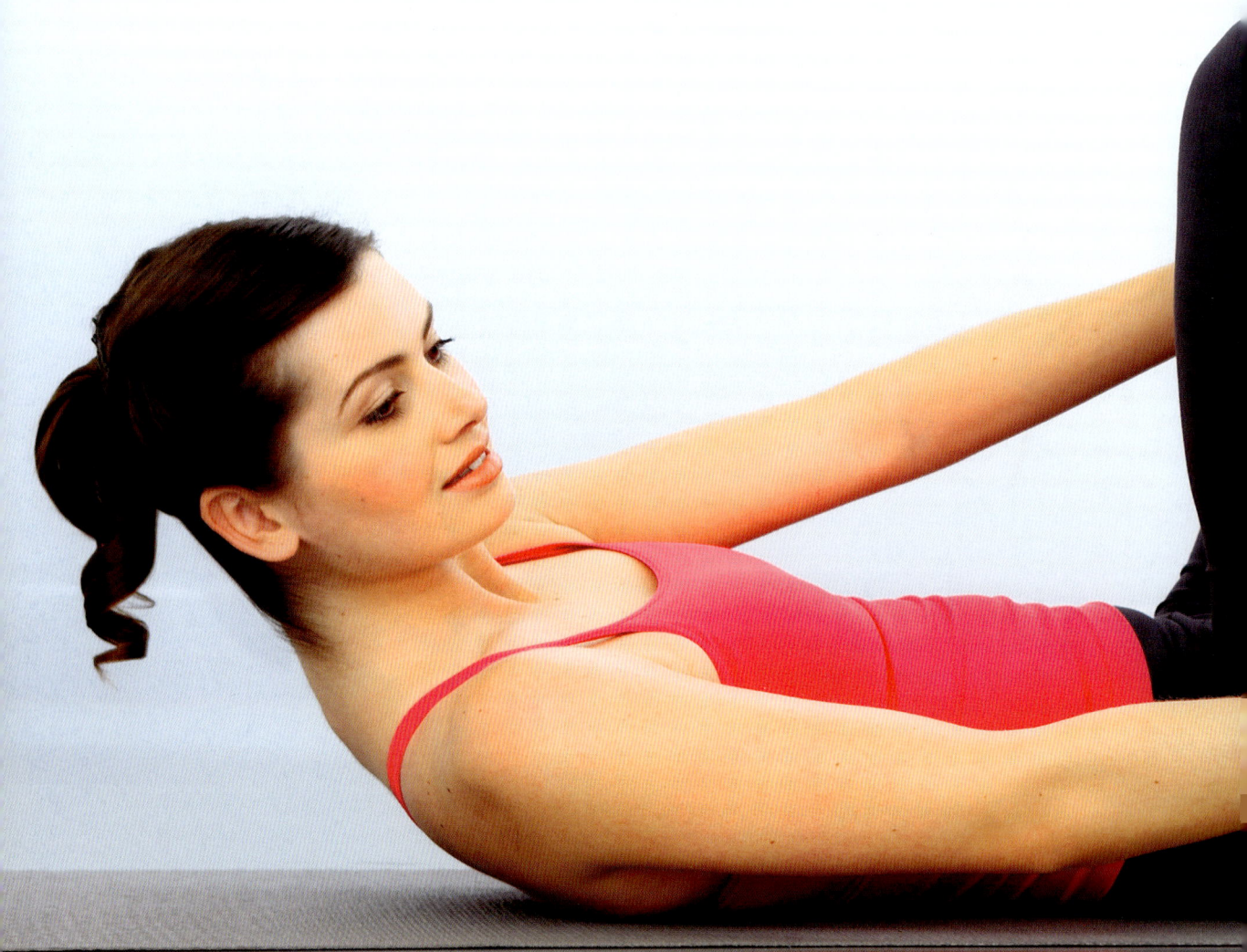

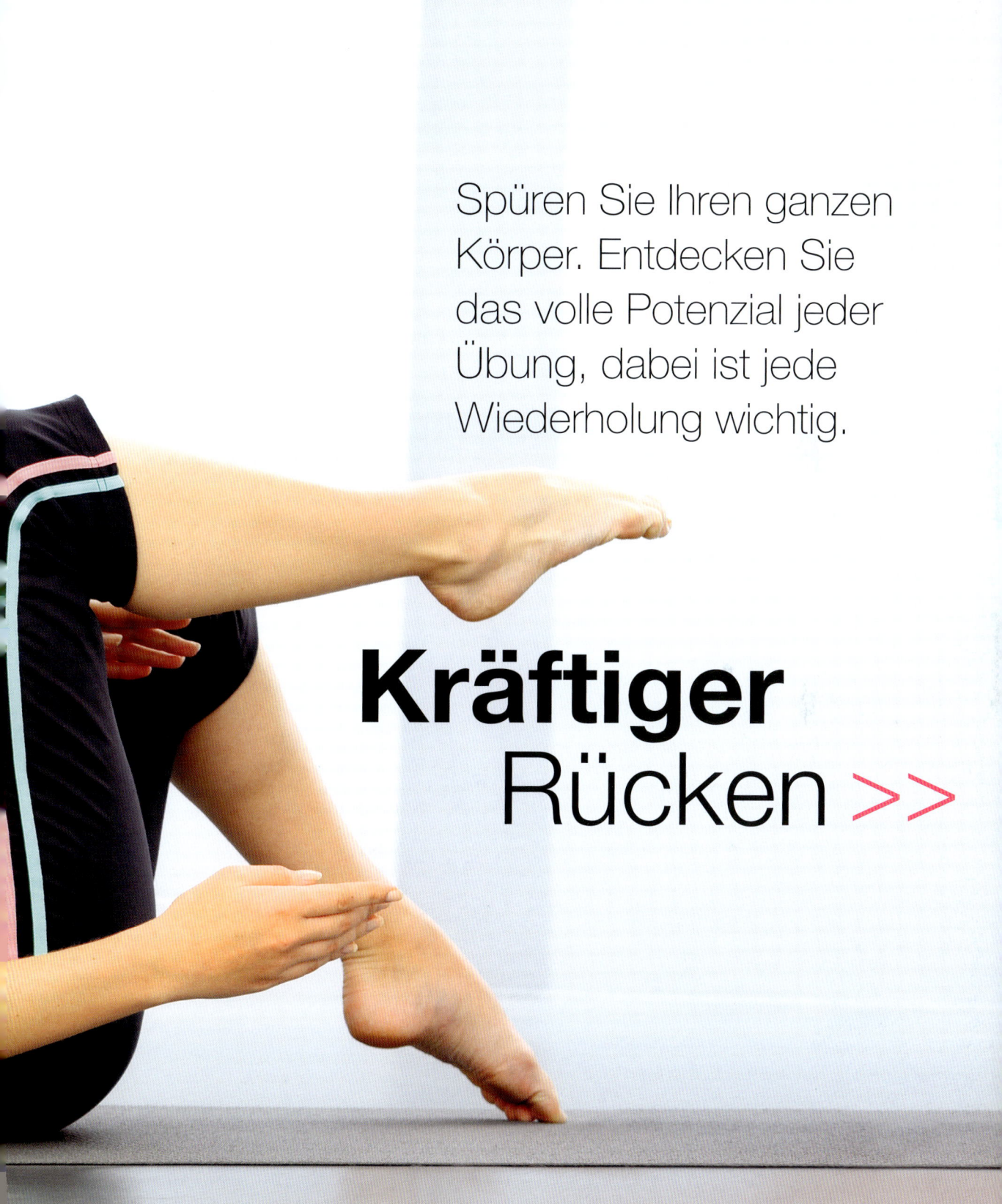

Spüren Sie Ihren ganzen Körper. Entdecken Sie das volle Potenzial jeder Übung, dabei ist jede Wiederholung wichtig.

Kräftiger Rücken >>

>> **Kräftiger** Rücken

Die Work-outs in diesem Kapitel schenken Ihrem Rücken mit jeder Übung mehr Kraft. Widmen Sie jeder Wiederholung Ihre volle Aufmerksamkeit. Halten Sie sich die Stärke und Schönheit Ihres Rückens vor Augen, gleich einem jungen Baum, dessen Stamm zunehmend stabiler und kräftiger wird.

Weil unser Körper höchst effizient ist, nimmt er den Weg des geringsten Widerstands. Ihn dazu zu bringen, zusätzliche Mühen auf sich zu nehmen, kann schwierig sein und erfordert Disziplin. Dieses Programm gibt die Richtung für alle folgenden vor. Sie lernen, auf Details zu achten, sodass sich die Leistungsbereitschaft Ihres Körpers steigert. Strecken Sie sich noch mehr, beugen Sie die Knie noch tiefer, recken Sie Ihre Arme noch höher. Führen Sie jede Übung durch, und gehen Sie beim nächsten Mal etwas weiter. Denken Sie stets daran, dass Sie sich noch steigern können. Aufhören, weil Sie nicht gut genug sind, ist keine Option. Wären Sie gleich perfekt, wie könnten Ihre Anstrengungen Sie dann befriedigen? 50 Prozent des Erfolgs bestehen darin, dass man mitmacht. Die anderen 50 Prozent sind Arbeit und Präzision.

Die Übungen

Nehmen Sie das Gefühl des gestreckten Körpers aus »Den Körper wecken« mit hinüber in die aufrechte Haltung des »Kniekreisens«. Intensivieren Sie die Streckung in der »Seitlichen Dehnung«. Der »Squat-Stretch« mag Sie zunächst abschrecken, ist aber eine ausgezeichnete Übung, um sich Beine und Rumpf separat bewusst zu machen, sodass Sie Ihren Rücken über die gesamte Länge spüren. Variieren Sie den Squat, indem Sie weniger tief gehen. Wenn sich Ihr Nacken beim »Zehentippen« verspannt, legen Sie den Kopf ab. Knicken Sie bei der »Seitlichen Beuge« nicht ein, und halten Sie die Spannung beim »Armpressen über dem Kopf« am

ganzen Körper. Übungen wie der Liegestütz gehören zu den schwierigsten. Um sich den Einstieg zu erleichtern, können Sie sich zunächst mit den Knien abstützen. Bald werden Ihre Schultern mehr Gewicht tragen können. Steigern Sie die Übungen, die Ihnen leichtfallen. Es ist durchaus normal, dass man bei ungewohnten Bewegungen angestrengt ist oder Muskelkater bekommt, aber bald werden Sie Ihr Work-out nicht mehr missen wollen.

Den Rücken zu kräftigen erfordert Zeit, Geduld und Disziplin. Arbeiten Sie fleißig an den Details, und Sie werden Ihr Können schrittweise steigern.

> ## >> **Tipps** für einen kräftigen Rücken
>
> - **Wiederholen Sie effizient,** indem Sie bei jeder Übung auf alle Details achten und diese Aufmerksamkeit stets beibehalten.
>
> - **Achten Sie auf die Bewegungen,** und versuchen Sie, diese genau zu spüren.
>
> - **Gehen Sie nicht** den Weg des geringsten Widerstands. Seien Sie präzise, und entdecken Sie das volle Potenzial jeder Übung.
>
> - **Praktizieren Sie Varianten,** dann werden Sie bei jeder Wiederholung überrascht feststellen, dass Sie noch ein wenig weitergehen können als zuvor.

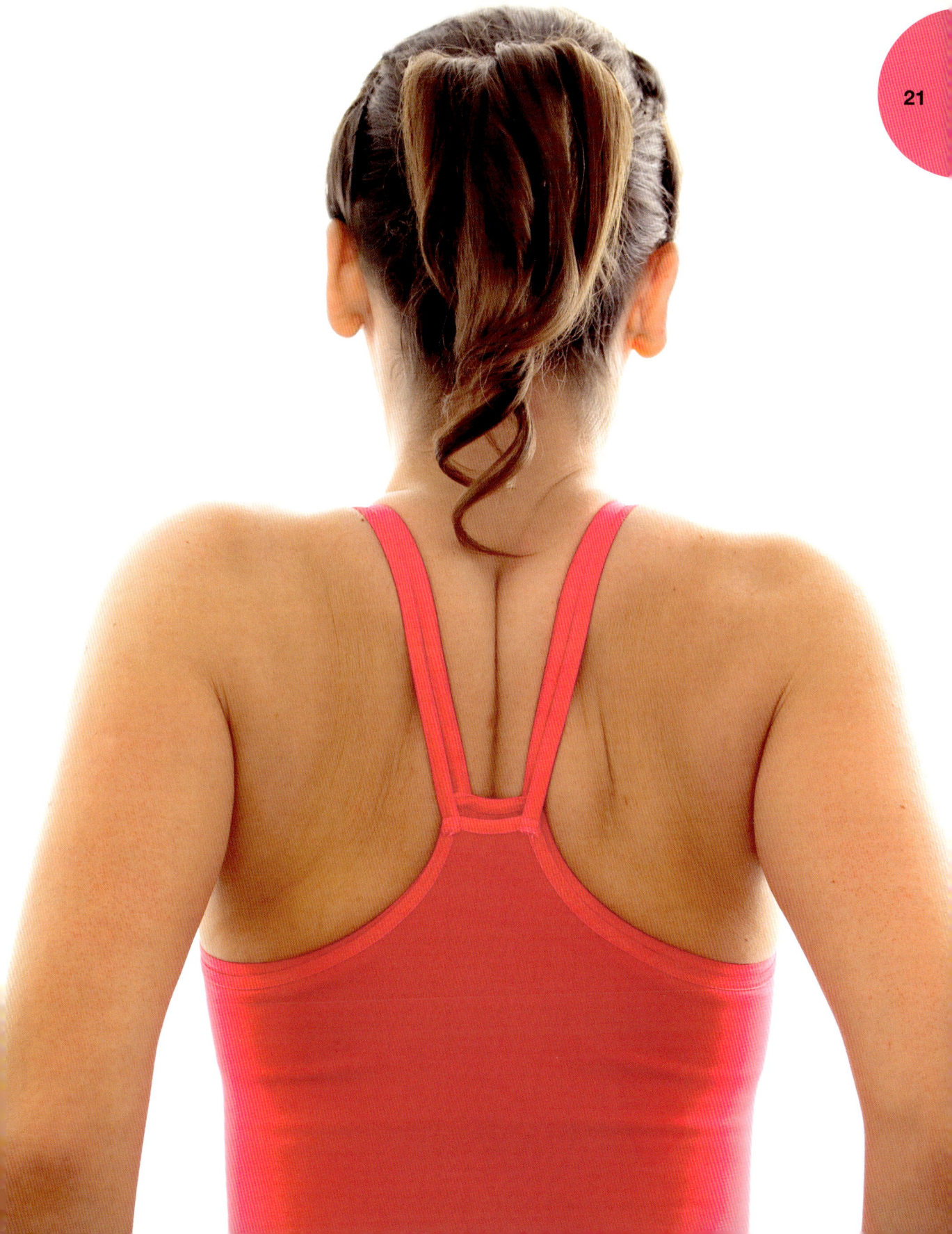

>> **Lockern** Schulterkreisen

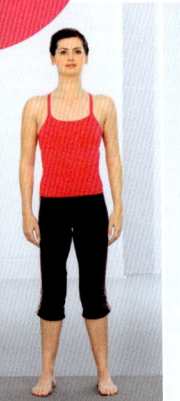

1 Sie stehen aufrecht, die Füße sind etwa schulterbreit auseinander. Aktivieren Sie die untere Bauch- und Rückenmuskulatur (s. S. 17). Öffnen Sie die Brust, und stellen Sie den Kopf senkrecht über das Becken (s. S. 17). Atmen Sie ein und aus, zählen Sie bis acht, und kreisen Sie mit den Schultern langsam rückwärts.

2 Die Taille bleibt angespannt. Winkeln Sie Ihre Arme an, und bringen Sie die Hände an die Schultern. Kreisen Sie mit Ihren Ellbogen in einer großen, aber angenehmen Bewegung fünfmal. Dann die Richtung wechseln und ebenfalls fünfmal kreisen.

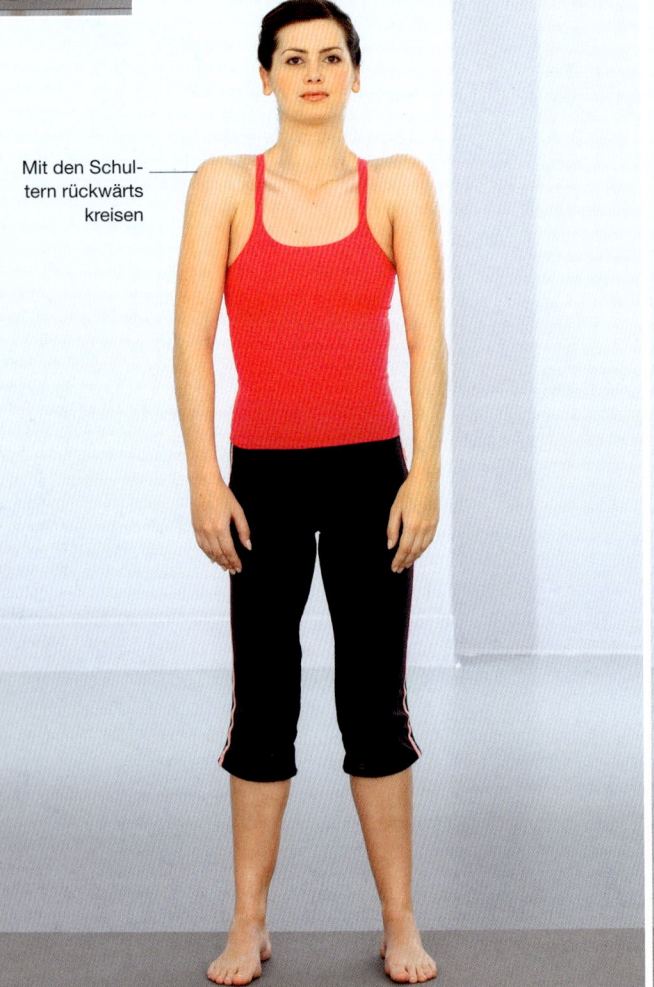

Mit den Schultern rückwärts kreisen

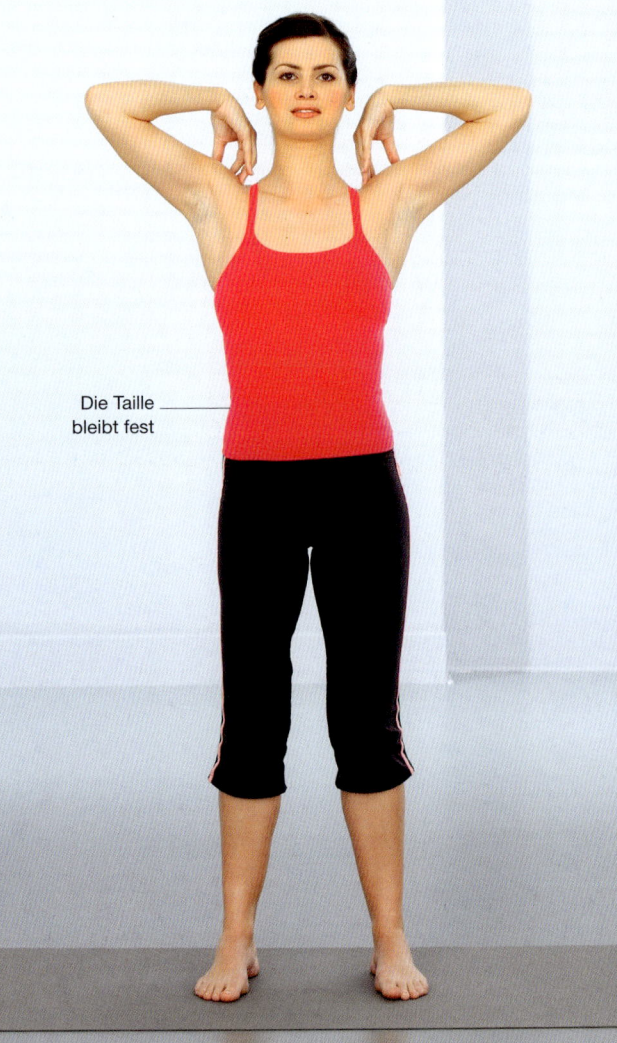

Die Taille bleibt fest

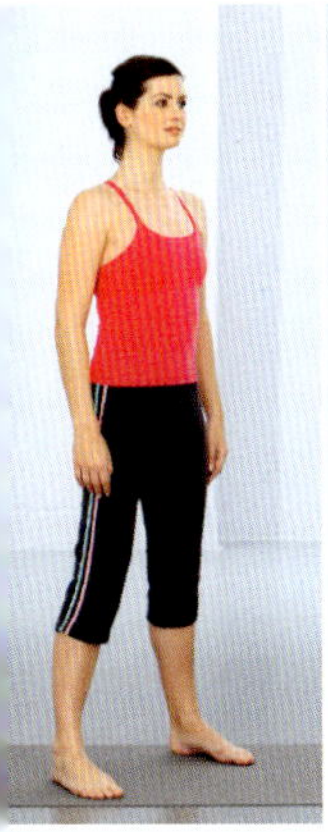

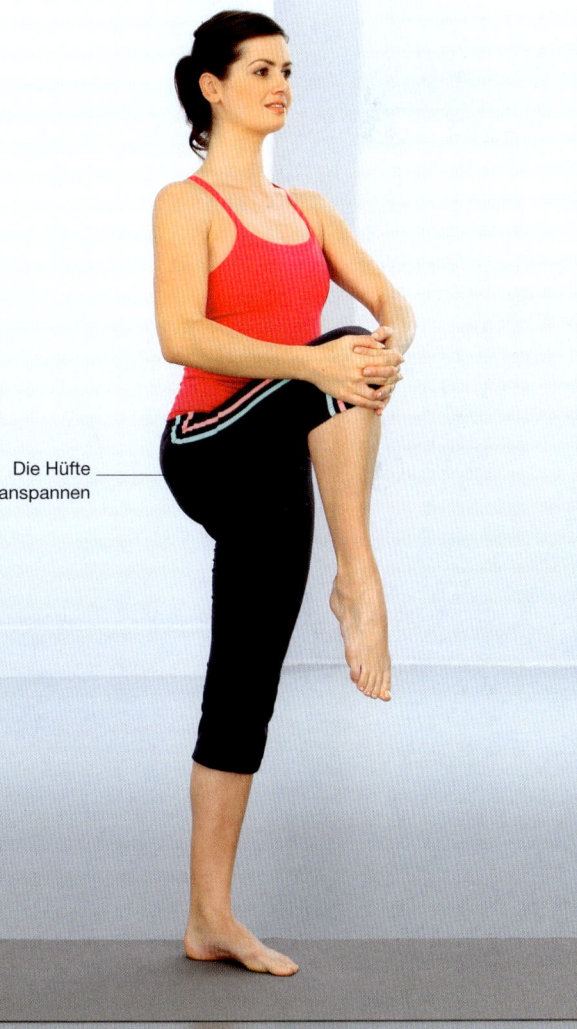

3 Stellen Sie Ihre Füße etwas mehr als schulterbreit auseinander. Strecken Sie Ihre Arme seitlich in die Höhe, die Handflächen zeigen nach vorn. Machen Sie sich lang. Öffnen Sie Mund und Augen.

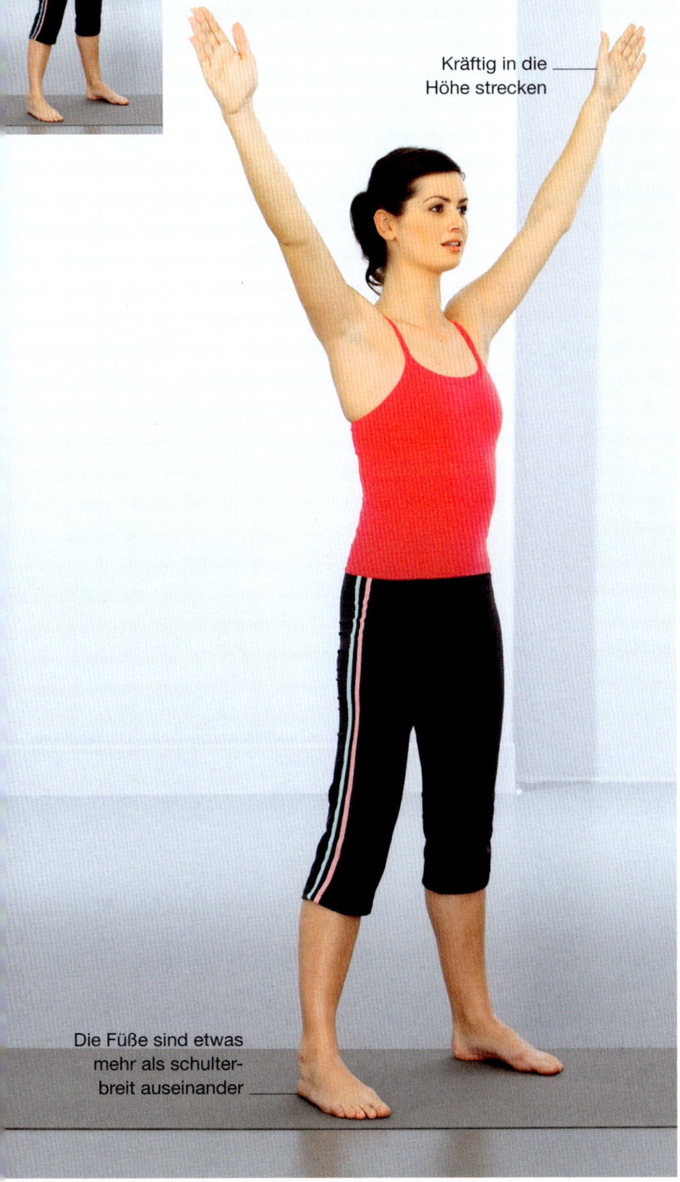

Kräftig in die Höhe strecken

Die Füße sind etwas mehr als schulterbreit auseinander

4 Stellen Sie sich auf das linke Bein, atmen Sie aus, und ziehen Sie das rechte Knie zur Taille. Balancieren Sie sich aus, und stellen Sie sich wieder mit nach oben gestreckten Armen auf beide Beine. Stellen Sie sich dann auf das rechte Bein, und ziehen Sie das linke zur Taille. Wiederholen Sie diesen Wechsel dreimal.

Die Hüfte anspannen

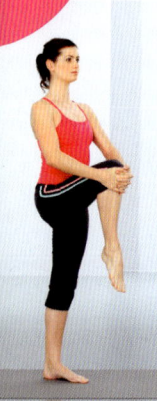

5 Stellen Sie sich auf Ihr linkes Bein, und balancieren Sie sich aus. Spannen Sie die Bauchmuskeln an, und umfassen Sie Ihr rechtes Knie mit beiden Händen in Hüfthöhe. Ziehen Sie die Schultern nach hinten. Wenn Sie möchten, können Sie sich an einem Möbelstück festhalten. Beschreiben Sie mit dem Knie drei Kreise.

6 Atmen Sie aus, und beugen Sie Ihren Kopf zum rechten Knie. Spüren Sie die Dehnung im Rücken. Loslassen. Stellen Sie sich auf das rechte Bein, und wiederholen Sie das Ausbalancieren und Kreisen. Zum Schluss beugen Sie Ihren Kopf zum linken Knie.

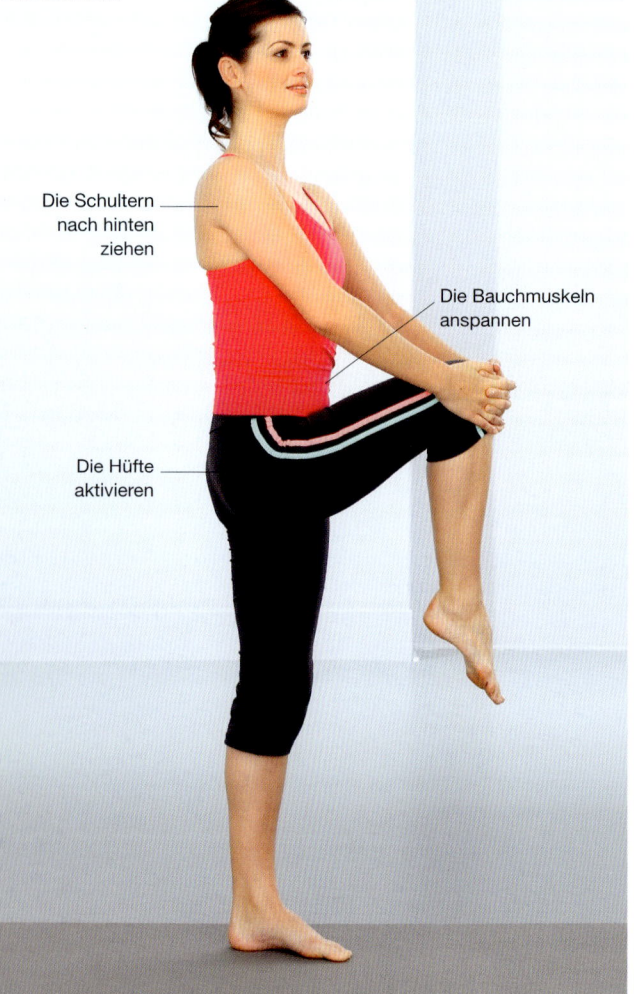

Die Schultern nach hinten ziehen

Die Bauchmuskeln anspannen

Die Hüfte aktivieren

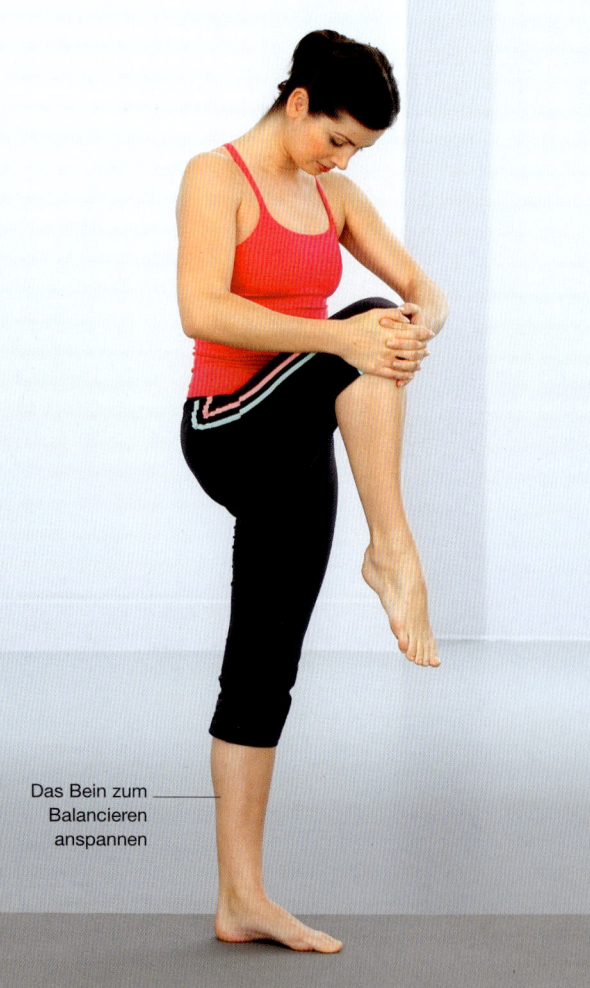

Das Bein zum Balancieren anspannen

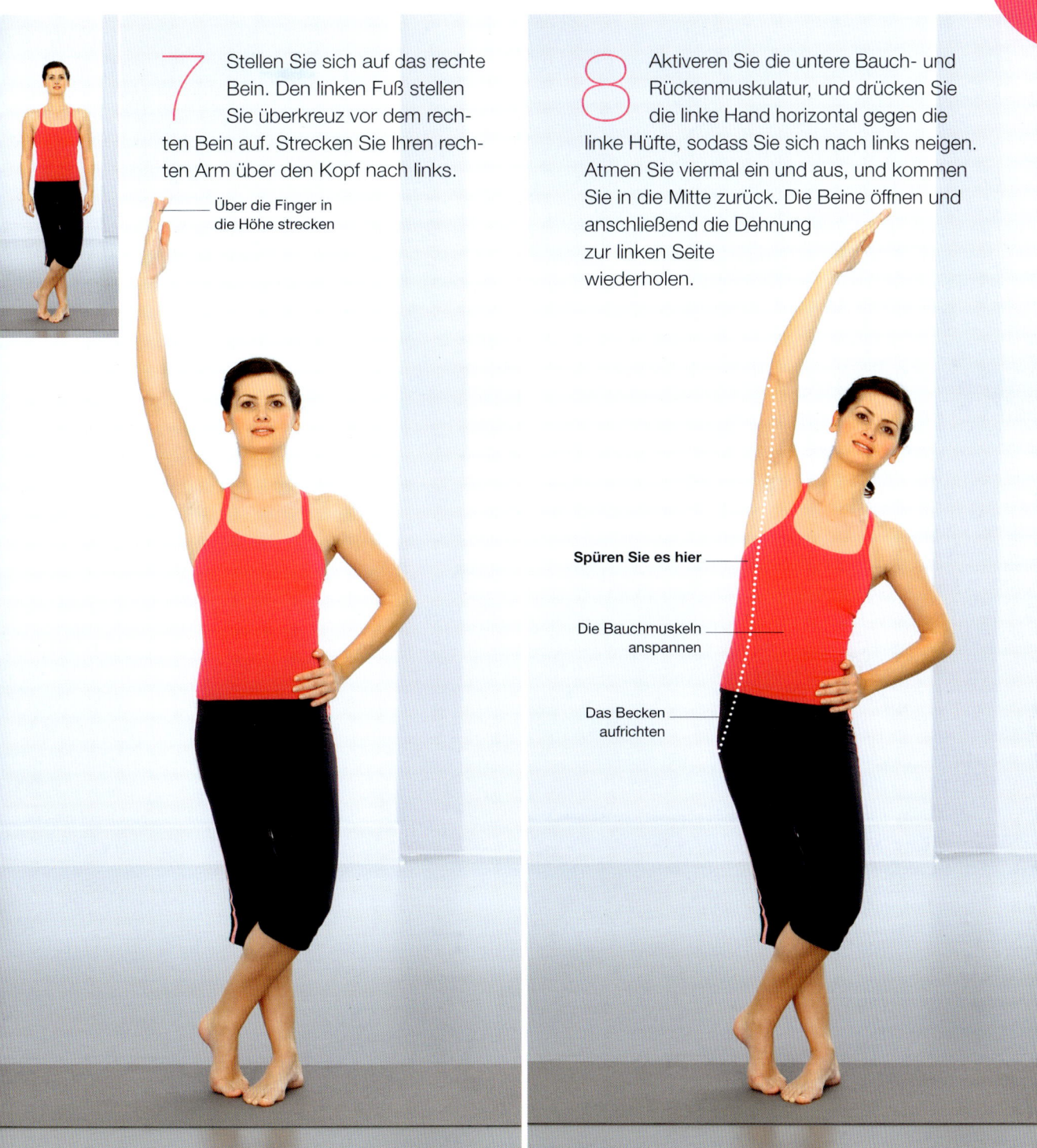

7 Stellen Sie sich auf das rechte Bein. Den linken Fuß stellen Sie überkreuz vor dem rechten Bein auf. Strecken Sie Ihren rechten Arm über den Kopf nach links.

Über die Finger in die Höhe strecken

8 Aktiveren Sie die untere Bauch- und Rückenmuskulatur, und drücken Sie die linke Hand horizontal gegen die linke Hüfte, sodass Sie sich nach links neigen. Atmen Sie viermal ein und aus, und kommen Sie in die Mitte zurück. Die Beine öffnen und anschließend die Dehnung zur linken Seite wiederholen.

Spüren Sie es hier

Die Bauchmuskeln anspannen

Das Becken aufrichten

>> **Diagonal dehnen** Squat-Stretch

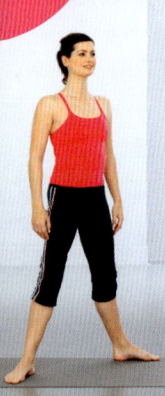

9 Öffnen Sie Ihre Beine etwas mehr als schulterbreit, Füße ausgedreht, die Zehen zeigen nach außen. Spannen Sie Taille und Po an, und beugen Sie die Knie. Legen Sie Ihre Hände auf Ihre Knie.

10 Heben Sie den Beckenboden an (s. S. 17), und strecken Sie die Wirbelsäule. Einatmen, die rechte Hand auf das rechte Knie drücken, dann ausatmen und die Schultern drehen, sodass Sie diagonal zur linken Seite und nach oben blicken. Dreimal ein- und ausatmen. Dann aufrichten und die Dehnung zur anderen Seite wiederholen.

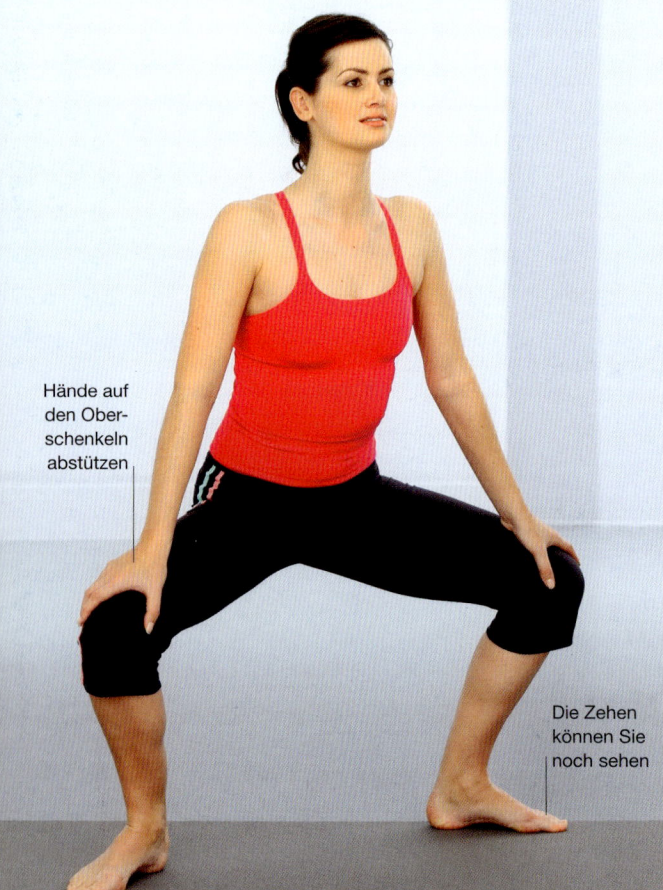

Hände auf den Oberschenkeln abstützen

Die Zehen können Sie noch sehen

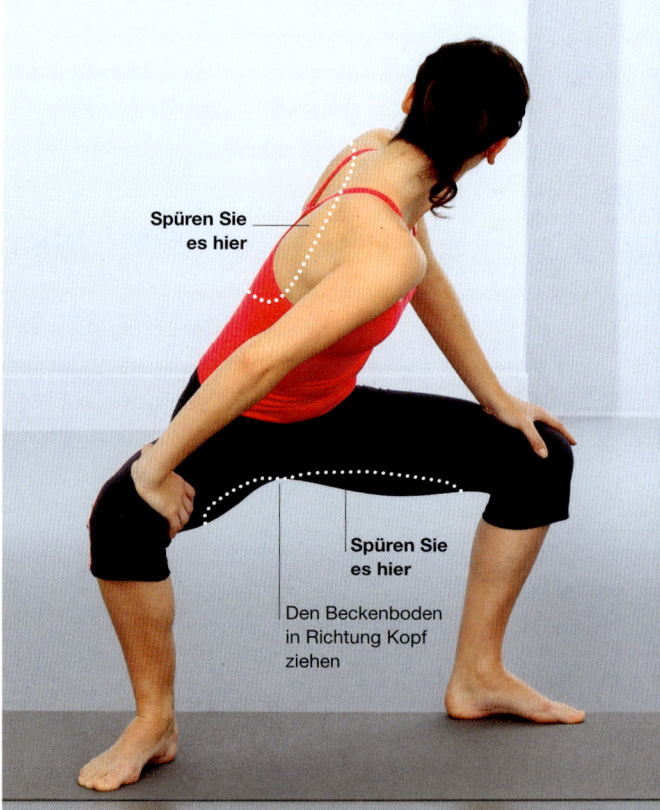

Spüren Sie es hier

Spüren Sie es hier

Den Beckenboden in Richtung Kopf ziehen

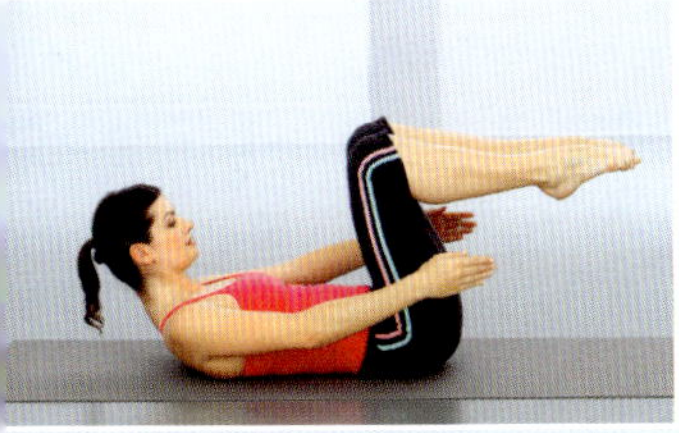

11 Legen Sie sich mit gebeugten Knien auf den Rücken. Ausatmen, den Oberkörper anheben und die Hände an den Schenkeln vorbeistrecken. Dann die Füße abheben und geradeaus blicken. Den linken Arm zwischen die Beine legen und über die Mittelfinger strecken, den Kopf Richtung Leiste ziehen. Mit den linken Zehen leicht auf den Boden tippen.

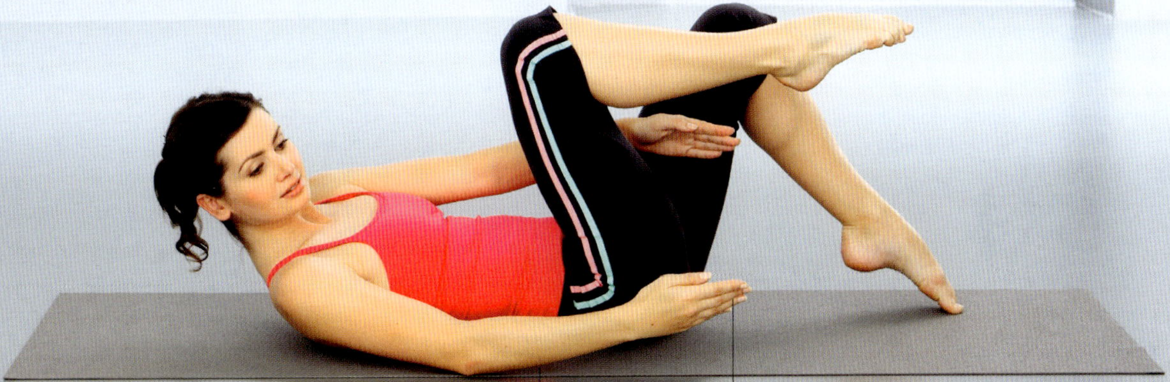

Den unteren Rücken in den Boden pressen

Die Mittelfinger parallel zum Boden ausstrecken

12 Nun mit dem rechten Fuß auf den Boden tippen und den linken anheben. Diesen Wechsel 16-mal wiederholen. Dann den rechten Arm zwischen die Beine legen und erneut 16-mal mit den Zehen tippen. Zum Schluss Arme und Beine heben und die Streckung über die Mittelfinger verstärken.

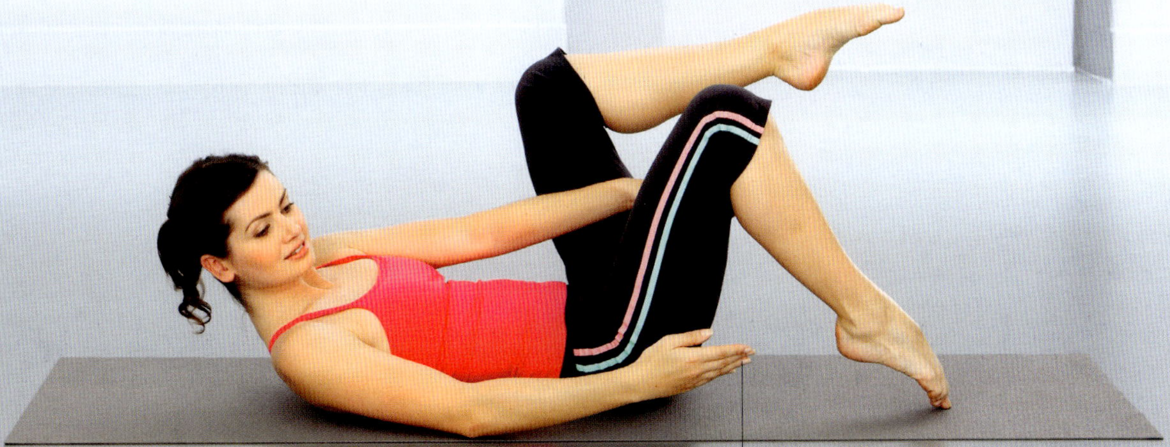

Die Finger noch intensiver strecken

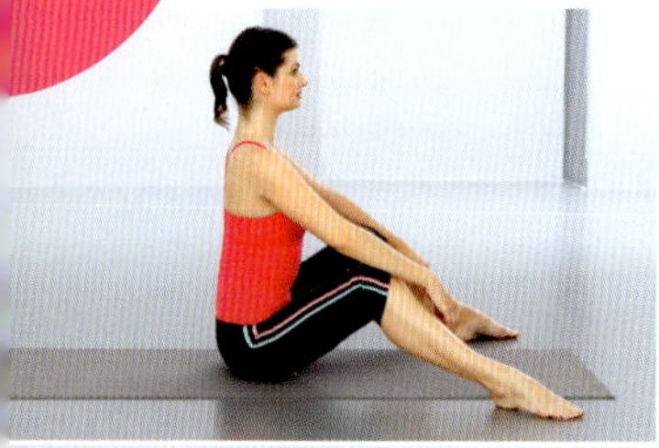

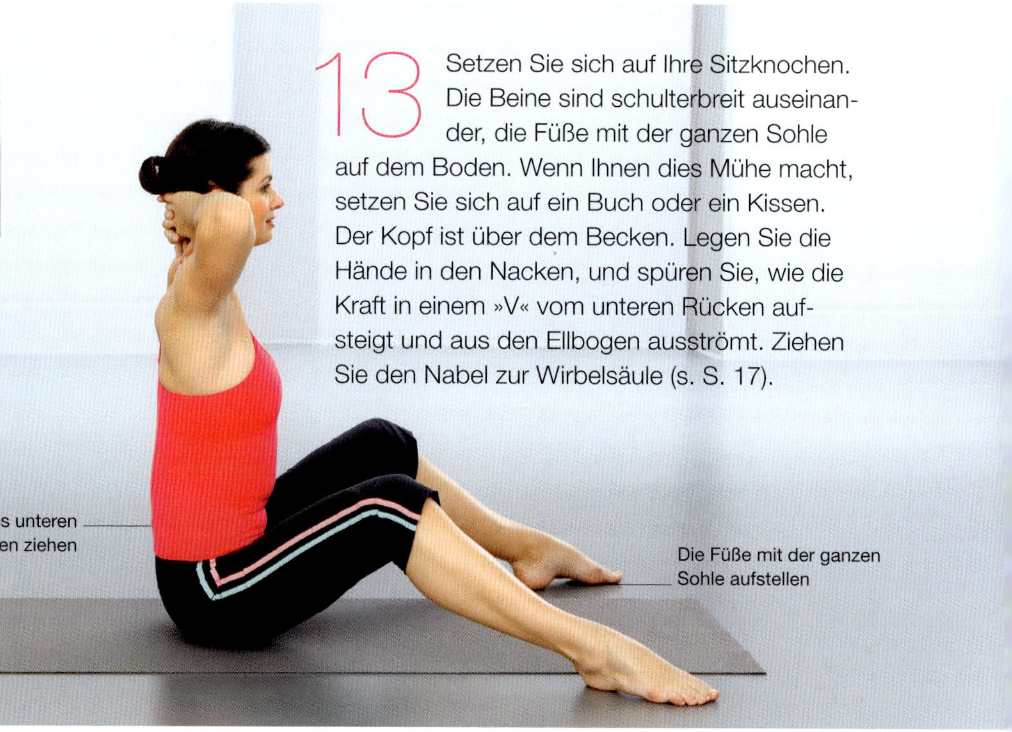

13 Setzen Sie sich auf Ihre Sitzknochen. Die Beine sind schulterbreit auseinander, die Füße mit der ganzen Sohle auf dem Boden. Wenn Ihnen dies Mühe macht, setzen Sie sich auf ein Buch oder ein Kissen. Der Kopf ist über dem Becken. Legen Sie die Hände in den Nacken, und spüren Sie, wie die Kraft in einem »V« vom unteren Rücken aufsteigt und aus den Ellbogen ausströmt. Ziehen Sie den Nabel zur Wirbelsäule (s. S. 17).

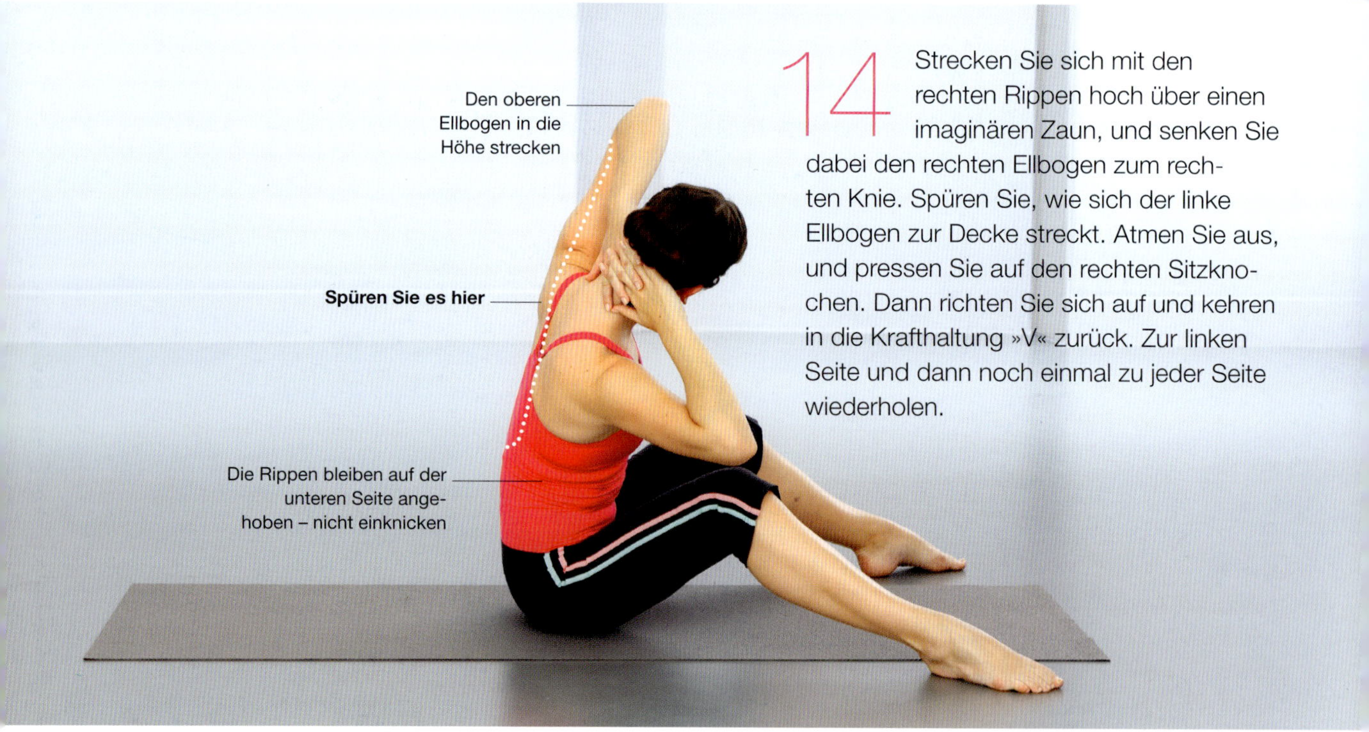

Die Haut des unteren Rückens nach oben ziehen

Die Füße mit der ganzen Sohle aufstellen

14 Strecken Sie sich mit den rechten Rippen hoch über einen imaginären Zaun, und senken Sie dabei den rechten Ellbogen zum rechten Knie. Spüren Sie, wie sich der linke Ellbogen zur Decke streckt. Atmen Sie aus, und pressen Sie auf den rechten Sitzknochen. Dann richten Sie sich auf und kehren in die Krafthaltung »V« zurück. Zur linken Seite und dann noch einmal zu jeder Seite wiederholen.

Den oberen Ellbogen in die Höhe strecken

Spüren Sie es hier

Die Rippen bleiben auf der unteren Seite angehoben – nicht einknicken

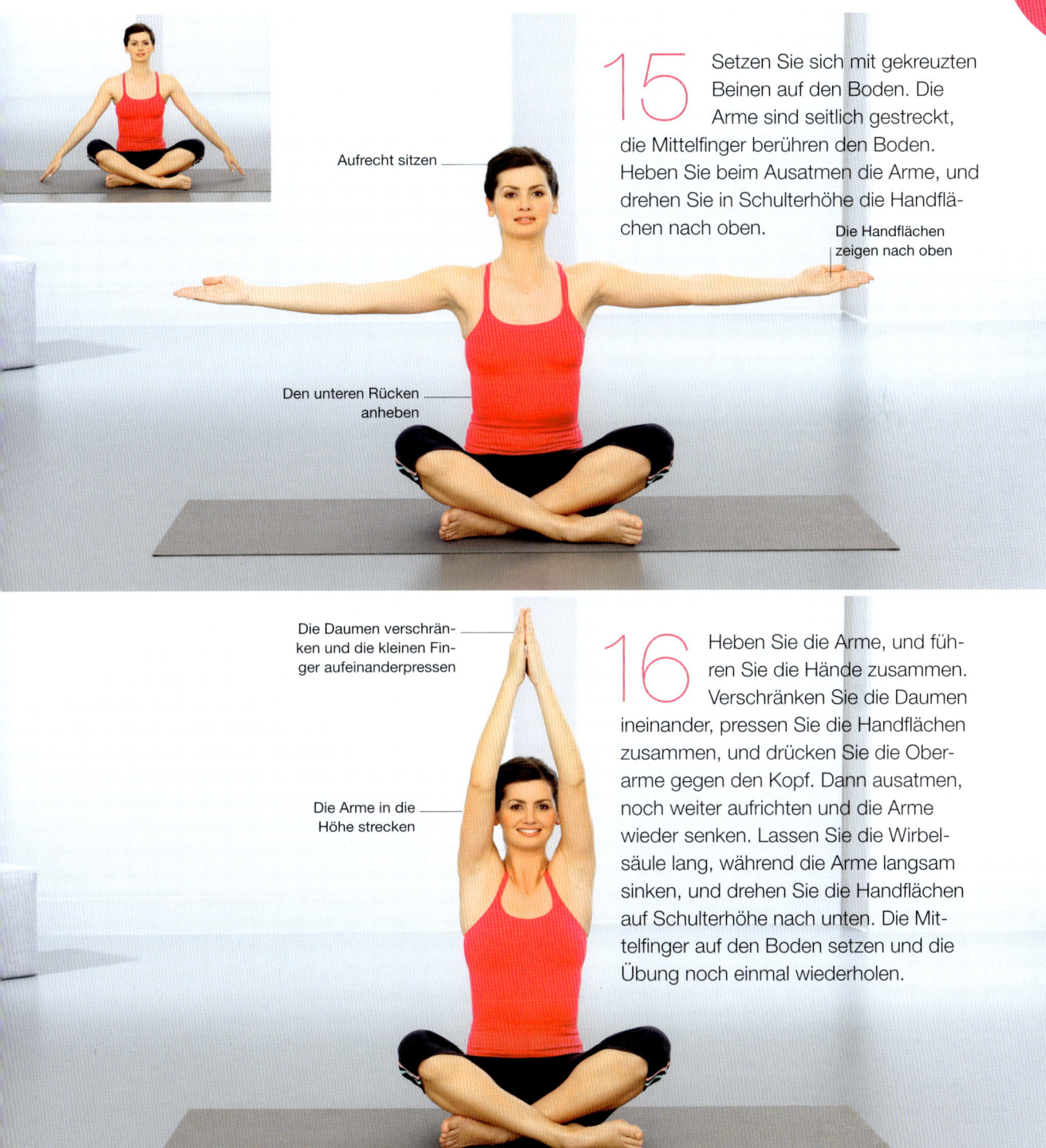

Aufrecht sitzen

Die Handflächen zeigen nach oben

Den unteren Rücken anheben

15 Setzen Sie sich mit gekreuzten Beinen auf den Boden. Die Arme sind seitlich gestreckt, die Mittelfinger berühren den Boden. Heben Sie beim Ausatmen die Arme, und drehen Sie in Schulterhöhe die Handflächen nach oben.

Die Daumen verschränken und die kleinen Finger aufeinanderpressen

Die Arme in die Höhe strecken

16 Heben Sie die Arme, und führen Sie die Hände zusammen. Verschränken Sie die Daumen ineinander, pressen Sie die Handflächen zusammen, und drücken Sie die Oberarme gegen den Kopf. Dann ausatmen, noch weiter aufrichten und die Arme wieder senken. Lassen Sie die Wirbelsäule lang, während die Arme langsam sinken, und drehen Sie die Handflächen auf Schulterhöhe nach unten. Die Mittelfinger auf den Boden setzen und die Übung noch einmal wiederholen.

>> **Akzentuieren** Rückenstrecken

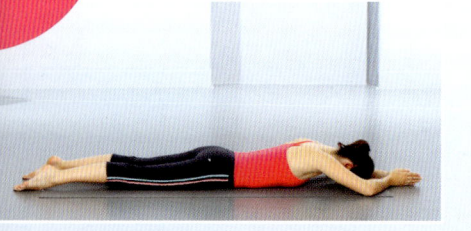

17 Gehen Sie in die Bauchlage. Spüren Sie das imaginäre Schwimmbecken-Wasser, das Ihren Bauch anhebt (s. S. 17). Strecken Sie Ihre Arme über den Kopf; die Ellbogen sind gebeugt, und die Handflächen berühren einander. Pressen Sie die Rippen zusammen, um den Solarplexus zu aktivieren. Stellen Sie die Zehen auf, und spannen Sie den Po an (s. S. 16).

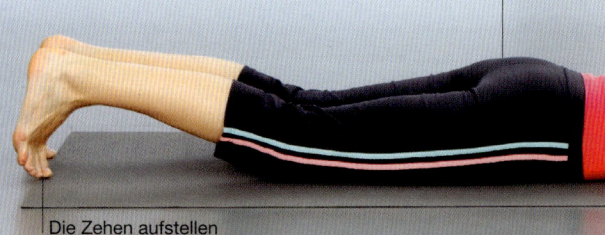

Das Steißbein zu den Zehen ziehen

Die Zehen aufstellen

18 Einatmen und beim Ausatmen Hände und Unterarme vom Boden abheben; gleichzeitig die Knie anspannen, sodass auch sie sich vom Boden heben. Halten und mehrmals ein- und ausatmen, dann ausatmen und ablegen. Ausspannen und die Übung wiederholen.

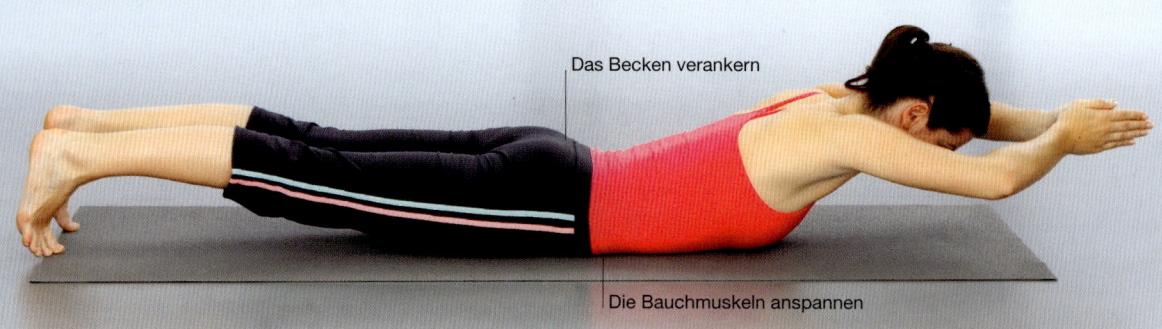

Das Becken verankern

Die Bauchmuskeln anspannen

>> **Stabilisieren** Diagonale Lifts

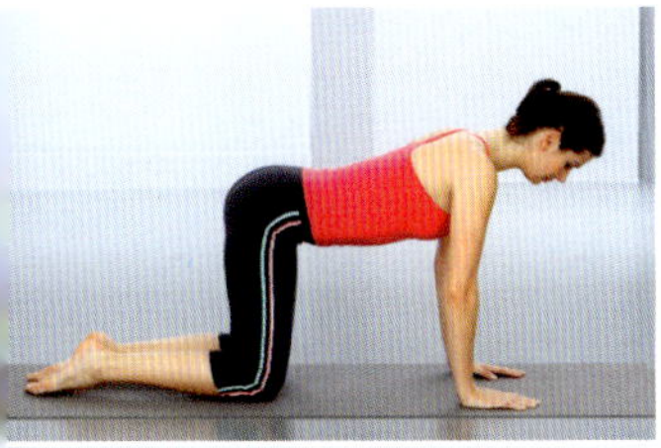

19 Gehen Sie in den Vierfüßlerstand. Spüren Sie das Schwimmbecken-Wasser unter Ihrem Rumpf. Die Arme sind leicht gebeugt. Führen Sie beim Ausatmen den zweiten Zeh des rechten Fußes nach hinten, bis das Bein gestreckt ist, und den linken Mittelfinger nach vorn, bis der Arm gestreckt ist.

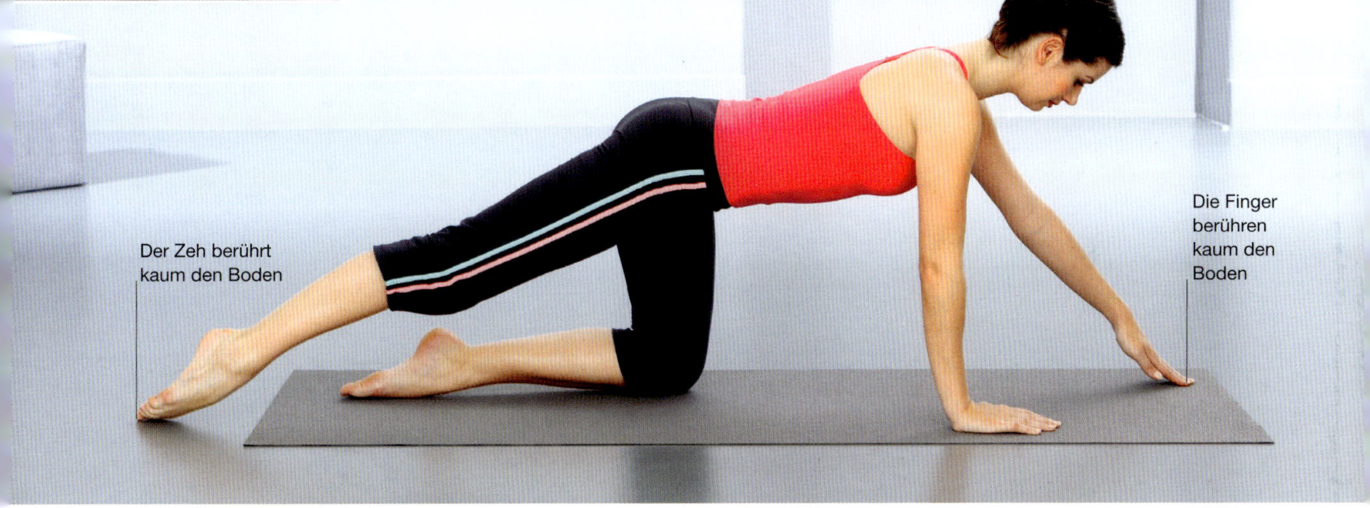

Der Zeh berührt kaum den Boden
Die Finger berühren kaum den Boden

20 Atmen Sie aus, und heben Sie den rechten Fuß und die linke Hand an. Halten und einatmen, dann beim Ausatmen Arm und Bein senken, bis Finger- und Zehenspitze den Boden leicht berühren. Strecken und Arm und Bein heben. Ausatmen und absetzen. Auf der anderen Seite wiederholen.

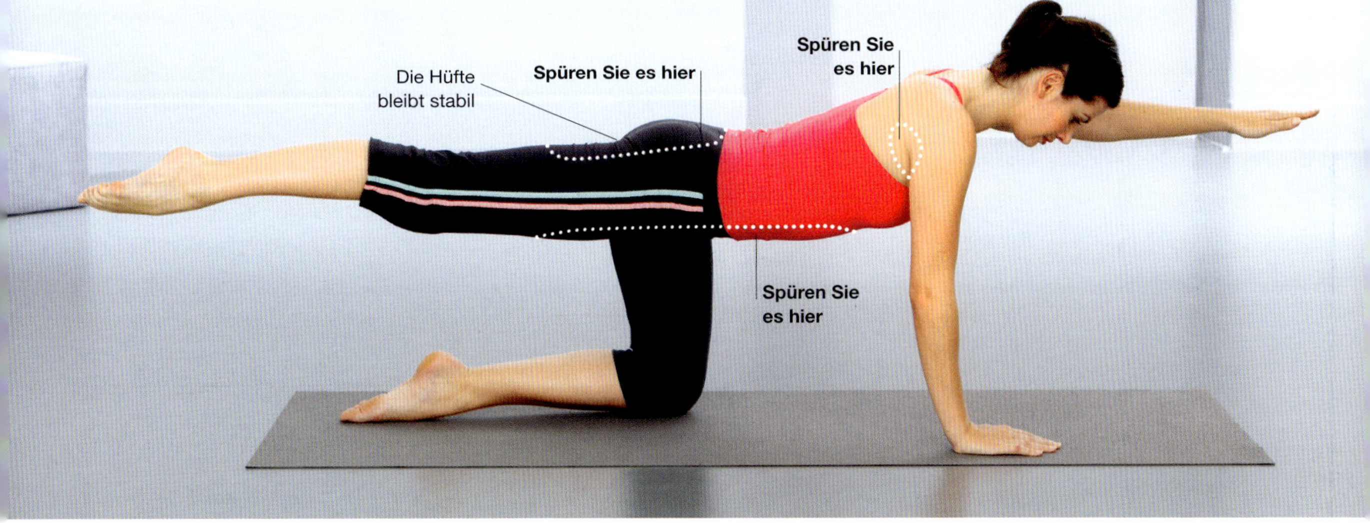
Die Hüfte bleibt stabil
Spüren Sie es hier
Spüren Sie es hier
Spüren Sie es hier

>> **Powern** Liegestütz

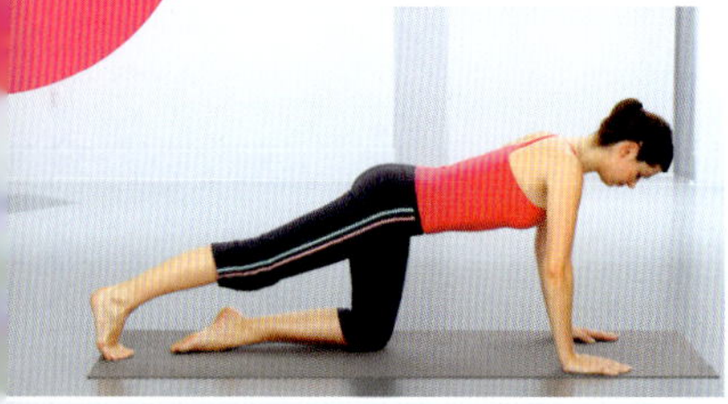

21 Gehen Sie in den Vierfüßlerstand. Spüren Sie das Schwimmbecken-Wasser unter Ihrem Bauch und die imaginären Hände, die den unteren Rücken in Position bringen (s. S. 17). Mit dem Ausatmen das rechte Bein strecken und die Zehen aufstellen. Mit dem nächsten Ausatmen das linke Bein strecken.

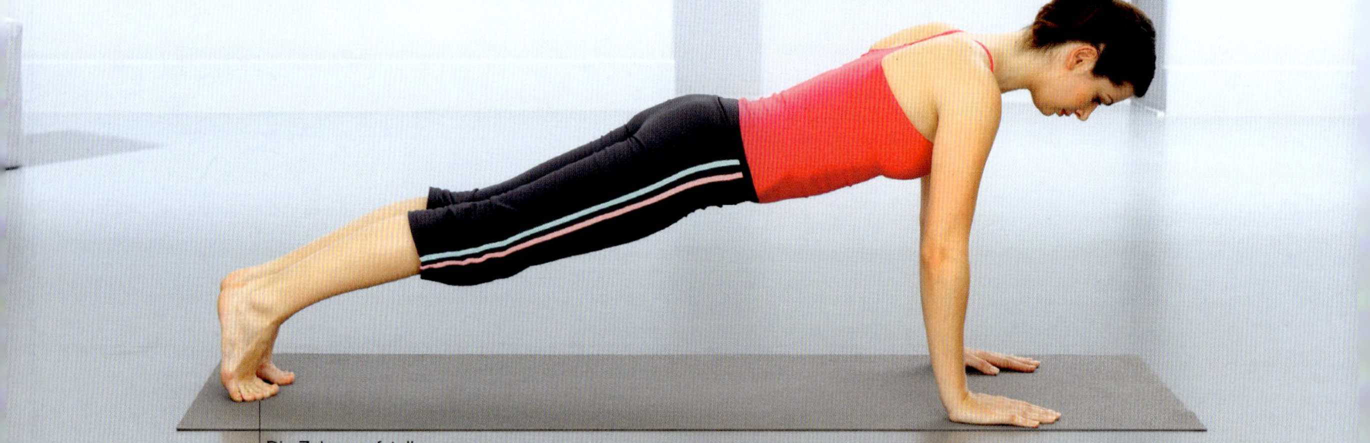

Die Zehen aufstellen

22 Einatmen, die Ellbogen beugen und den Oberkörper senken. Die Muskulatur im Po anspannen. Ausatmen und halten, dann einatmen, ausatmen und wieder hochkommen. Stellen Sie sich vor, Ihre Bauchmuskeln heben Sie an. Beugen Sie erst das eine Bein, dann das andere, um in den Vierfüßlerstand zurückzukehren. Einmal wiederholen.

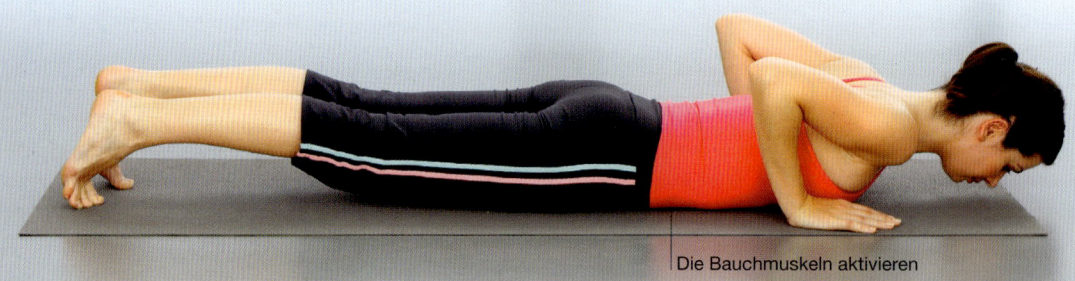

Die Bauchmuskeln aktivieren

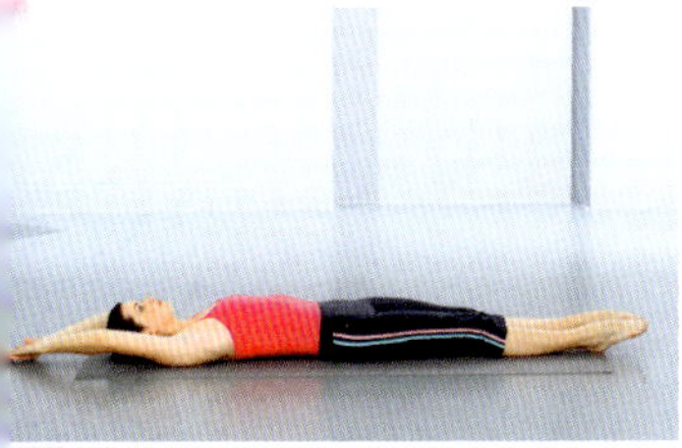

23 Gehen Sie in die Rückenlage. Spüren Sie, wie sich beim Einatmen Ihr Brustraum füllt. Ziehen Sie Ihre Fußgelenke vom Kopf weg, und strecken Sie sich. Atmen Sie aus, spreizen Sie die Arme ab, und schieben Sie Ihre Hände Richtung Hüfte. Beugen Sie dabei die Knie, heben Sie die Füße an, und ziehen Sie sie zum Becken.

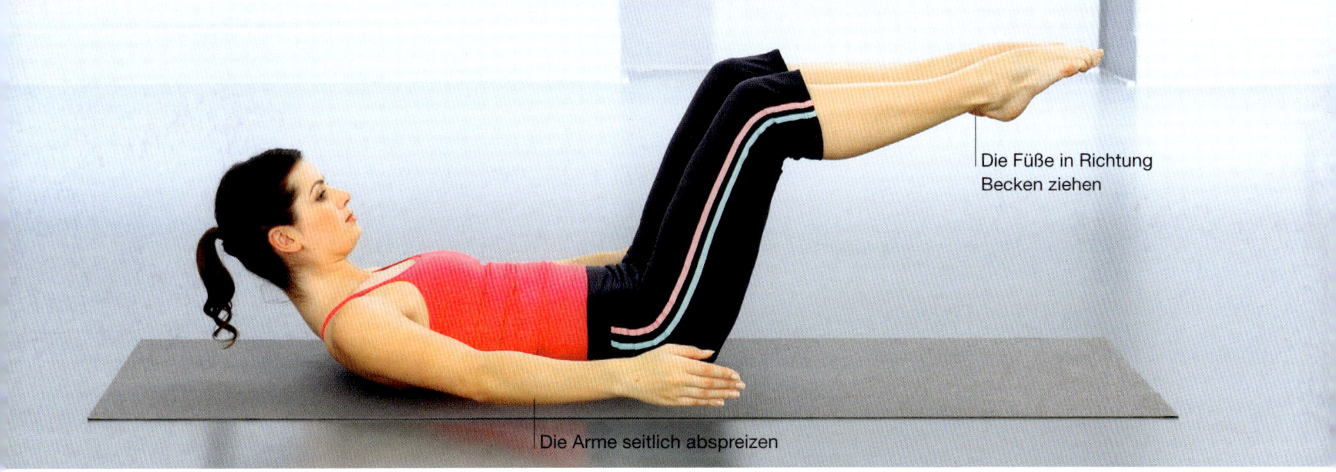

Die Füße in Richtung
Becken ziehen

Die Arme seitlich abspreizen

24 Fassen Sie an Ihre Fersen, und rollen Sie sich zu einem Ball zusammen. Dann einatmen, aus der Hüfte heraus ausstrecken und die Beine wieder auf dem Boden ausstrecken. Dreimal wiederholen. Spannen Sie Ihre Bauchmuskeln beim letzten Einrollen noch stärker an. Dann ablegen und entspannen.

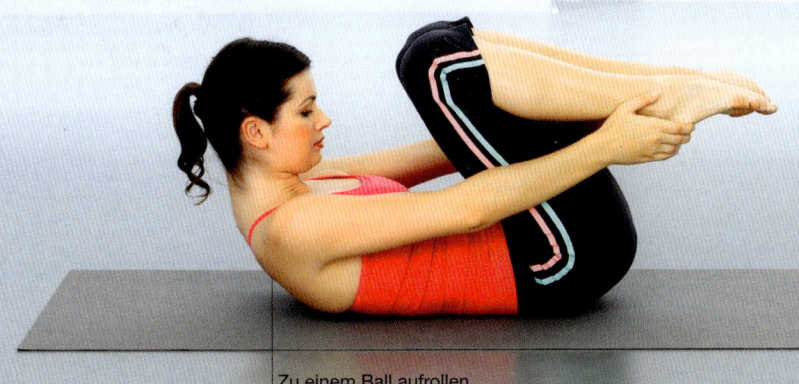

Zu einem Ball aufrollen

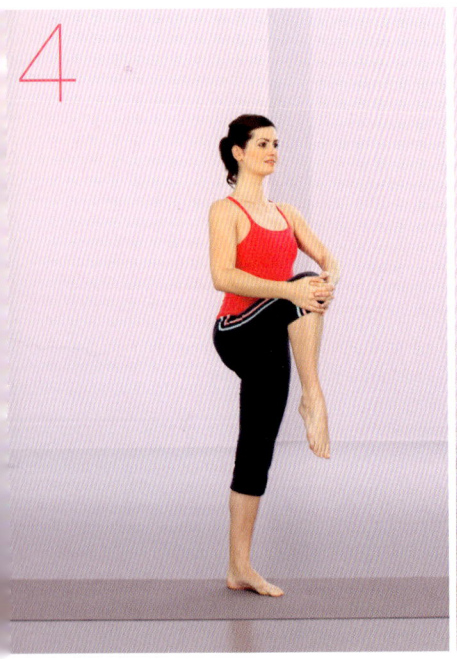

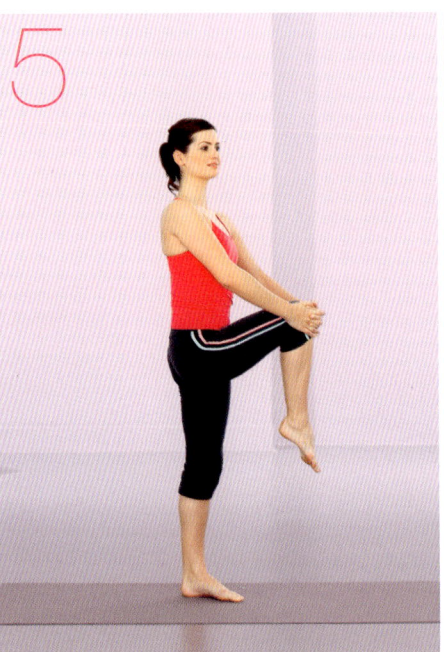

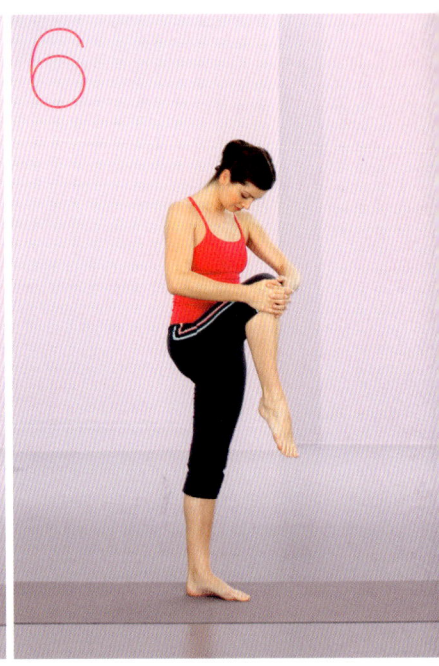

▲ **Strecken**, Den Körper wecken, Seite 23 ▲ **Stabilisieren**, Knie kreisen, Seite 24 ▲ **Stabilisieren**, Knie kreisen, Seite 24

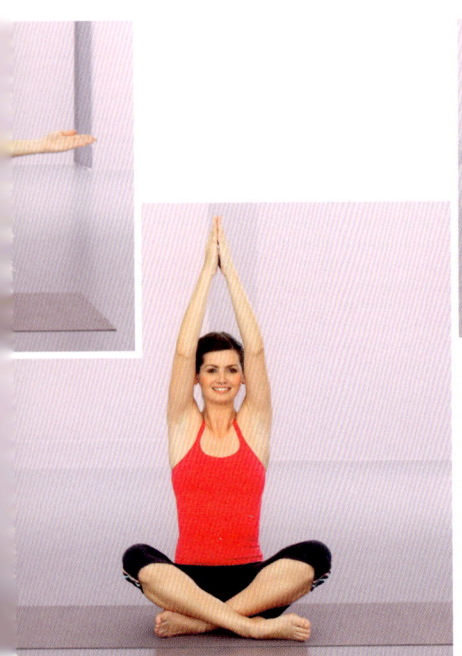

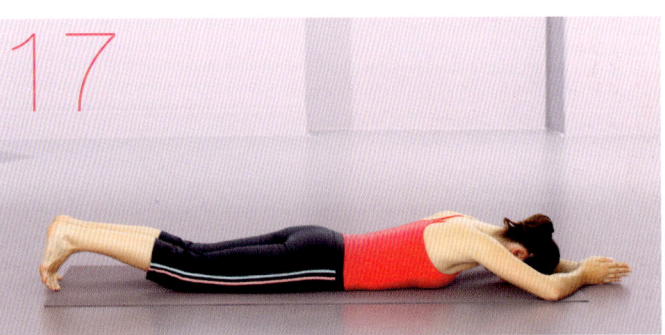

▲ **Akzentuieren**, Rückenstrecken, Seite 30

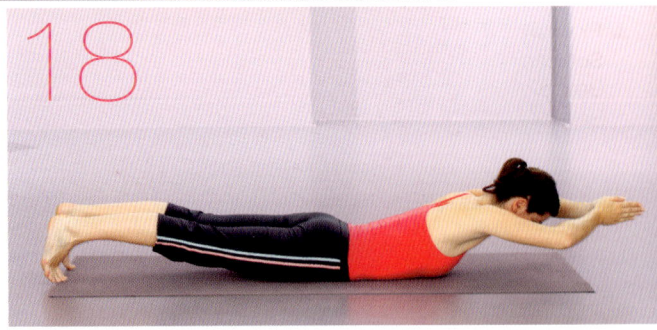

sen über dem Kopf, Seite 29

▲ **Akzentuieren**, Rückenstrecken, Seite 30

Kräftiger Rücken auf einen Blick

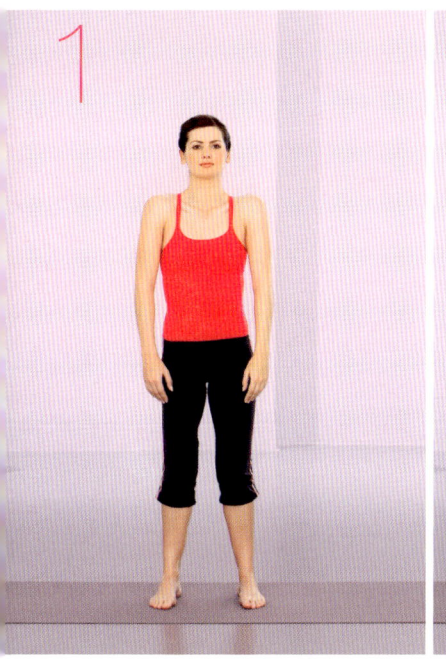

▲ **Lockern**, Schulterkreisen, Seite 22

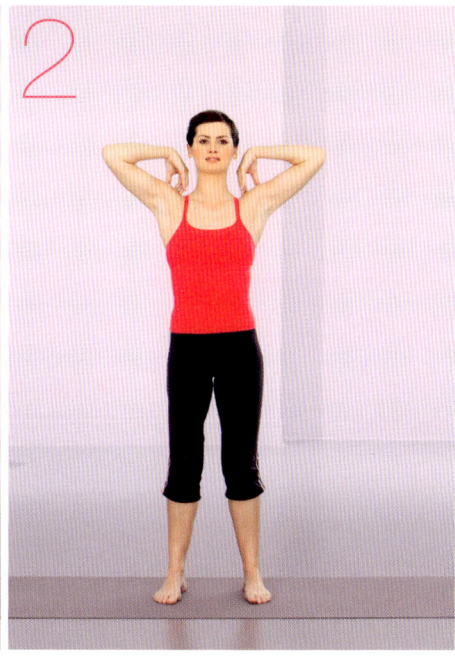

▲ **Lockern**, Schulterkreisen, Seite 22

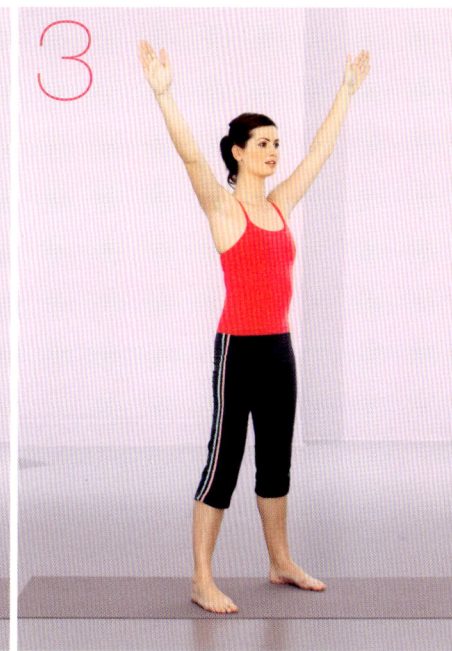

▲ **Strecken**, Den Körper wecken, Seite 23

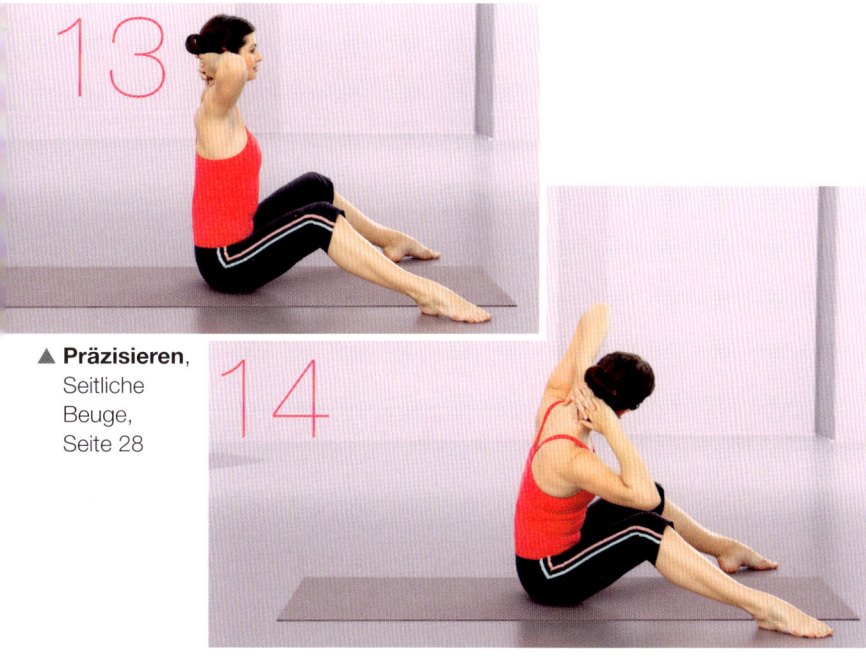

▲ **Präzisieren**,
Seitliche
Beuge,
Seite 28

▲ **Präzisieren**, Seitliche Beuge, Seite 28

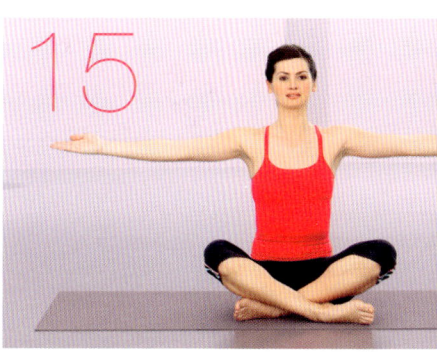

▲ **Strecken**,
Armpressen
über dem Kopf,
Seite 29

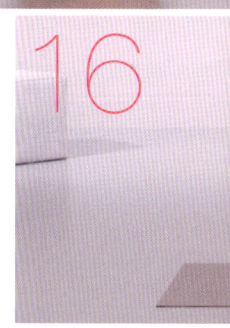

▲ **Strecken**, Armpres

Kräftiger Rücken >>

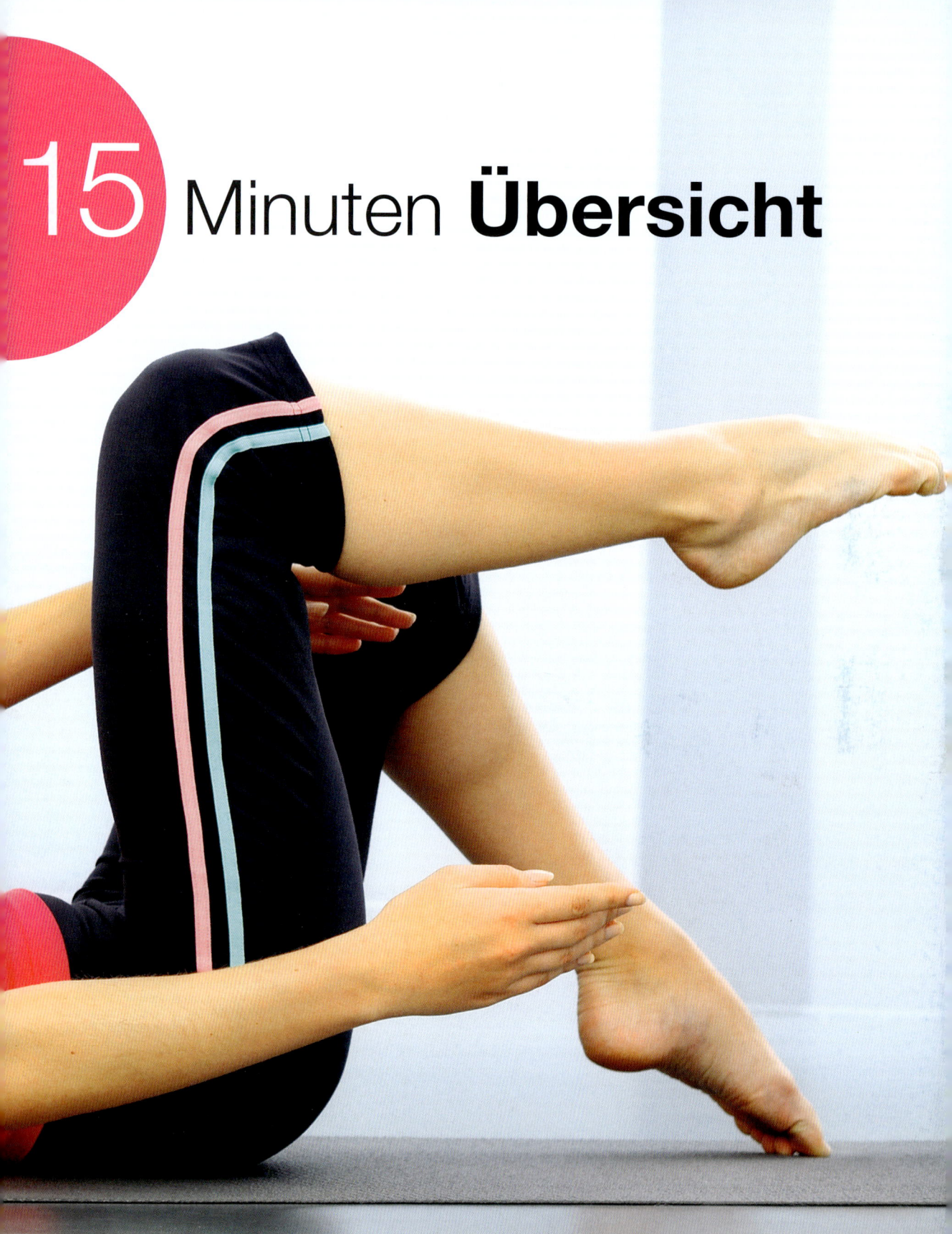

15 Minuten **Übersicht**

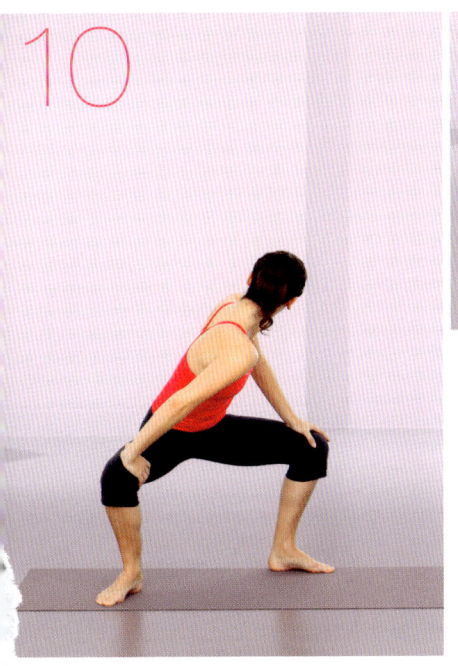

10

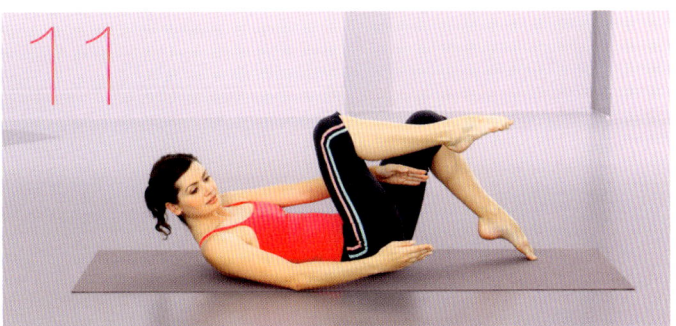

11

▲ **Koordinieren**, Zehentippen, Seite 27

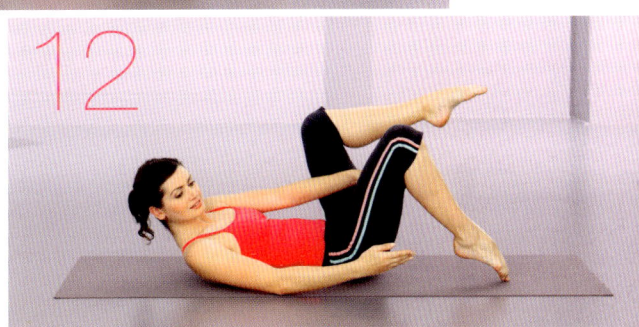

12

▲ **Diagonal dehnen**, Squat-Stretch, Seite 26

▲ **Koordinieren**, Zehentippen, Seite 27

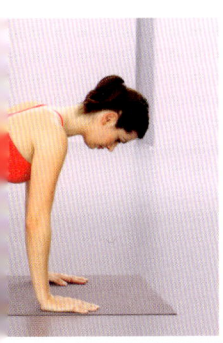

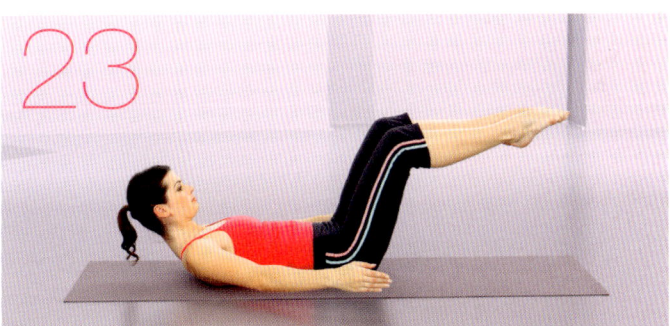

23

▲ **Zentrieren**, Bauchpressen 1, Seite 33

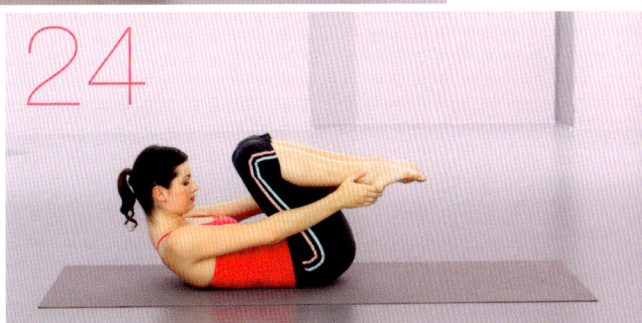

24

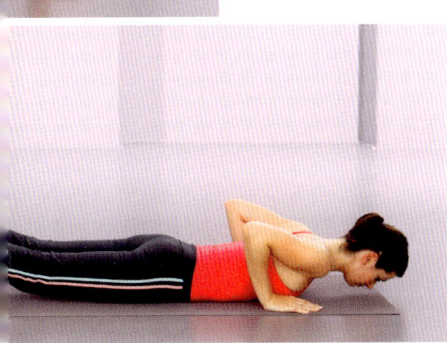

, Seite 32

▲ **Zentrieren**, Bauchpressen 1, Seite 33

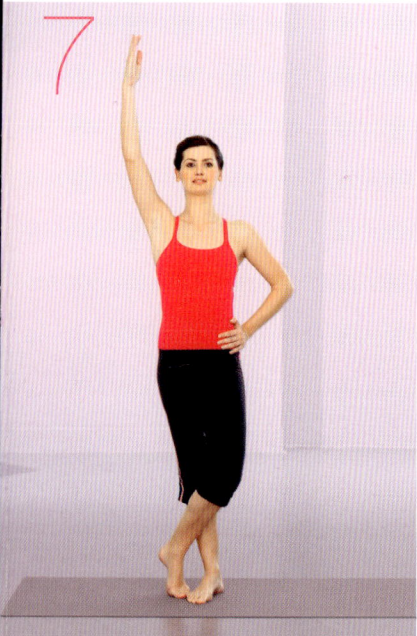

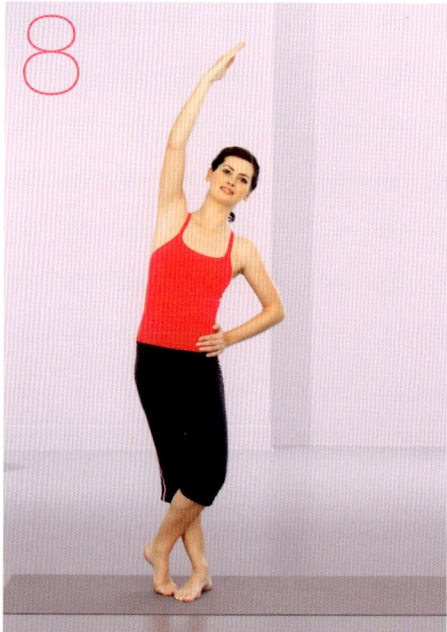

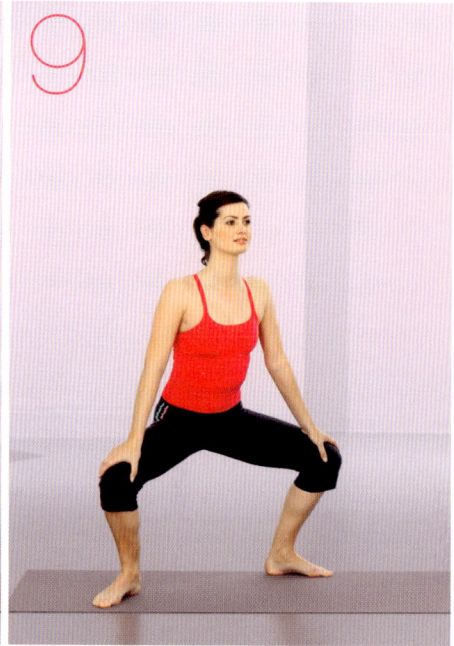

▲ **Dehnen**, Seitliche Dehnung 1, Seite 25

▲ **Dehnen**, Seitliche Dehnung 1, Seite 25

▲ **Diagonal dehnen**, Squat-Stretch, Seite 26

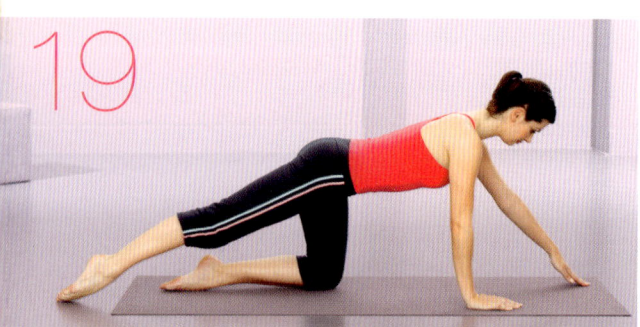

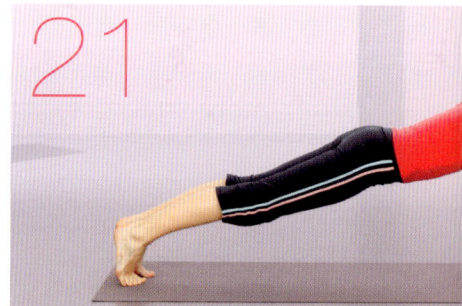

▲ **Stabilisieren**, Diagonale Lifts, Seite 31

▲ **Powern**, Liegestütz, Seite 32

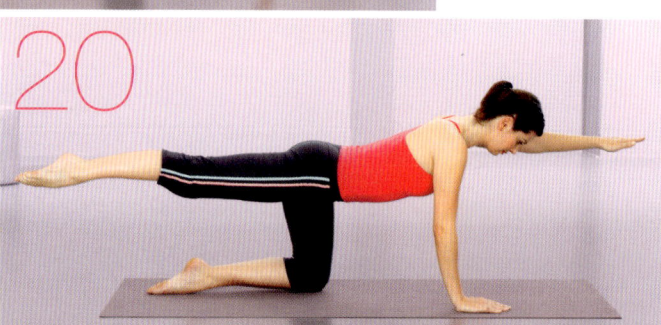

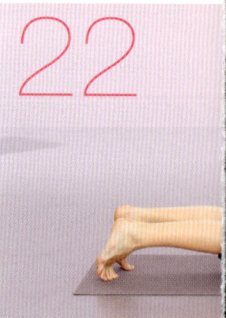

▲ **Stabilisieren**, Diagonale Lifts, Seite 31

▲ **Powern**, Liegestütz

>> Fragen & Antworten

Bevor Sie Ihren Rücken kräftigen, müssen Sie lernen, jeden seiner Abschnitte zu spüren. Hier finden Sie Tipps, wie Sie Ihr Training vertiefen, sodass Sie sich schnell über einen trainierten, geraden Rücken freuen können. Sicher bekommen Sie bald Komplimente zu Ihrer aufrechten Haltung und Ihrer Figur, denn ein gerader Rücken verlängert auch die Taille!

>> Warum ist der Squat-Stretch so wichtig?

Die Haltung hilft Ihnen, den unteren Rücken zu spüren. Die meisten Menschen können sich zwar problemlos die Wirbelsäule in Höhe der Taille bewusst machen, nicht aber das untere Becken. Um den Rücken aufzubauen, müssen Sie ihn in voller Länge kennen. Zunächst fühlt sich der Squat nur wie eine Dehnung im inneren Oberschenkel an, aber mit der Zeit werden Sie tiefer gehen und merken, wie sich der Po zum Boden bewegt. Durch die Drehung wird der chronisch steife Bereich rechts und links seitlich unter dem Brustkorb geöffnet.

>> Trainiert das Zehentippen nur die Bauchmuskeln oder noch andere Bereiche?

Es mag zwar zunächst so aussehen, als wären beim Zehentippen nur die Bauchmuskeln gefordert, aber die Übung hat noch weitere Aspekte, die zur Kräftigung des Rückens beitragen. So werden der tiefe Hüftbeuger gestärkt und die Beine trainiert, sodass beim Stehen und Gehen der Rücken stärker und die Oberschenkel weniger stark gefordert sind. Wenn die Oberschenkel die ganze Arbeit übernehmen, wird der Rücken schwächer, sodass er sich aus der Hüfte nach vorn neigt und schwerfällig und krumm wirkt.

>> Wie nützt die seitliche Dehnung dem Rücken?

Sie wirkt rechts und links der Wirbelsäule. Die Technik bei der seitlichen Dehnung in diesem Programm wirkt nicht nur auf die schrägen Bauchmuskeln, sondern auch auf den Rückenaufrichtemuskel, der in langen Muskelsträngen seitlich der Wirbelsäule verläuft. Die Muskeln ziehen sich zusammen, wenn sie kürzer werden, bei der Dehnung auf der anderen Seite werden sie gestreckt. Dieses Zusammenspiel der Muskeln kräftigt den Rücken.

>> Ich merke, wie ich bei den diagonalen Lifts ins Hohlkreuz falle. Was kann ich dagegen tun?

Die diagonalen Lifts sehen einfach aus, aber man muss sehr achtsam sein, damit der Rücken gerade bleibt. Machen Sie sich alle Bilder bewusst, bevor Sie die Grundposition verlassen, sonst fällt der Rücken in alte Gewohnheiten zurück, und der Bauch senkt sich, wenn Arm und Bein angehoben werden. Das weist auf eine schwache Rumpfmuskulatur hin. Das Bild des Swimming-Pool-Wassers, das den Bauch nach oben drückt, hilft, die Bauchmuskeln anzuspannen. Gleiten Sie bei aktiviertem Rumpf langsam mit dem Fuß und der diagonalen Hand am Boden nach hinten, bevor Sie Arm und Bein anheben.

>> Wieso kräftigt das Armpressen über dem Kopf den Rücken? Der bleibt doch dabei gestreckt.

Das Armpressen über dem Kopf kräftigt sehr effektiv die tiefe Rückenmuskulatur. Auch lehrt es uns die korrekte aufrechte Haltung. Stellen Sie sich den Rücken wie ein Akkordeon vor. Ist es mit Luft gefüllt, so ist es lang und gerade; je weniger Luft es enthält, desto stärker ist es gestaucht. Dieses Bild lässt sich auf den Rücken übertragen. Die Arme sind sehr schwer und hauptsächlich schuld an einem krummen Rücken (dem zusammengedrückten Akkordeon). Versuchen wir, uns gegen das nach unten ziehende Gewicht der Arme aufzurichten, so ist das eine sehr gute Übung für eine aufrechte Haltung. Ich empfehle Ihnen, die aufrechte Haltung ohne die erhobenen Arme mehrmals täglich bewusst einzunehmen, vor dem Computer oder im Auto beispielsweise. Sie werden staunen, wie sich Ihre Haltung verbessert!

>> Ich spüre, wie sich mein Rücken beim Bauchpressen vom Boden hebt. Ist das in Ordnung?

Bei vielen Menschen ist die Brustwirbelsäule sehr steif, sodass sie den Rücken in Höhe der Brust und der Taille nicht gleichzeitig in den Boden drücken können. Das Ziel dieser Übung ist, den Rücken so zu stabilisieren, dass er in der ganzen Länge – mit dem Brustkorb, der Taille und dem Becken – den Boden berührt. Wenn Sie zwei Monate lang kontinuierlich trainieren, sind Sie diesem Ziel sicher schon sehr nah. Achten Sie auch auf den letzten Schritt der Übung, bei dem Sie die Fersen oder Ihre Beine umfassen, während Sie die Schultern zu den Knien ziehen. Das hilft, die Bereiche des Rückens zu strecken, die Sie brauchen, um flach auf dem Boden zu liegen.

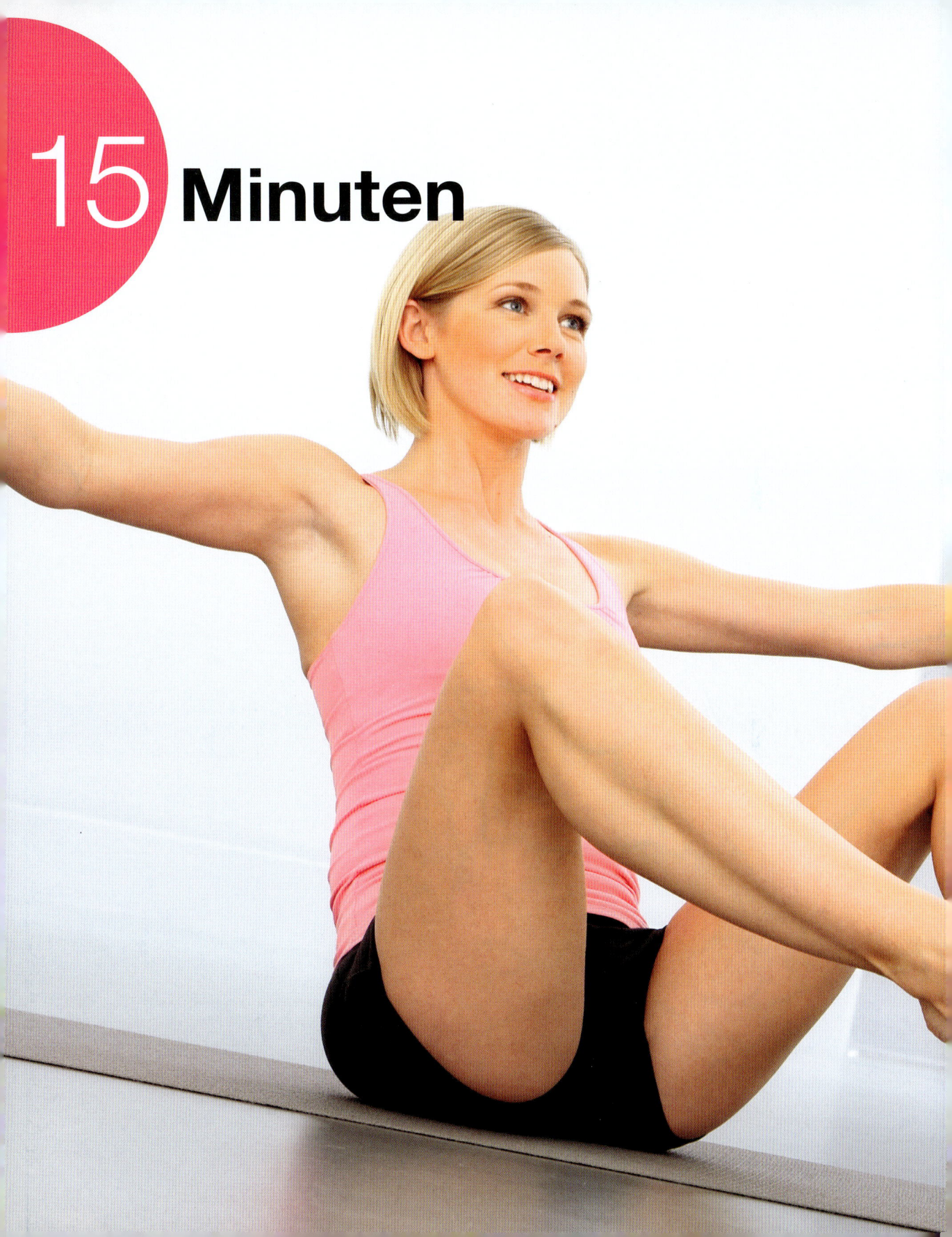

15 Minuten

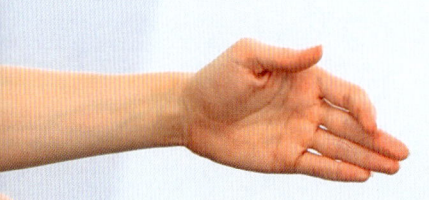

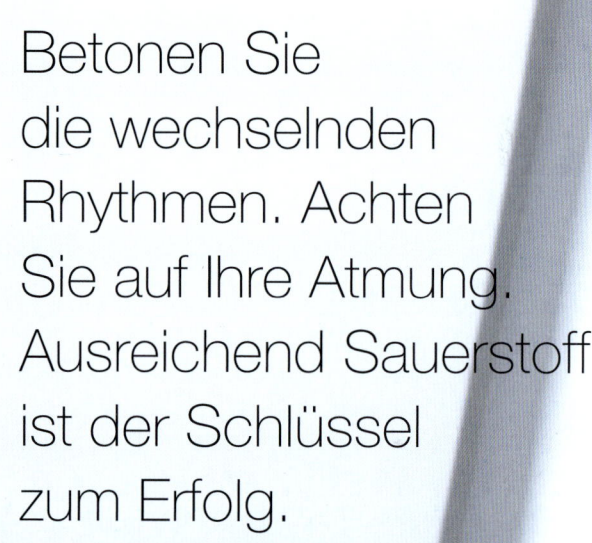

Betonen Sie
die wechselnden
Rhythmen. Achten
Sie auf Ihre Atmung.
Ausreichend Sauerstoff
ist der Schlüssel
zum Erfolg.

Vitaler
Rücken >>

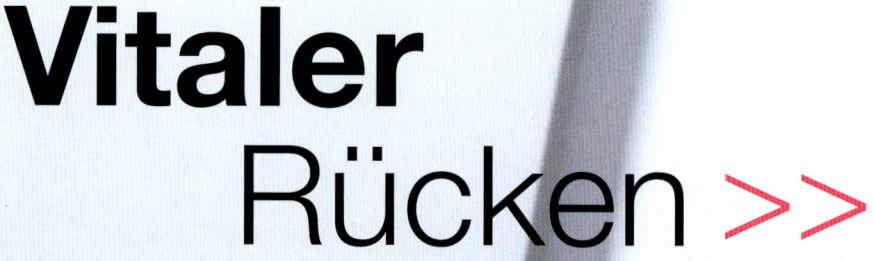

>> **Vitaler** Rücken

Die Menschen leben immer länger und wollen bis ins hohe Alter gesund bleiben. Vollwertige Ernährung und Bewegung sind für die Vitalität und die Erneuerung der Zellen von zentraler Bedeutung. Auch ein vitaler Rücken ist eine wichtige Säule Ihrer Gesundheit, denn er lässt Sie lange aktiv bleiben.

Vital bedeutet wörtlich Lebenskraft besitzen, und unser Atem schenkt uns diese Kraft. Die Lungen können eine sehr große Menge Sauerstoff aufnehmen. In der nächsten Übungsfolge variieren wir die Atemmuster, um uns diese Fähigkeit der Lunge bewusst zu machen. Unterschiedliche Atemmuster erhalten wir durch die unterschiedlich rhythmisierten Übungen. Doch denken Sie stets an die Grundregel des richtigen Atmens: durch die Nase einatmen und sanft durch den Mund ausatmen. Ziehen Sie die Luft nicht so stark ein, dass die Nasenflügel angesaugt werden. Sie sollten immer geöffnet sein, sodass die Luft in Richtung der rückwärtigen Nasenhöhle einströmt – als ob Sie an einem feinen Parfüm riechen. Das Ausatmen können Sie durch einen »Ha«-Laut unterstützen.

Die Übungen

Dieses vitalisierende Programm arbeitet mit schnellen Wiederholungen, die den Körper von verschiedenen Bereichen aus stimulieren. Die Übungsfolge legt die Basis für die Rhythmen, die Ihren Atem während des Work-outs regulieren. Arm- und Beinschwingen ähneln einem Walzer, »Auf der Stelle treten« dagegen eher einem Marsch. Das Beinkreisen ist flott und intensiv.

Bei »Auf die Brust klopfen« sollte jedes Ausatmen tatsächlich von einem Laut unterstrichen werden. Die kräftigende »O«-Balance besitzt ihr eigenes, sanftes inneres Fließen.

Zu diesem Programm gehören auch die etwas schwierigere Bauchwippe und eine der anspruchs-

> ## >> **Tipps für** einen vitalen Rücken
>
> - **Jede Übung hat ihren eigenen Rhythmus.** Üben Sie betont, als wollten Sie den Bewegungsablauf einer Freundin vorführen.
>
> - **Achten Sie auf Ihren Atem,** der sich von Übung zu Übung leicht ändert. Lassen Sie Ihren Körper mit dem Rhythmus gehen. Manchmal hilft es, dazu zu summen.
>
> - **Atmen Sie durch die Nase ein.** Lenken Sie die Luft in den Rachen. Atmen Sie sanft durch den leicht geöffneten Mund aus.
>
> - **Modifizieren Sie notfalls die Übungen.** Sie können die Bauchwippe oder die Brücke einfach einige Atemzüge lang halten.

vollsten Brückenübungen – die Brücke mit Beinheben. Die beiden letztgenannten Übungen sorgen für einen Energieschub und entfachen in Ihnen das Feuer wiederaufflammender Vitalität. Überfordern Sie sich jedoch nicht, und halten Sie keinesfalls den Atem an. Wenn die Bauchwippe beim ersten Versuch zu schwierig ist, wandeln Sie die Übung ab, indem Sie nur die Arme und Beine anheben, aber nicht wippen. Bei der Brücke können Sie auf das Anheben des Beins verzichten.

Atmen Sie nun tief ein, und schenken Sie Ihrem Körper mit diesen Übungen neue Vitalität.

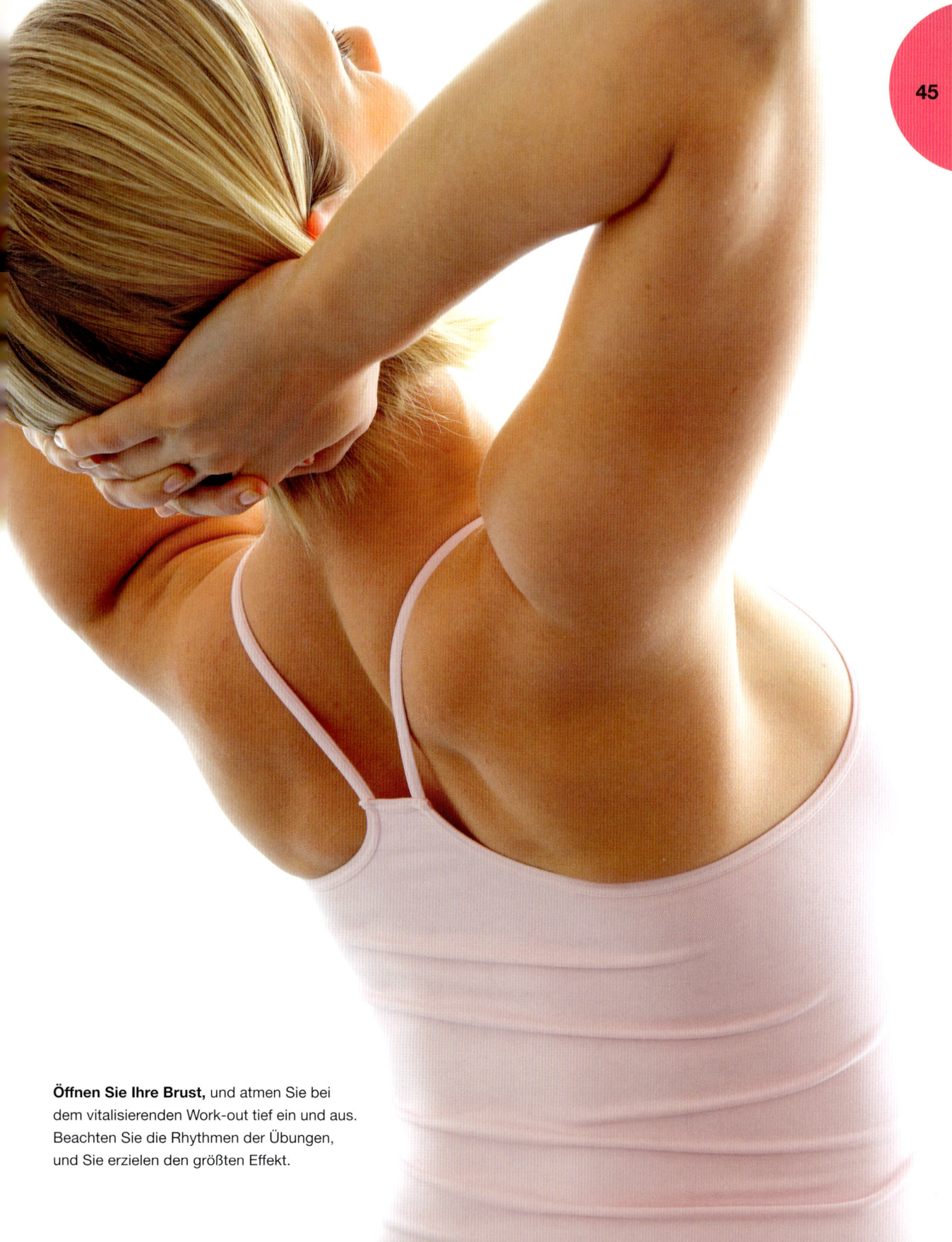

Öffnen Sie Ihre Brust, und atmen Sie bei
dem vitalisierenden Work-out tief ein und aus.
Beachten Sie die Rhythmen der Übungen,
und Sie erzielen den größten Effekt.

>> **Öffnen** Armschwingen

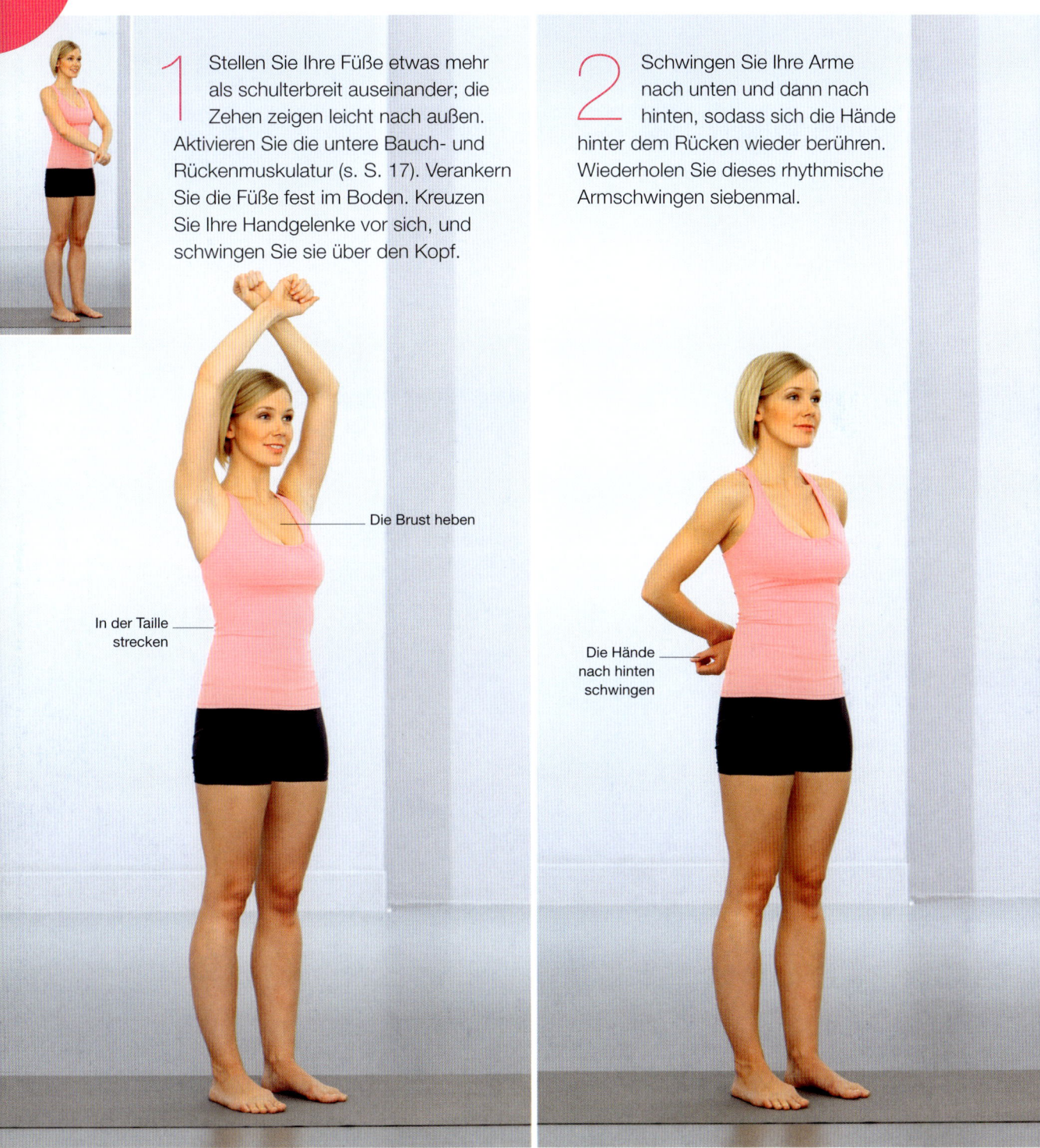

1 Stellen Sie Ihre Füße etwas mehr als schulterbreit auseinander; die Zehen zeigen leicht nach außen. Aktivieren Sie die untere Bauch- und Rückenmuskulatur (s. S. 17). Verankern Sie die Füße fest im Boden. Kreuzen Sie Ihre Handgelenke vor sich, und schwingen Sie sie über den Kopf.

2 Schwingen Sie Ihre Arme nach unten und dann nach hinten, sodass sich die Hände hinter dem Rücken wieder berühren. Wiederholen Sie dieses rhythmische Armschwingen siebenmal.

Die Brust heben

In der Taille strecken

Die Hände nach hinten schwingen

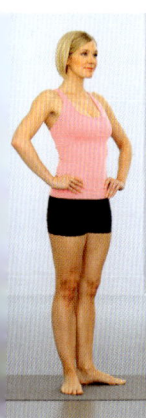

3 Stehen Sie aufrecht, und legen Sie Ihre Hände auf die Hüfte. Stellen Sie sich auf Ihr rechtes Bein, und halten Sie sich, wenn Sie möchten, an einem Möbelstück fest. Die Hüfte steht fest über dem rechten Bein, die Brust ist geöffnet. Schwingen Sie den linken Fuß vor, als würden Sie über den Boden wischen.

4 Schwingen Sie mit dem linken Fuß erst nach unten und dann nach hinten. Wiederholen Sie diese Bewegung nach vorn und hinten in einem leichten, rhythmischen Schwung siebenmal. Verlagern Sie dann Ihr Gleichgewicht auf das linke Bein, und wiederholen Sie das Schwingen mit dem rechten Bein.

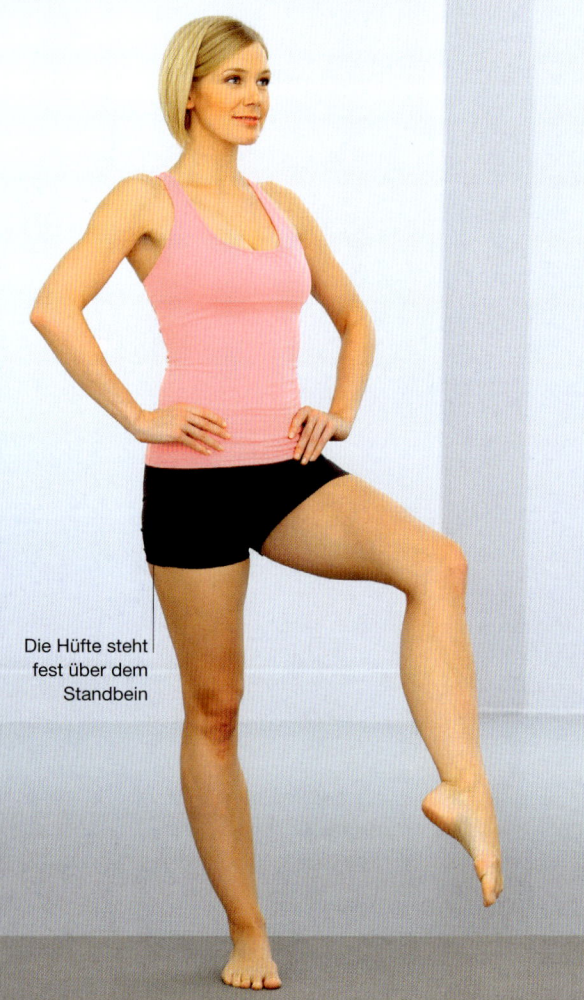

Die Hüfte steht fest über dem Standbein

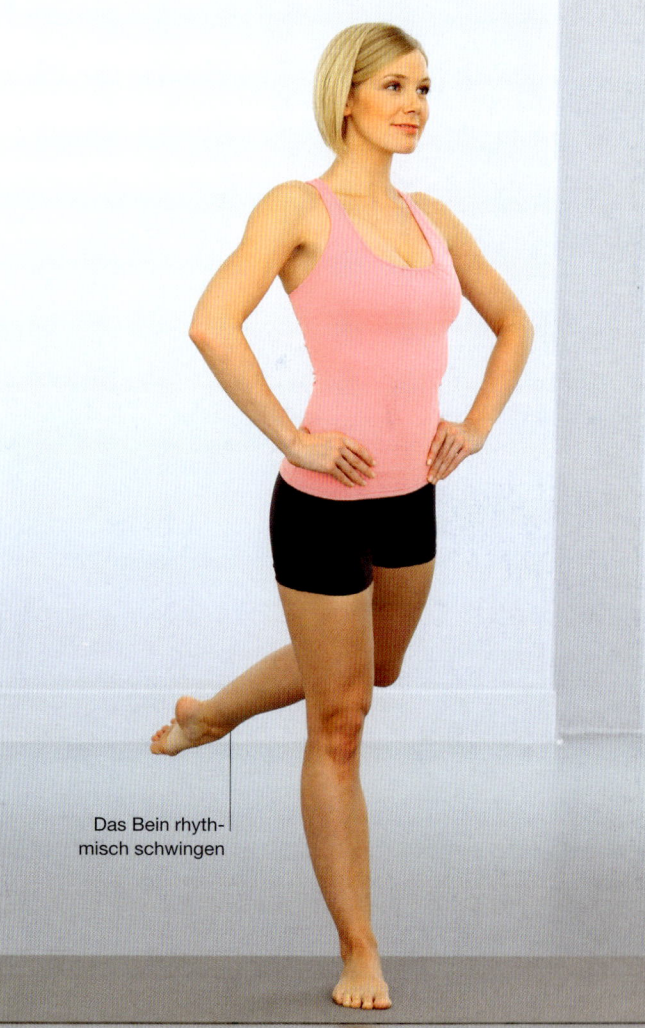

Das Bein rhythmisch schwingen

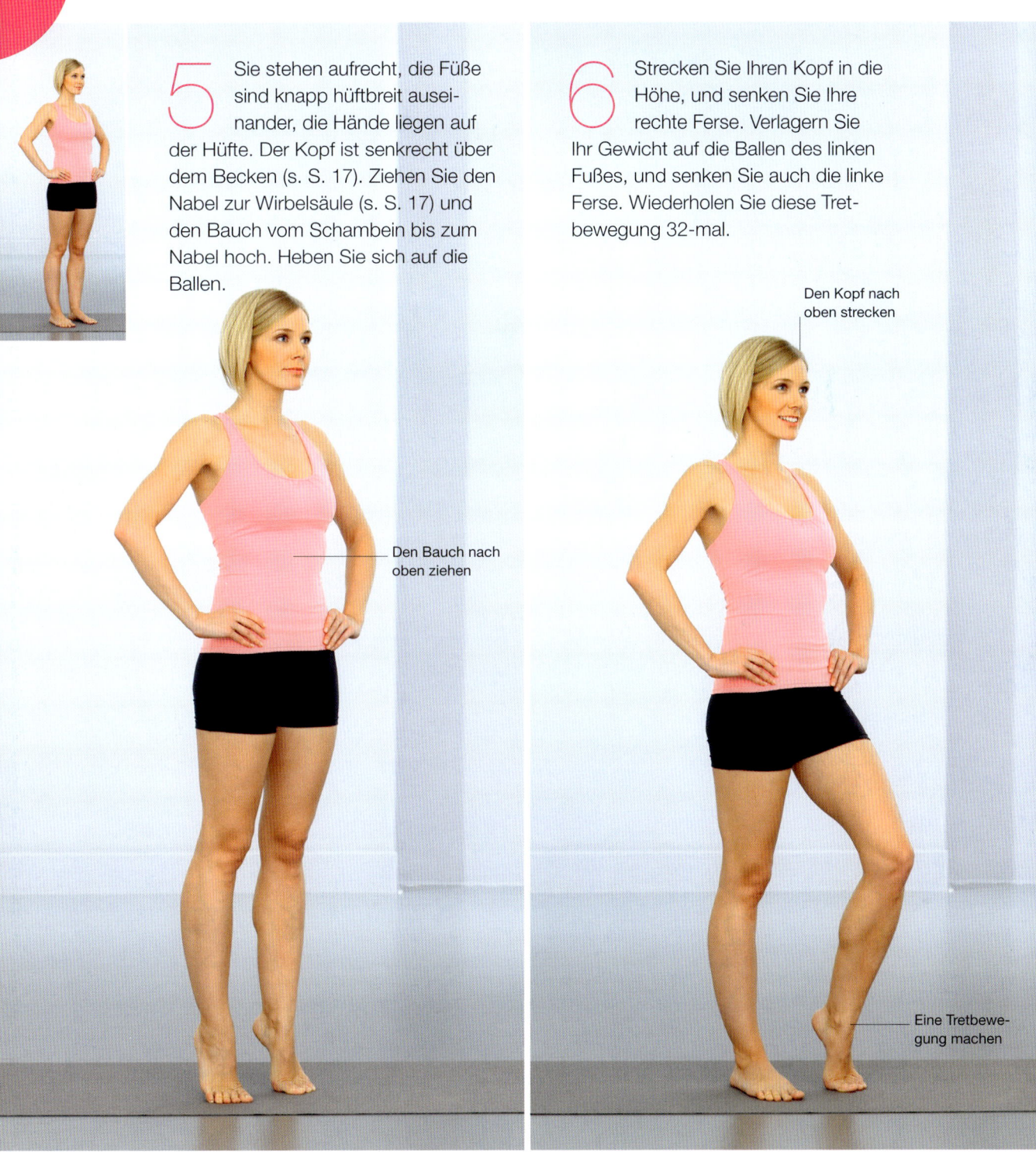

5 Sie stehen aufrecht, die Füße sind knapp hüftbreit auseinander, die Hände liegen auf der Hüfte. Der Kopf ist senkrecht über dem Becken (s. S. 17). Ziehen Sie den Nabel zur Wirbelsäule (s. S. 17) und den Bauch vom Schambein bis zum Nabel hoch. Heben Sie sich auf die Ballen.

6 Strecken Sie Ihren Kopf in die Höhe, und senken Sie Ihre rechte Ferse. Verlagern Sie Ihr Gewicht auf die Ballen des linken Fußes, und senken Sie auch die linke Ferse. Wiederholen Sie diese Tretbewegung 32-mal.

Den Bauch nach oben ziehen

Den Kopf nach oben strecken

Eine Tretbewegung machen

>> **Öffnen** Auf die Brust klopfen

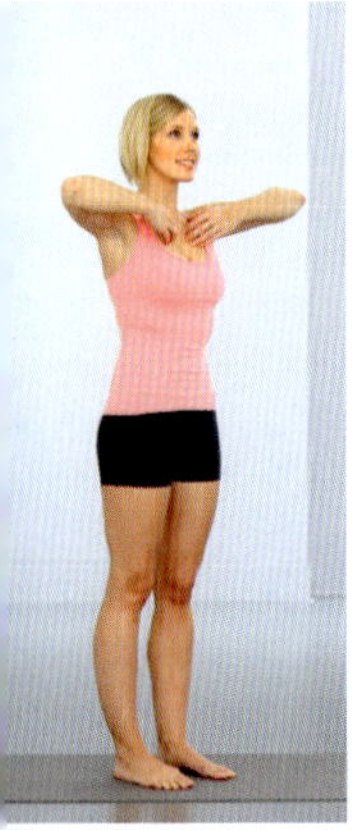

7 Sie stehen aufrecht, die Füße sind knapp hüftbreit auseinander, die Hände liegen auf der Hüfte. Der Kopf steht senkrecht über dem Becken (s. S. 17). Ziehen Sie den Nabel Richtung Wirbelsäule (s. S. 17), und heben Sie den Bauch an. Legen Sie die Finger auf die Brust, klopfen Sie sanft beim Ausatmen, und sagen Sie »Ha, ha, ha«.

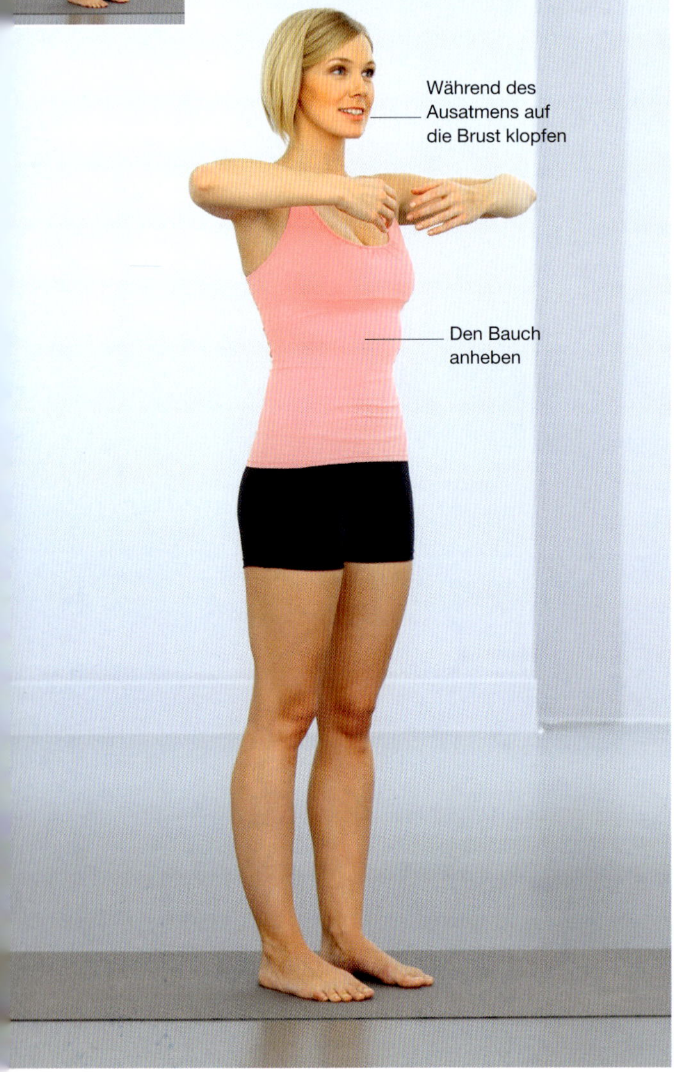

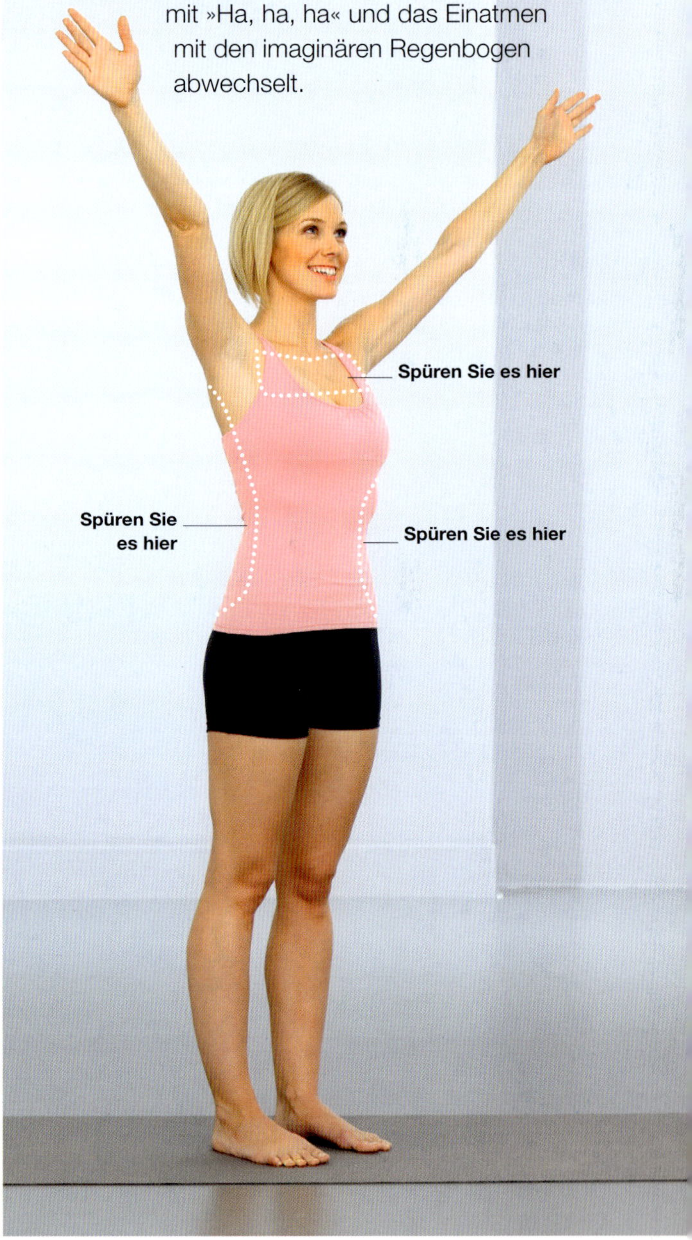

Während des Ausatmens auf die Brust klopfen
Den Bauch anheben

8 Mit dem Ausatmen öffnen Sie die Arme und ziehen zwei große Regenbogen seitlich nach oben. Legen Sie Ihre Finger wieder auf den Brustkorb, und wiederholen Sie die Übung viermal, wobei sich das Ausatmen mit »Ha, ha, ha« und das Einatmen mit den imaginären Regenbogen abwechselt.

Spüren Sie es hier
Spüren Sie es hier
Spüren Sie es hier

Dehnen Seitliche Dehnung 2

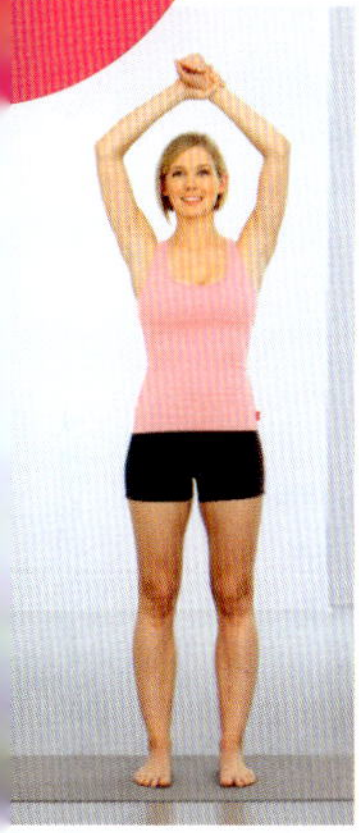

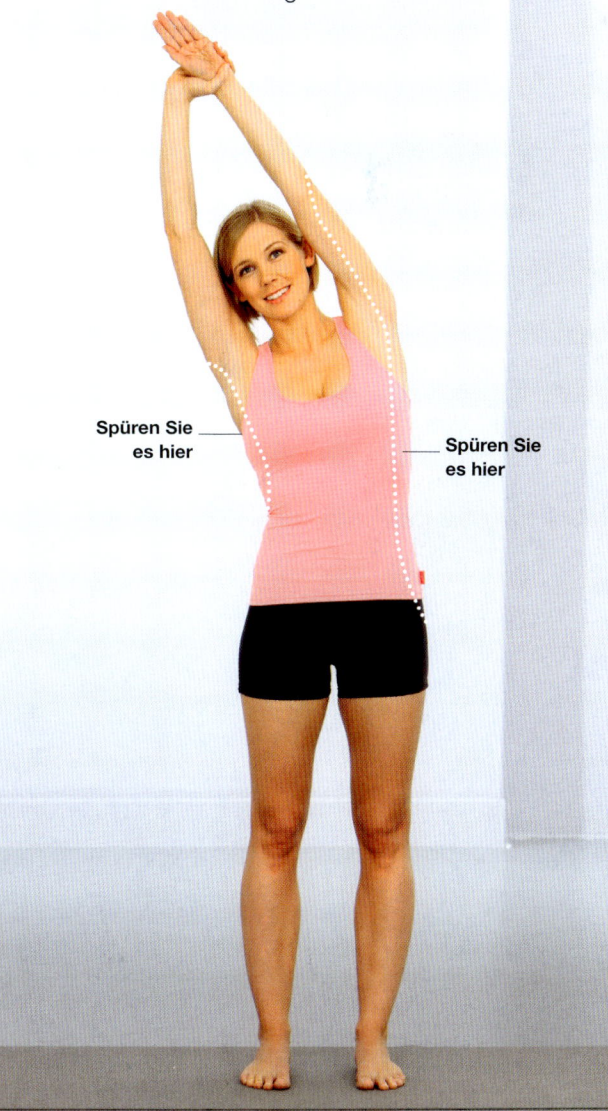

9 Sie stehen aufrecht, die Füße sind hüftbreit auseinander, die Hände befinden sich über dem Kopf. Verankern Sie den linken Fuß, und fassen Sie mit der Rechten um das linke Handgelenk. Strecken Sie sich, und ziehen Sie Ihr Handgelenk hoch.

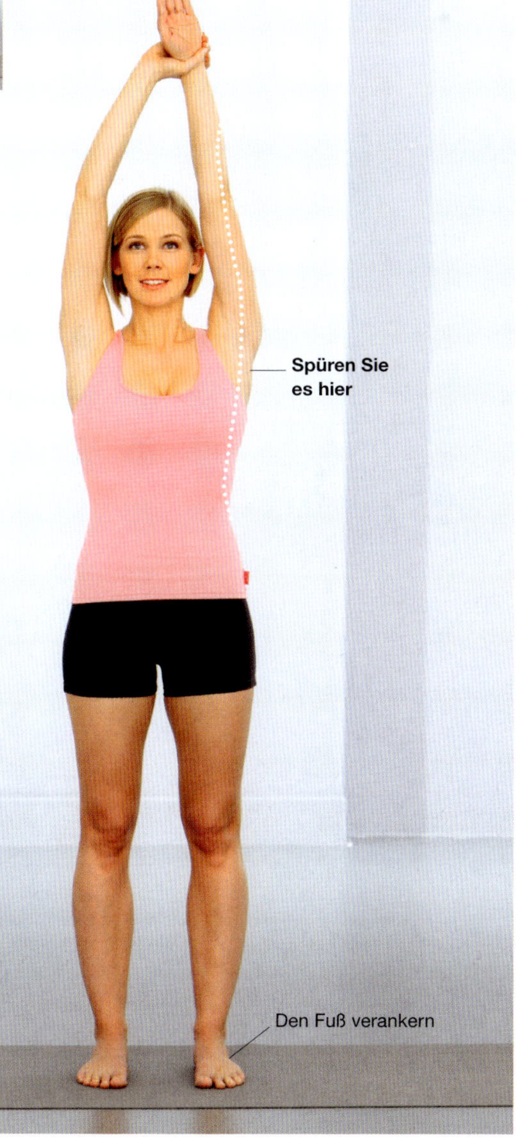

Spüren Sie es hier
Den Fuß verankern

10 Atmen Sie ein, und strecken Sie sich hoch und hinüber zur rechten Seite. Halten, ausatmen und strecken. Dann einatmen, halten; ausatmen, den linken Fuß erneut verankern, in die Vertikale strecken und die Taille lang machen. Senken Sie die Arme, und wiederholen Sie die Übung zur anderen Seite.

Spüren Sie es hier
Spüren Sie es hier

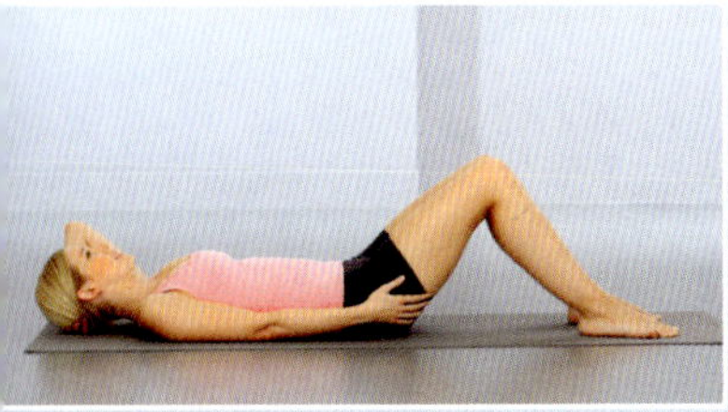

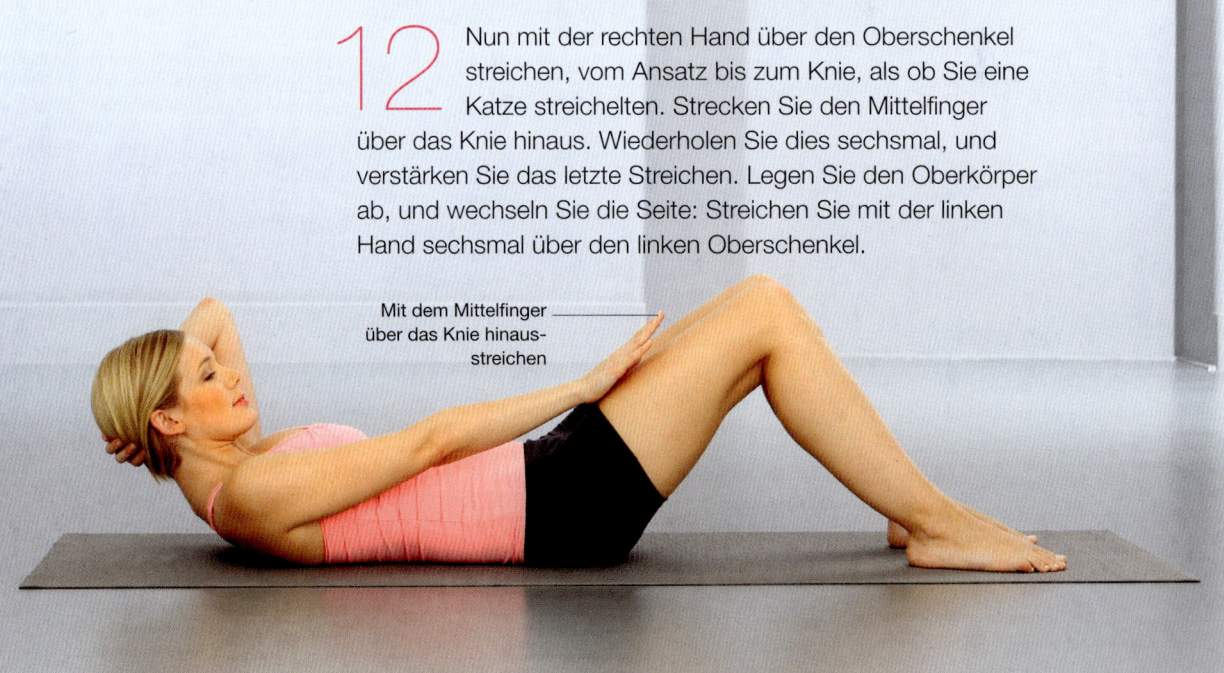

11 Gehen Sie in die Rückenlage, und beugen Sie die Knie. Die Füße sind etwa schulterbreit auseinander. Legen Sie die linke Hand unter den Kopf und die rechte außen an den Oberschenkel. Ausatmen, den Brustkorb flach machen und die Rippen zum Becken führen (s. S. 17), um den Oberkörper aufzurollen. Ziehen Sie sich mit dem linken Arm noch höher.

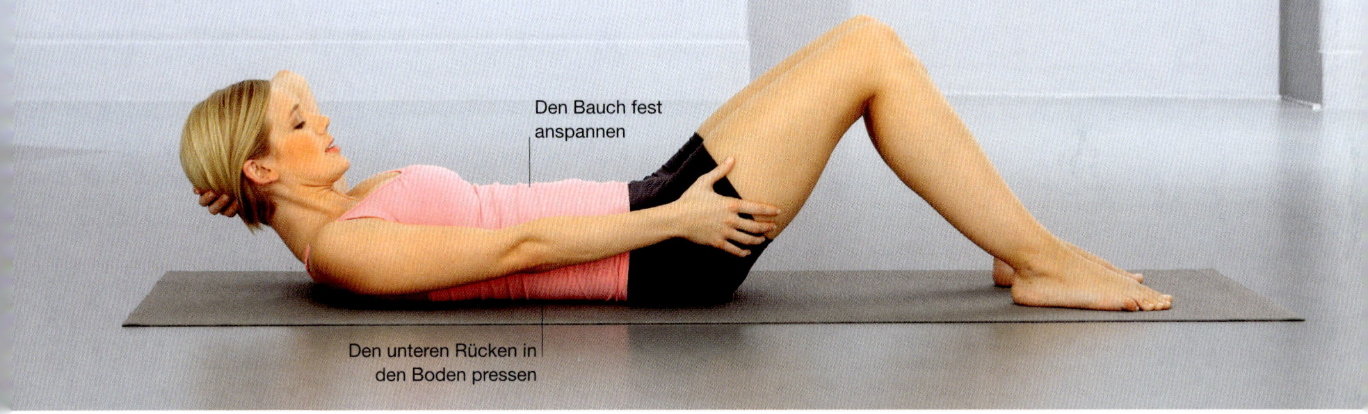

Den Bauch fest anspannen

Den unteren Rücken in den Boden pressen

12 Nun mit der rechten Hand über den Oberschenkel streichen, vom Ansatz bis zum Knie, als ob Sie eine Katze streichelten. Strecken Sie den Mittelfinger über das Knie hinaus. Wiederholen Sie dies sechsmal, und verstärken Sie das letzte Streichen. Legen Sie den Oberkörper ab, und wechseln Sie die Seite: Streichen Sie mit der linken Hand sechsmal über den linken Oberschenkel.

Mit dem Mittelfinger über das Knie hinausstreichen

>> Koordinieren Beinkreisen

Die Hüfte nach vorn schieben
Die Fersen sind zusammen, die Zehen auseinander
Taille und Brustkorb werden angehoben

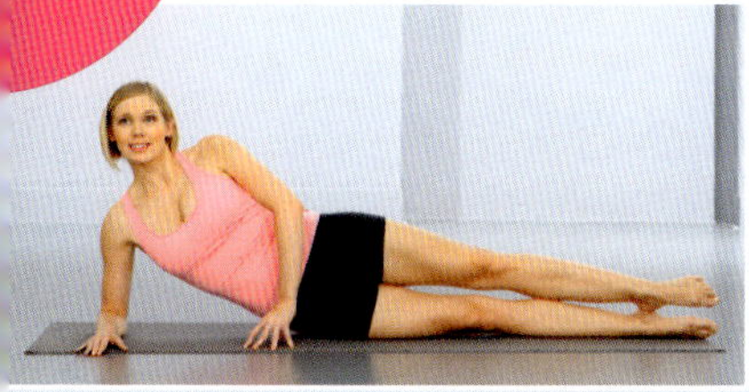

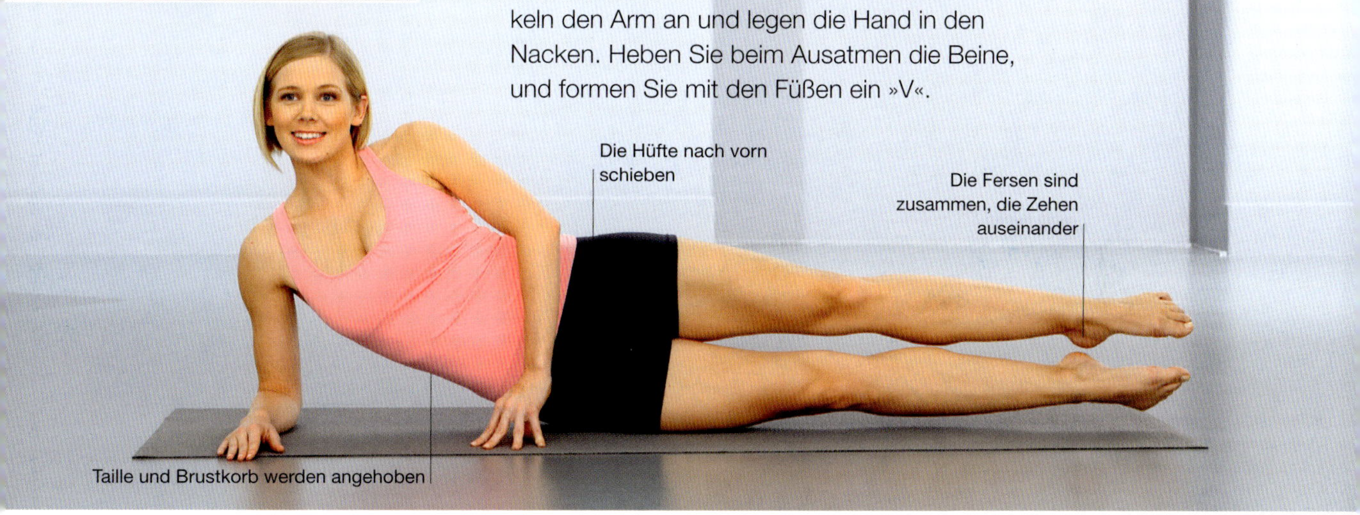

13 Legen Sie sich in einer Geraden auf die Seite. Stützen Sie sich auf den rechten Unterarm, und halten Sie sich mit der linken Hand. Bei der einfacheren Variante legen Sie sich auf die Schulter, winkeln den Arm an und legen die Hand in den Nacken. Heben Sie beim Ausatmen die Beine, und formen Sie mit den Füßen ein »V«.

Spüren Sie es hier
Spüren Sie es hier

14 Kreisen Sie nun mit dem linken Bein, angeführt vom zweiten Zeh, in einer winzigen Bewegung. Wiederholen Sie zwei Runden von je zehn Kreisen in die eine Richtung, gefolgt von zwei Runden von je zehn Kreisen in die andere. Rollen Sie sich auf die andere Seite, und wiederholen Sie die Übung. Dann die Beine ablegen und entspannen.

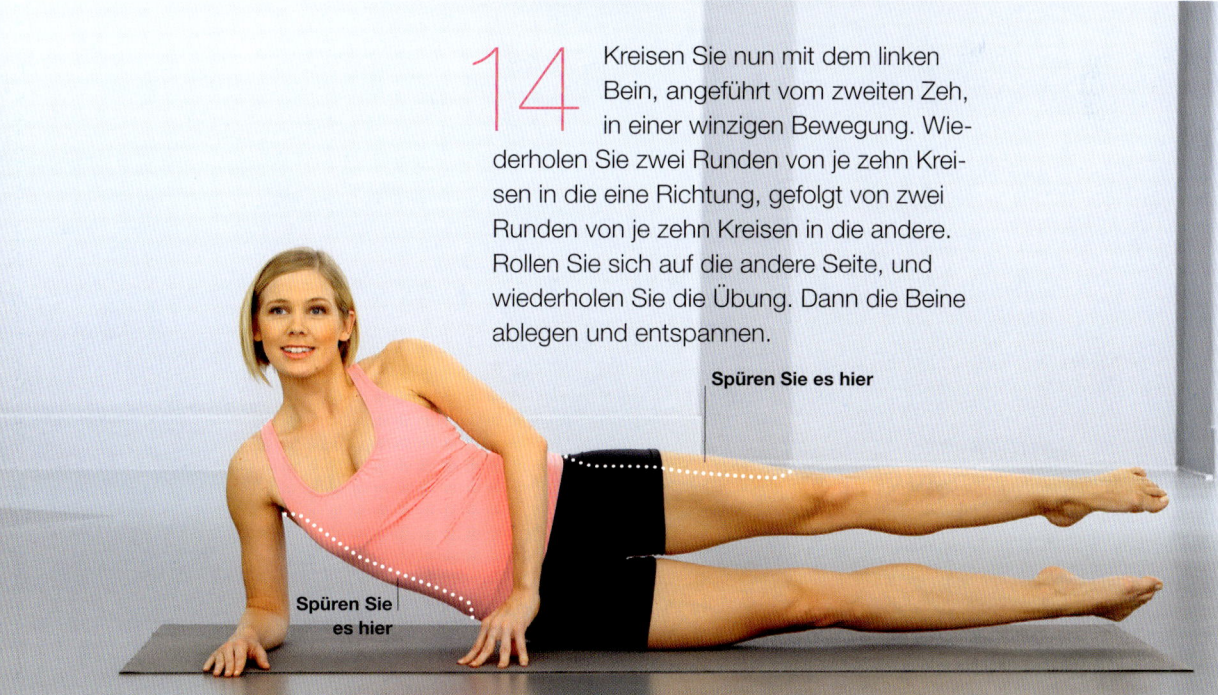

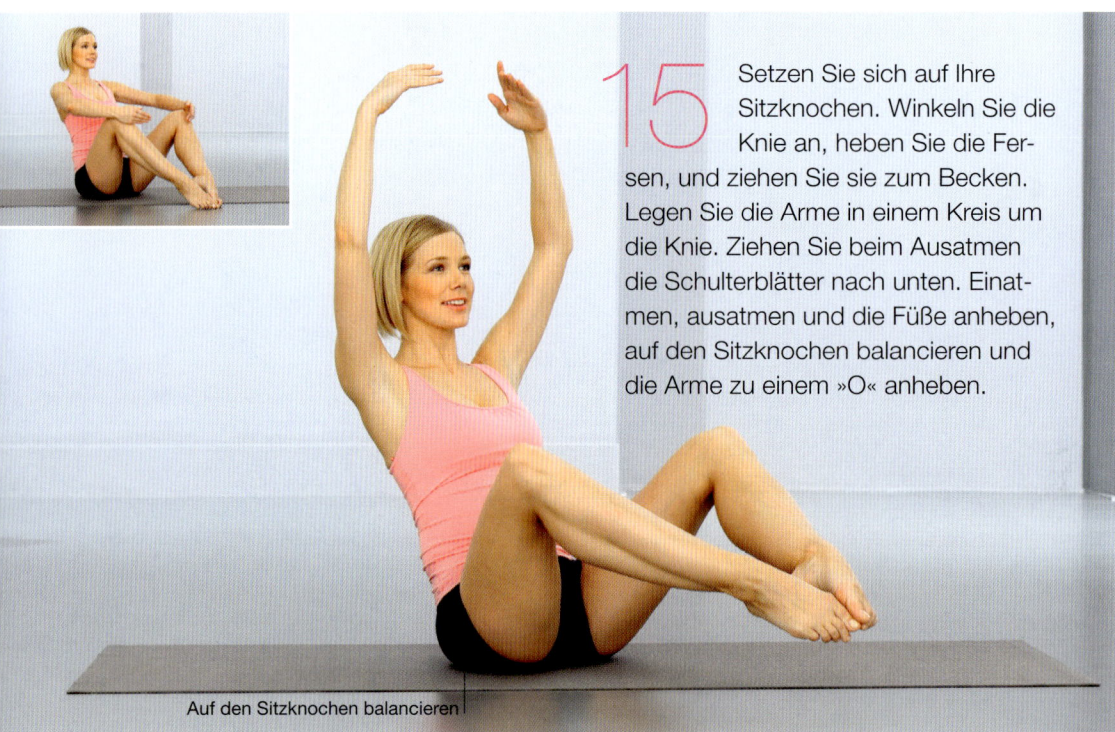

15 Setzen Sie sich auf Ihre Sitzknochen. Winkeln Sie die Knie an, heben Sie die Fersen, und ziehen Sie sie zum Becken. Legen Sie die Arme in einem Kreis um die Knie. Ziehen Sie beim Ausatmen die Schulterblätter nach unten. Einatmen, ausatmen und die Füße anheben, auf den Sitzknochen balancieren und die Arme zu einem »O« anheben.

Auf den Sitzknochen balancieren

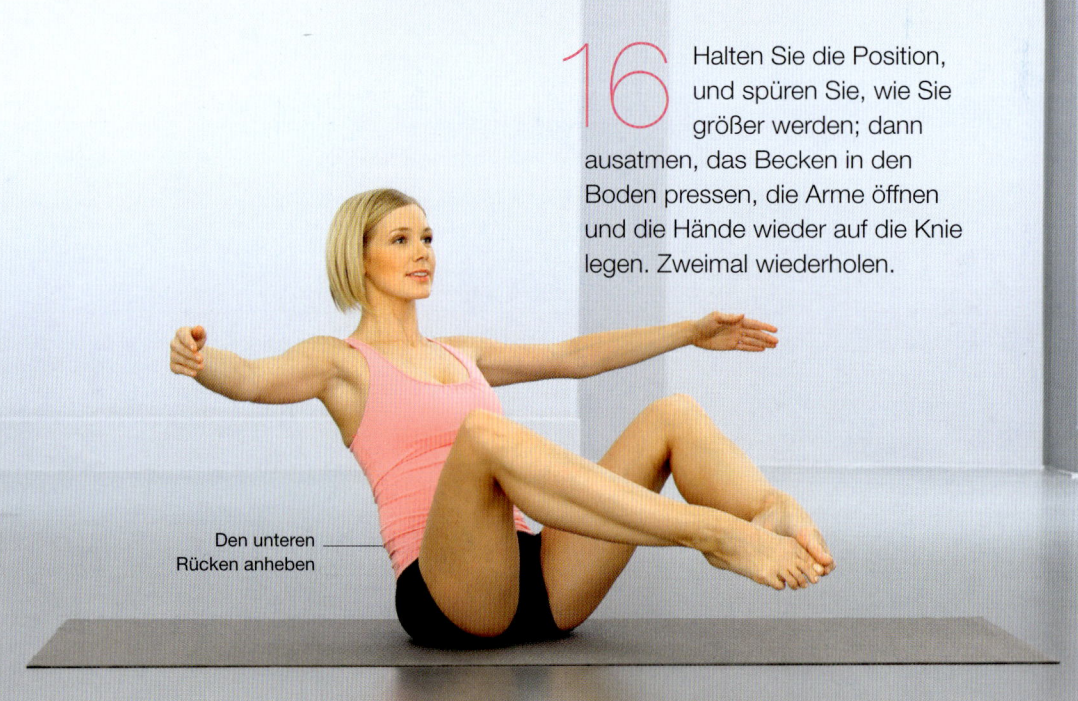

16 Halten Sie die Position, und spüren Sie, wie Sie größer werden; dann ausatmen, das Becken in den Boden pressen, die Arme öffnen und die Hände wieder auf die Knie legen. Zweimal wiederholen.

Den unteren Rücken anheben

>> **Akzentuieren** Bauchwippe

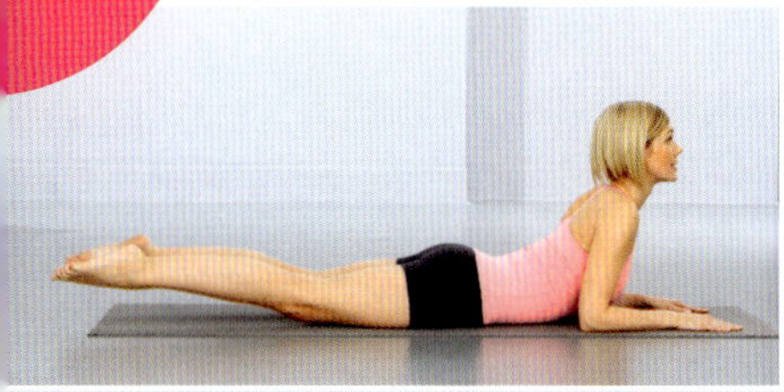

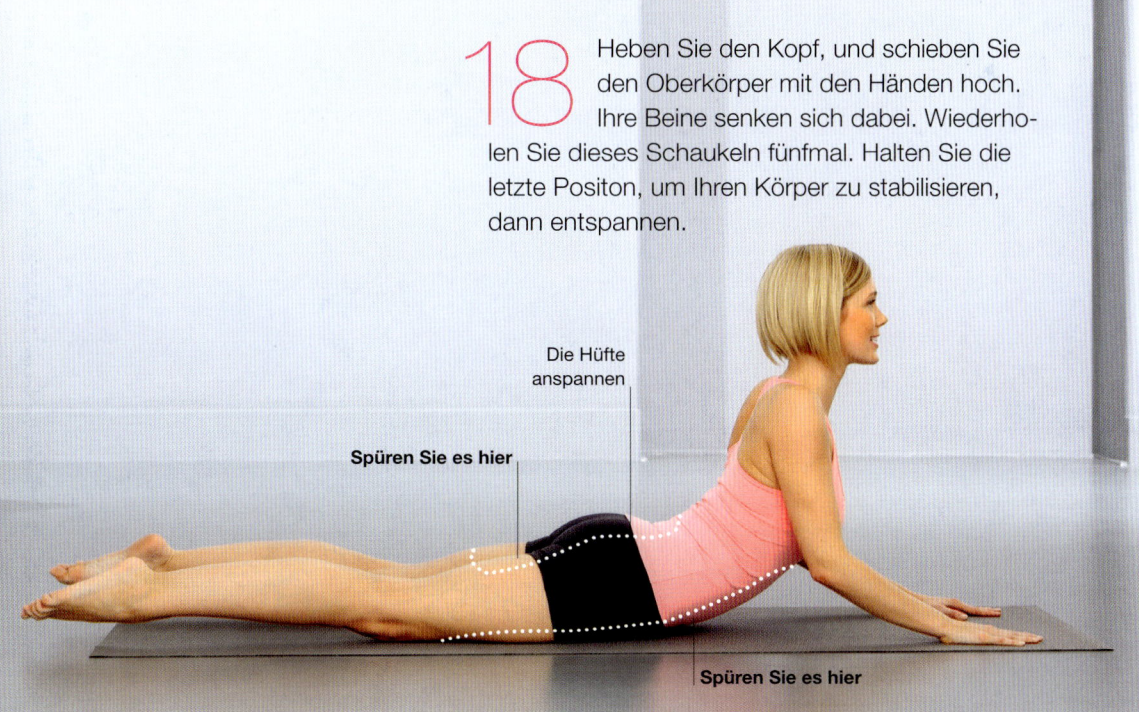

17 Gehen Sie in die Bauchlage. Strecken Sie die Arme in schulterbreitem Abstand über den Kopf. Ihre Handflächen zeigen nach unten. Gehen Sie beim Ausatmen in die Sphinx-Position, indem Sie die Unterarme unter die Brust ziehen (links). Heben Sie mit dem Ausatmen die Füße etwa 5 cm vom Boden ab. Strecken Sie Ihre Arme nach vorn, und schaukeln Sie. Ihre Beine heben sich dabei an.

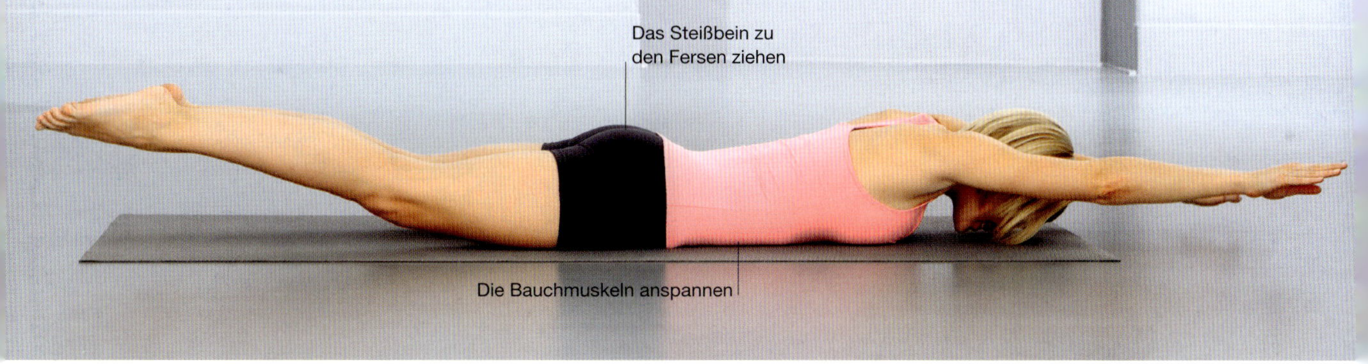
Das Steißbein zu den Fersen ziehen
Die Bauchmuskeln anspannen

18 Heben Sie den Kopf, und schieben Sie den Oberkörper mit den Händen hoch. Ihre Beine senken sich dabei. Wiederholen Sie dieses Schaukeln fünfmal. Halten Sie die letzte Positon, um Ihren Körper zu stabilisieren, dann entspannen.

Die Hüfte anspannen
Spüren Sie es hier
Spüren Sie es hier

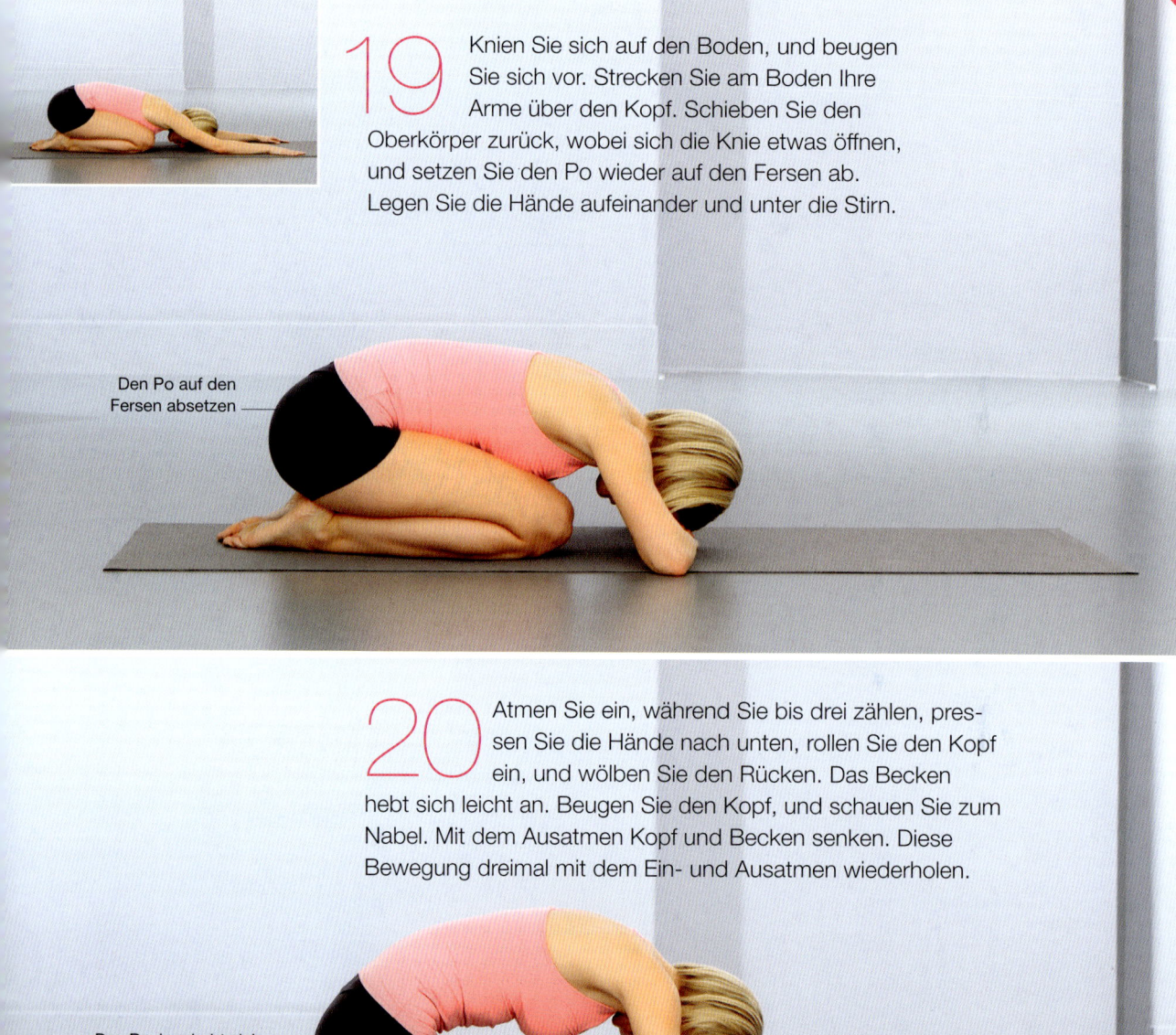

19 Knien Sie sich auf den Boden, und beugen Sie sich vor. Strecken Sie am Boden Ihre Arme über den Kopf. Schieben Sie den Oberkörper zurück, wobei sich die Knie etwas öffnen, und setzen Sie den Po wieder auf den Fersen ab. Legen Sie die Hände aufeinander und unter die Stirn.

Den Po auf den Fersen absetzen

20 Atmen Sie ein, während Sie bis drei zählen, pressen Sie die Hände nach unten, rollen Sie den Kopf ein, und wölben Sie den Rücken. Das Becken hebt sich leicht an. Beugen Sie den Kopf, und schauen Sie zum Nabel. Mit dem Ausatmen Kopf und Becken senken. Diese Bewegung dreimal mit dem Ein- und Ausatmen wiederholen.

Das Becken hebt sich von den Füßen

>> **Powern** Brücke mit Beinheben

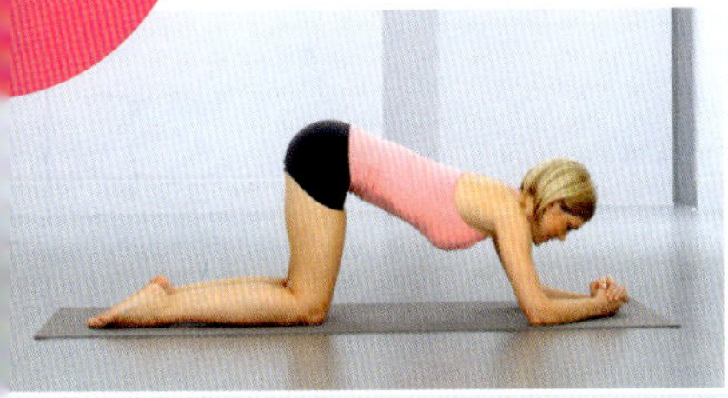

21 Stützen Sie sich auf den Unterarmen und Knien auf, und greifen Sie mit den Händen ineinander. Spüren Sie, wie zwei imaginäre Hände Ihren Unterleib in Position bringen (s. S. 17). Atmen Sie aus, und strecken Sie erst das rechte Bein nach hinten, dann das linke. Stellen Sie die Zehen auf. Diese Position heißt Brücke.

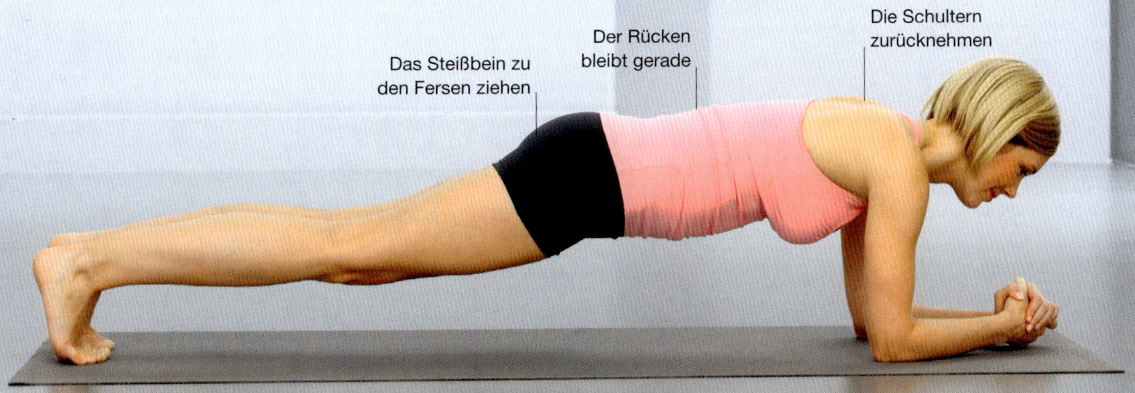

Die Schultern zurücknehmen

Der Rücken bleibt gerade

Das Steißbein zu den Fersen ziehen

22 Atmen Sie aus, und verlagern Sie Ihr Gewicht auf das linke Bein. Strecken Sie die Zehen des rechten Fußes zur Wand hinter sich. Einatmen und dann die rechten Zehen wieder aufstellen. Wechseln Sie die Seite, und wiederholen Sie die Übung auf jeder Seite einmal.

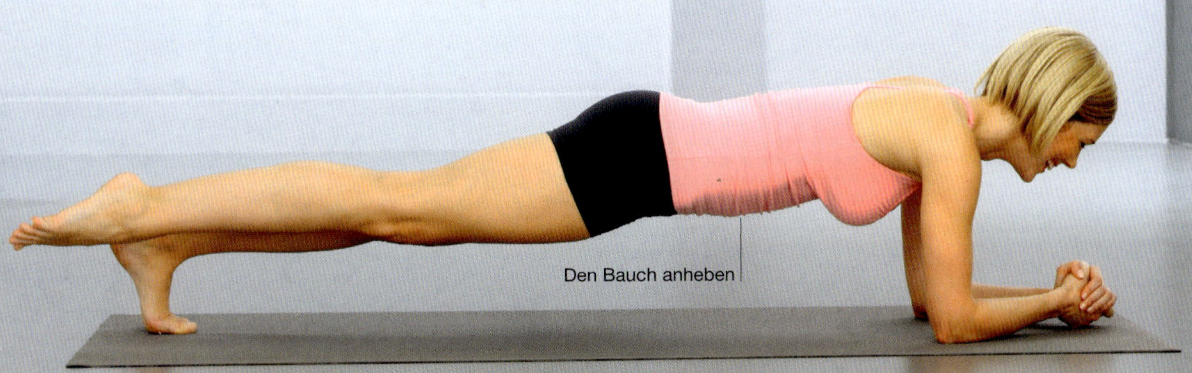

Den Bauch anheben

>> **Zentrieren** »C«-Dehnung

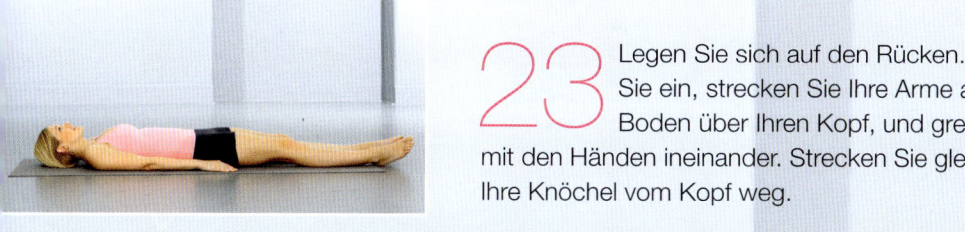

23 Legen Sie sich auf den Rücken. Atmen Sie ein, strecken Sie Ihre Arme am Boden über Ihren Kopf, und greifen Sie mit den Händen ineinander. Strecken Sie gleichzeitig Ihre Knöchel vom Kopf weg.

Die Knöchel vom Kopf wegstrecken

24 Neigen Sie langsam Ihre Arme und Beine nach rechts, sodass Ihr Körper, von oben gesehen, die Form eines »C« bildet. Neigen Sie anschließend Ihren Körper nach links. Stellen Sie sich vor, Sie beugen sich mit der Taille über einen Zaun. Strecken Sie sich, und neigen Sie sich wieder zur Seite. Dann viermal je Seite wiederholen.

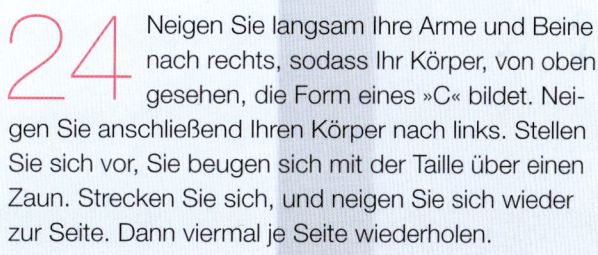

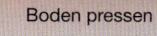

Den Rücken in den Boden pressen

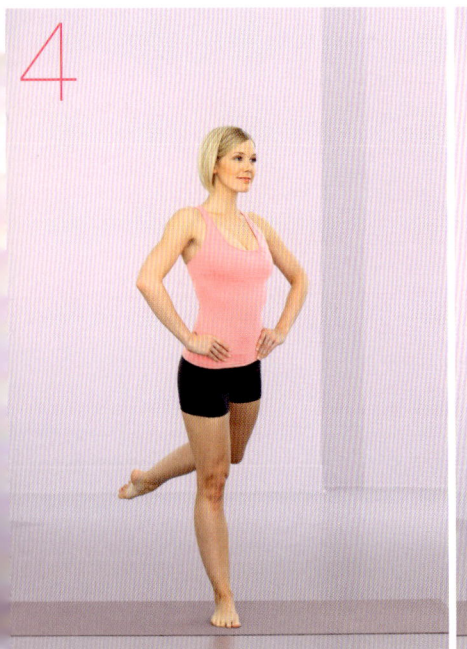

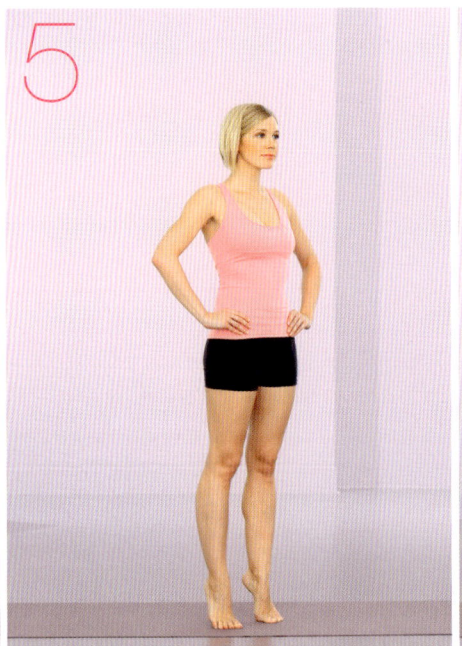

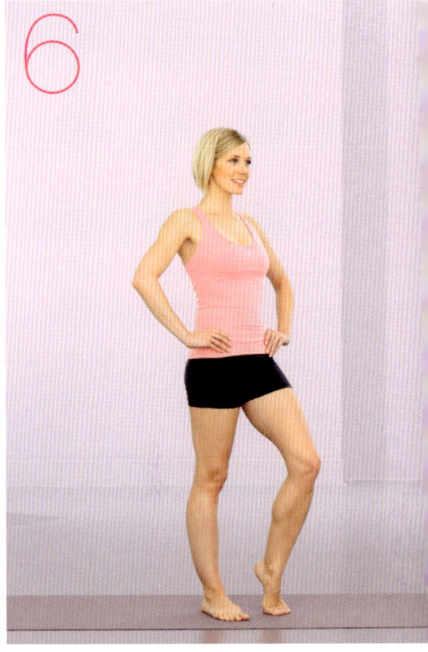

▲ **Balancieren**, Beinschwingen, Seite 47

▲ **Stimulieren**, Auf der Stelle treten, Seite 48

▲ **Stimulieren**, Auf der Stelle treten, Seite 48

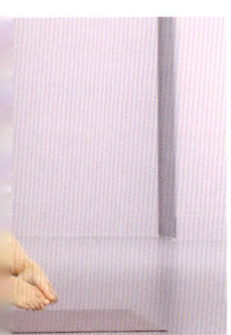

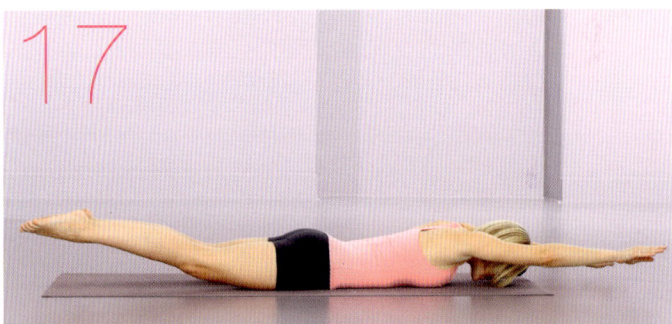

▲ **Akzentuieren**, Bauchwippe, Seite 54

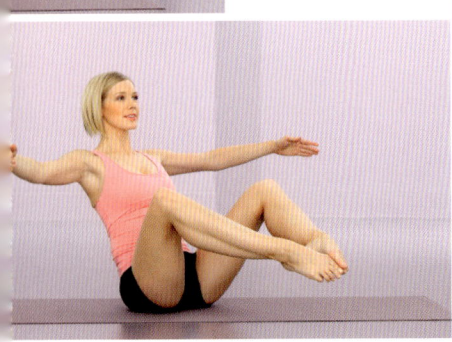

ance, Seite 53

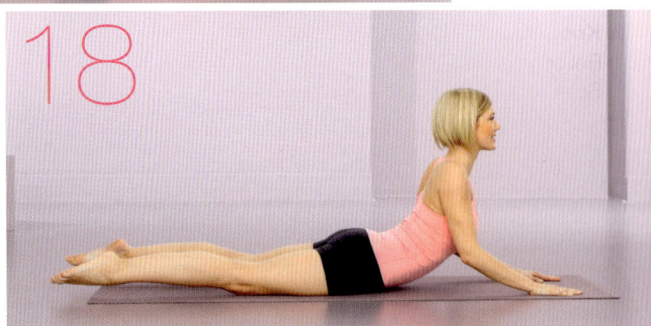

▲ **Akzentuieren**, Bauchwippe, Seite 54

Vitaler Rücken auf einen Blick

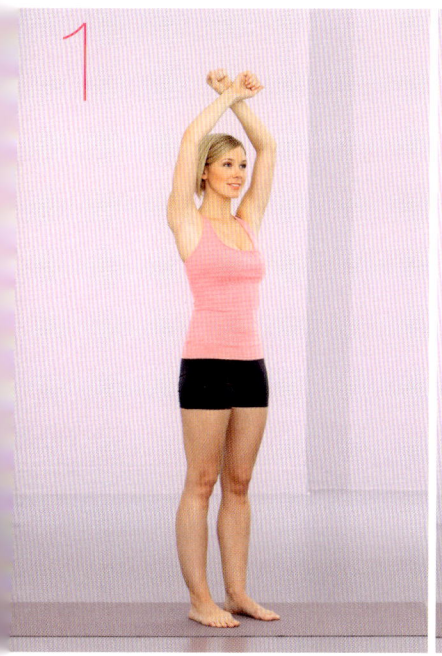

▲ **Öffnen**, Armschwingen, Seite 46

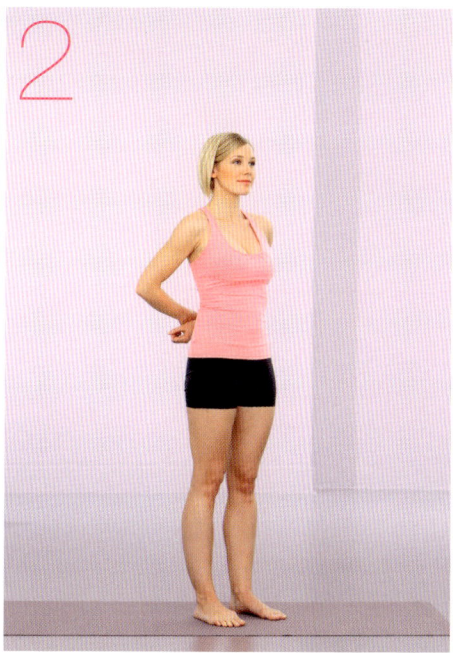

▲ **Öffnen**, Armschwingen, Seite 46

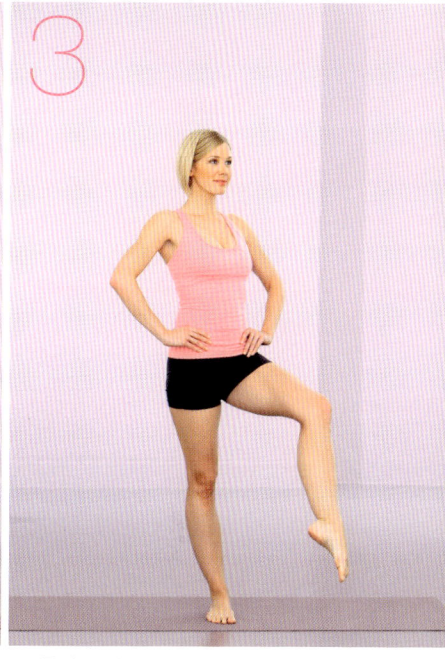

▲ **Balancieren**, Beinschwingen, Seite 47

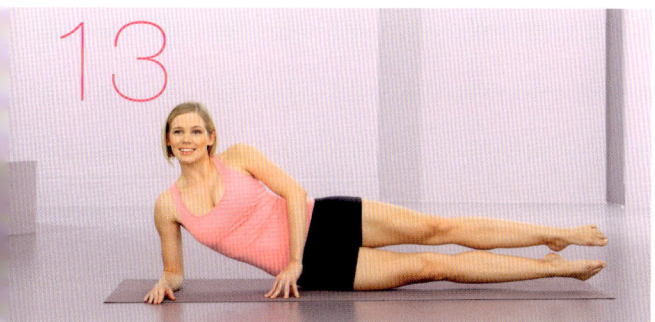

▲ **Koordinieren**, Beinkreisen, Seite 52

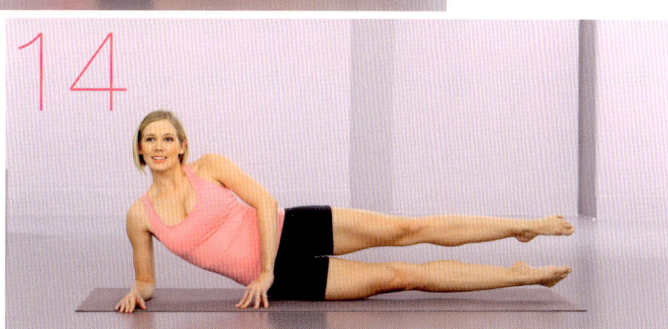

▲ **Koordinieren**, Beinkreisen, Seite 52

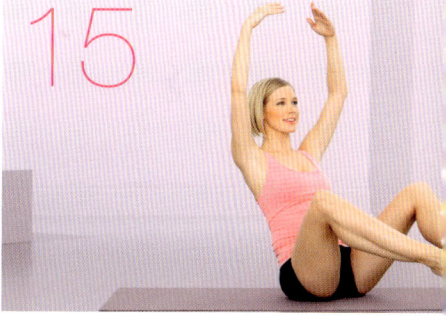

▲ **Kräftigen**, »O«-Balance, Seite 53

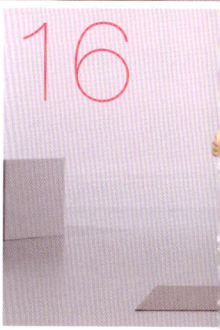

▲ **Kräftigen**, »O«-Ba

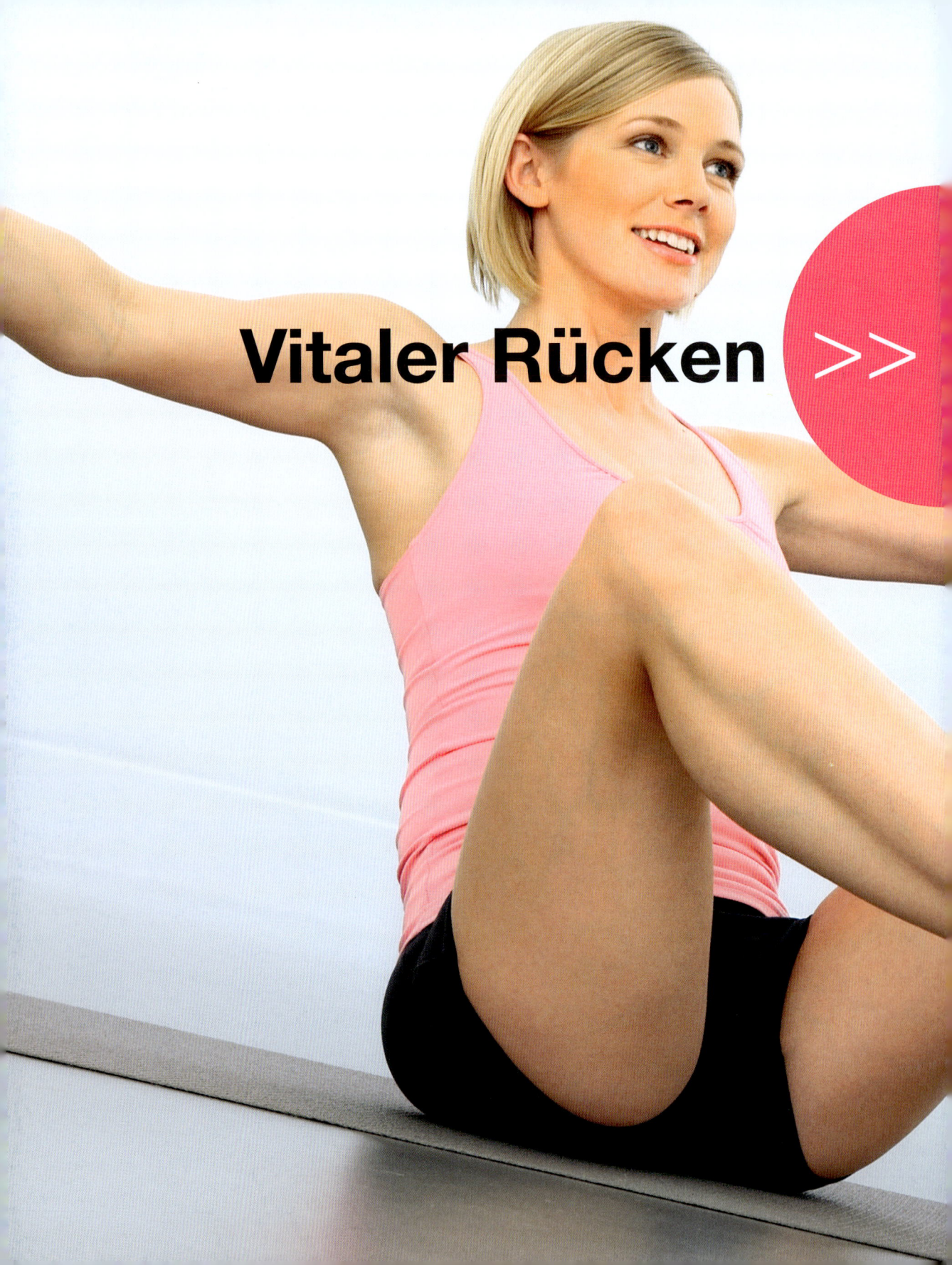

Vitaler Rücken >>

15 Minuten **Übersicht**

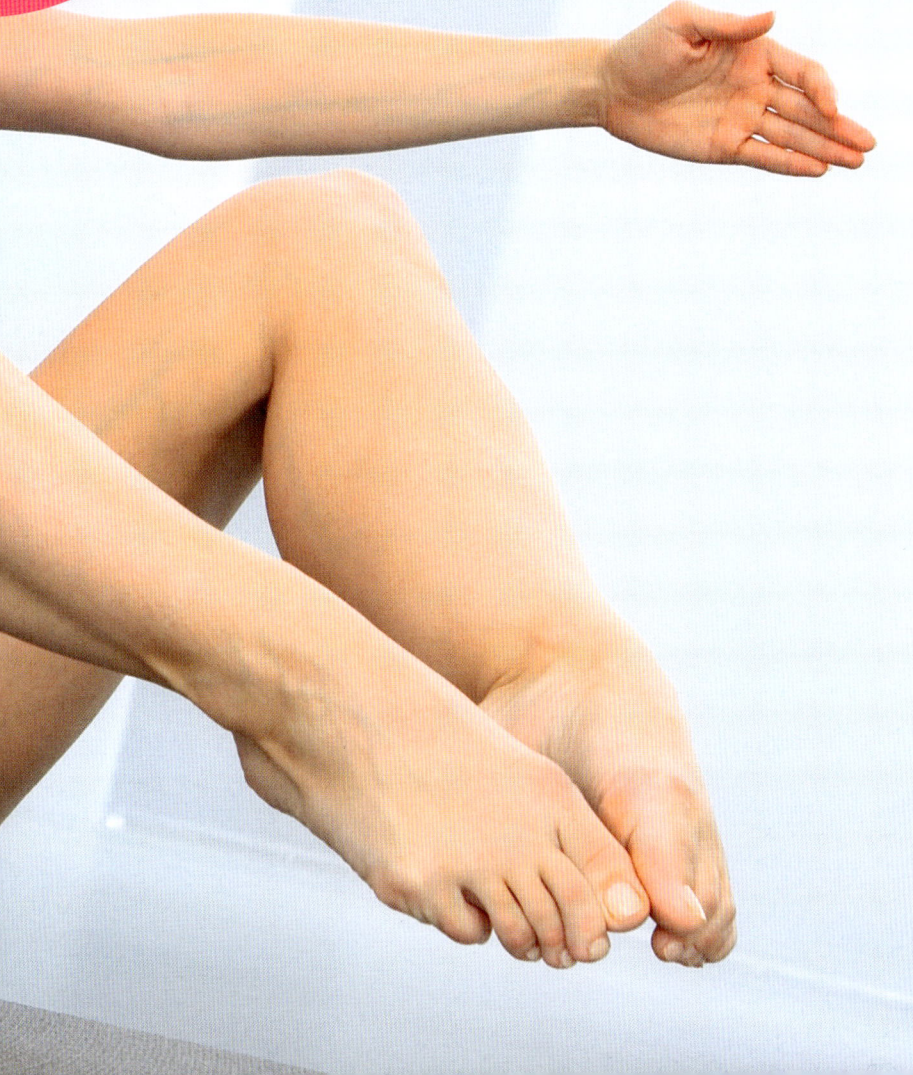

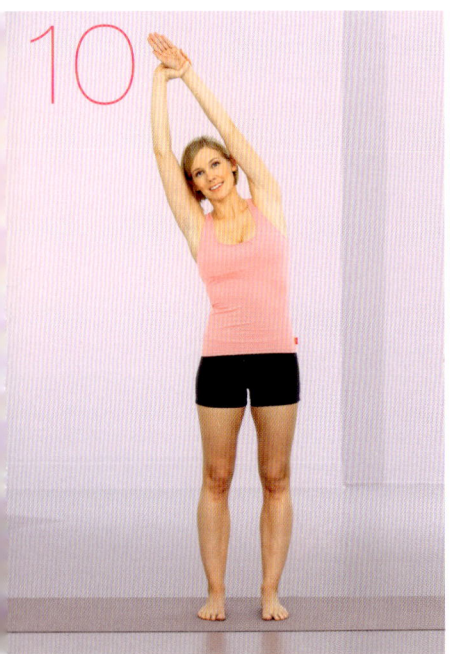

10

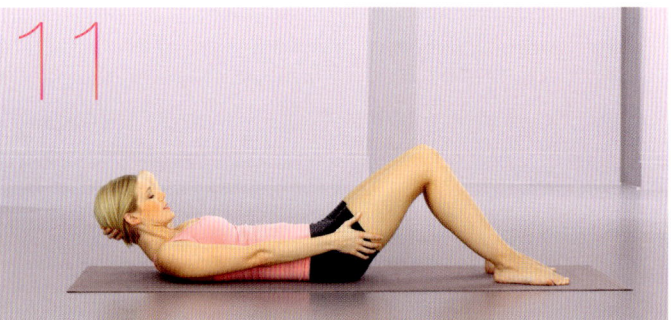

11

▲ **Zentrieren**,
Die Katze
streicheln,
Seite 51

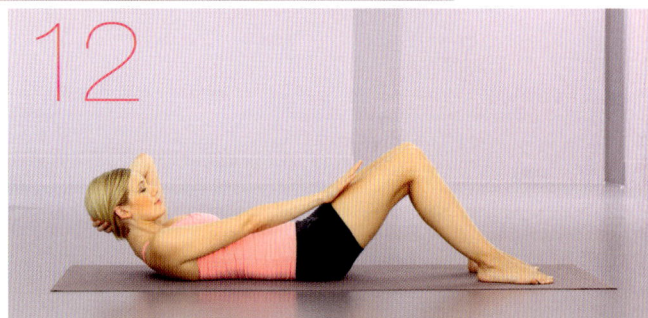

12

▲ **Dehnen**, Seitliche Dehnung 2, Seite 50

▲ **Zentrieren**, Die Katze streicheln, Seite 51

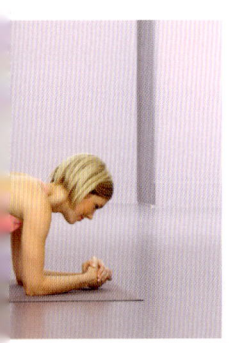

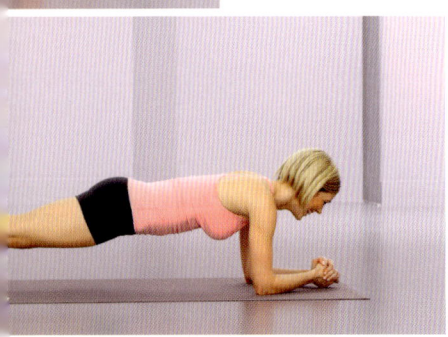

23

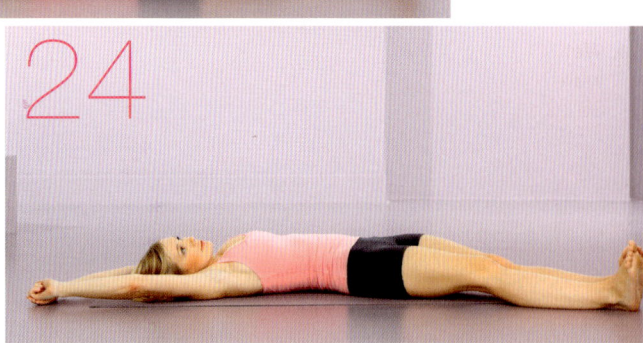

24

▲ **Zentrieren**,
»C«-Dehnung,
Seite 57

it Beinheben, Seite 56

▲ **Zentrieren**, »C«-Dehnung, Seite 57

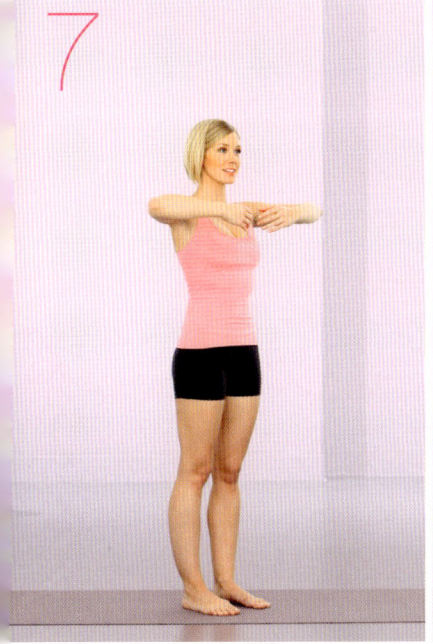

▲ **Öffnen**, Auf die Brust klopfen, Seite 49

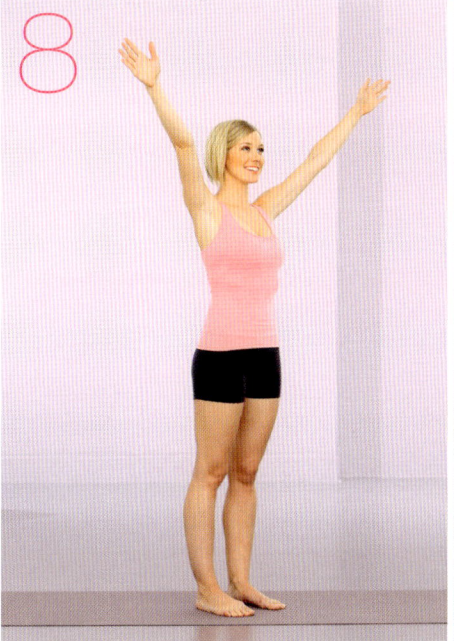

▲ **Öffnen**, Auf die Brust klopfen, Seite 49

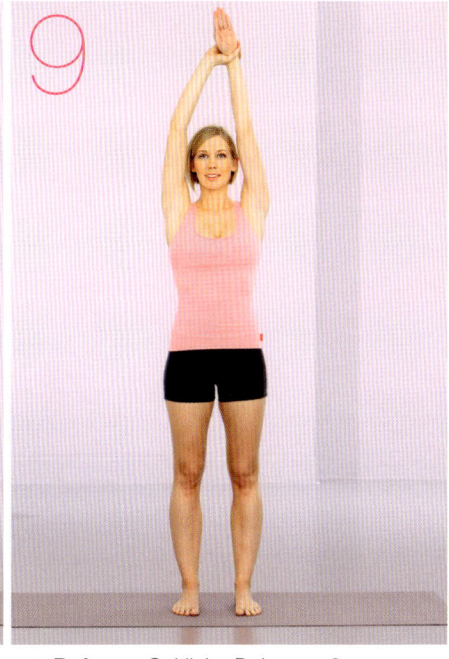

▲ **Dehnen**, Seitliche Dehnung 2, Seite 50

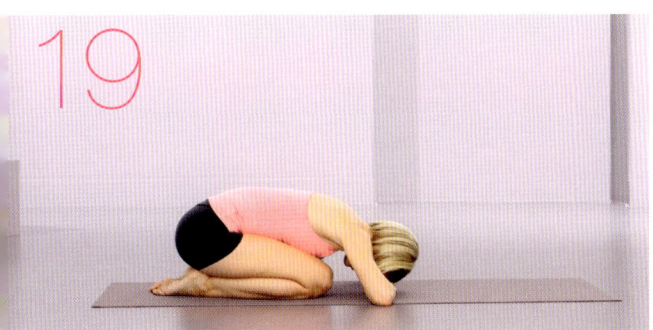

▲ **Weich werden**, Seite 55

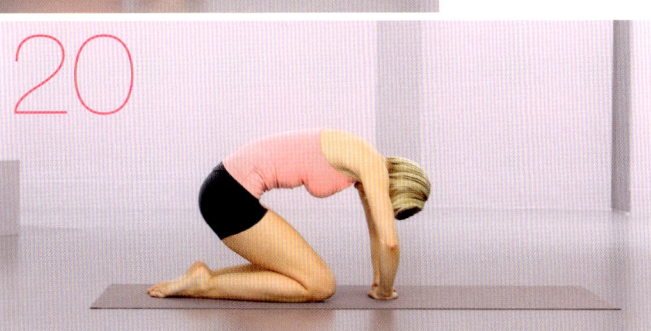

▲ **Weich werden**, Entspannungsatmung, Seite 55

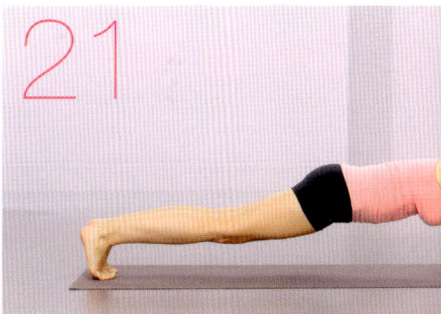

▲ **Powern**, Brücke mit Beinheben, Seite 56

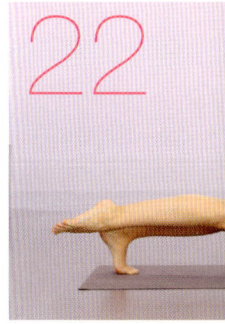

▲ **Powern**, Brücke m

>> Fragen & Antworten

Bei den vorangegangenen Übungen stehen die Atmung und die Sauerstoffzufuhr im Mittelpunkt. Sie können Ihren Atem subtil modulieren. Mithilfe subtiler Modulationen der Atmung können Sie die Wirkung einer Übung intensivieren. Lernen Sie, während des Trainings auf sie zu achten. So hat Ihr Work-out einen anhaltenderen Effekt!

>> Können Sie mir erklären, wie Armschwingen und Beinschwingen meiner Atmung helfen?

Das Heben und Senken der Arme fördert die Atemtätigkeit der Lunge und erzeugt eine Wellenbewegung der Wirbel des mittleren und oberen Rückens. Sie können dies spüren, wenn Sie Ihre Finger in Schulterhöhe auf Ihren Rücken legen. Bewegen Sie den freien Arm auf und ab, und ertasten Sie die Muskelaktivität. Das Beinschwingen bewegt die Muskeln um die Wirbel des unteren Rückens und des Beckens und verändert den Atemrhythmus.

>> Warum und wie stark muss ich bei der Übung »Auf die Brust klopfen« tatsächlich klopfen?

Lunge und Herz werden stimuliert, wenn man auf die Brust klopft. Außerdem werden die kleinen Gelenke zwischen dem Brustbein und den Rippen leicht mobilisiert. Dies lockert gleichzeitig auch den oberen und mittleren Rücken, da dieser durch die Rippen mit dem Brustbein verbunden ist. Ich klopfe gern so stark, dass ein hohler Laut entsteht, was aber etwas Übung erfordert. Klopfen Sie nur so, wie es Ihnen angenehm ist – es soll ja schließlich ein Klopfen, nicht ein Schlagen sein. Sie dürfen keinesfalls blaue Flecke davontragen.

>> Warum vitalisiert mich »Die Katze streicheln«?

Dies ist einem Dominoeffekt zu verdanken. Bei der Übung wird der Rücken vollständig aufgerollt, was die oberen Bauchmuskeln trainiert. Es fördert die Öffnung des mittleren und oberen Rückens, was wiederum das Zwerchfell öffnet – den für unsere Atmung wichtigsten Muskel. Sind der mittlere und obere Rücken steif, so kann der rückwärtige Teil des Zwerchfells nicht richtig funktionieren, und die Sauerstoffzufuhr wird vermindert.

>> Ich halte bei der Bauchwippe stets den Atem an. Wie schaffe ich es weiterzuatmen?

Es erfordert einige Übung, in der Bauchlage regelmäßig weiterzuatmen. Zusätzlich die Bauchmuskeln anzuspannen, das Steißbein zu den Fersen zu ziehen und das Gesäß oberhalb der hinteren Oberschenkelmuskulatur anzuspannen kann leicht überfordern. Doch jeder Versuch verläuft ein wenig anders, denn Sie sind nicht immer in gleicher Form. Nehmen Sie zuerst die Grundposition ein, bevor Sie zu wippen beginnen. Am natürlichsten ist es, beim Vorwärtswippen durch den Mund auszuatmen. Stellen Sie sich vor, das Einatmen hebt Ihren Körper an, bevor Sie sich auf die Hände aufstützen. Atmen Sie beim Vorwärtswippen aus, so atmen Sie automatisch ein, wenn Sie Ihre Schultern anheben.

>> Meine Knie bereiten mir Probleme. Kann ich die Entspannungsatmung anders machen?

Sie können diese Übung abwandeln, indem Sie im Vierfüßlerstand bleiben: Die Hände befinden sich unterhalb der Schultern und die Knie unterhalb des Beckens. Damit ähnelt die Übung ein wenig dem Katzenbuckel (s. S. 94). Als zweite Variante können Sie sich auf die Seite legen, um Ihre Knie fassen und in den Rücken atmen. Eine dritte Möglichkeit ist, in der Rückenlage um die Knie zu fassen und sanft mit ihnen zu kreisen, wie beim Kreuzbeinkreisen (s. S. 97).

>> Wieso kann mich die Brücke mit Beinheben beleben oder meine Atmung beeinflussen?

Die Brücke mit Beinheben, eine der schwierigsten Brückenübungen, ist eine Herausforderung für die Atmung. Aufgrund ihrer Intensität erhöht die Atmung die Körpertemperatur. Allein um diese Position halten zu können, müssen Sie kräftiger atmen. Wie die anderen Programme ist auch »Vitaler Rücken« so aufgebaut, dass Sie selbst die schwierigsten Übungen meistern können. Die vorhergehenden Übungen setzen bereits intensiv die Atemmuskulatur ein, sodass Sie, wenn die Brücke mit Beinheben an der Reihe ist, gute Chancen haben, bei der Übung durchzuhalten. Wenn Sie sie variieren möchten, insbesondere wenn Sie feststellen, dass Sie Ihren Atem anhalten, bleiben Sie mit beiden Füßen auf dem Boden. Alternativ können Sie die Knie auf dem Boden abstellen und sich mit Unterarmen, Knien und Zehen aufstützen.

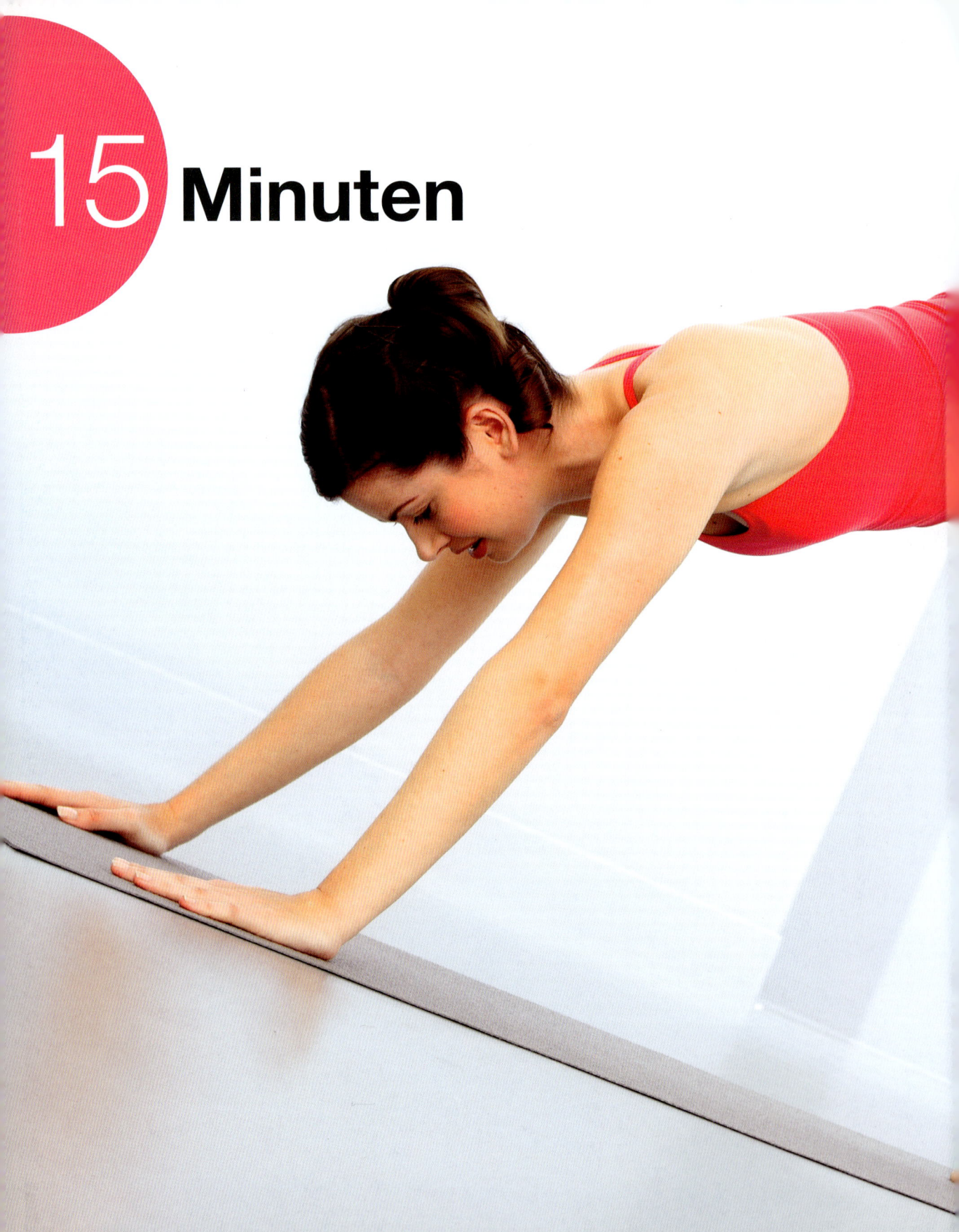

15 Minuten

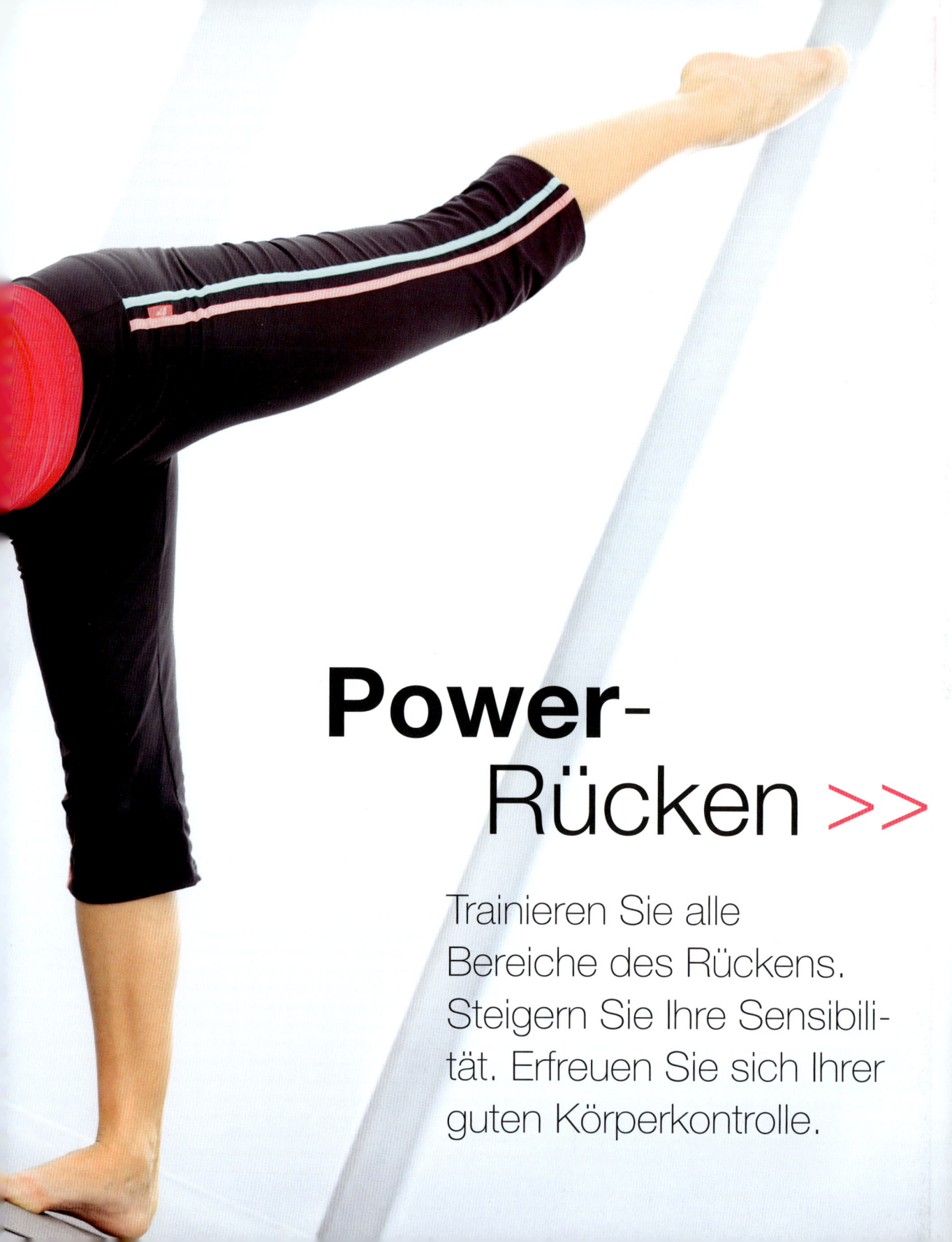

Power-
Rücken >>

Trainieren Sie alle
Bereiche des Rückens.
Steigern Sie Ihre Sensibili-
tät. Erfreuen Sie sich Ihrer
guten Körperkontrolle.

>> **Power**-Rücken

Der Begriff Power-Rücken bedeutet nicht, dass der Rücken überfordert wird. Vielmehr wird die Wirbelsäule als »Befehlszentrale« für alle Bewegungen vollständig aktiviert, als wäre jede Muskelzelle an eine elektrische Leitung angeschlossen. Das Ergebnis ist eine verbesserte Mobilität des ganzen Körpers.

Am meisten Energie führen wir dem Rücken zu, wenn wir den Atem mit den Übungen für den Rumpf koordinieren und alle Muskeln vollständig aktivieren – die tiefe Bauchmuskulatur, die tiefe hintere Rückenmuskulatur und die tiefe Beckenmuskulatur. Nehmen Sie sich dieses Programm vor, wenn Sie eine Herausforderung suchen. Machen Sie auch dann weiter, wenn Sie die Übungen abwandeln müssen oder nur mit Mühe alle Wiederholungen schaffen. Dieses Programm ist besonders für Anfänger wichtig: Es führt schnell zu den Muskelgruppen hin, die aufgebaut werden müssen. Aber die Übungen stärken nicht nur den Rumpf, sondern auch die Beine, die ja eng mit der Muskulatur des Rumpfes zusammenarbeiten. Das Ergebnis ist eine integrierte Ganzkörpererfahrung.

Die Übungen

Kreisen von Armen, Hand-, Fußgelenken und Becken bereitet den Körper auf die intensiveren Übungen mit starker Muskelspannung vor. Der Seitstütz und das Schwimmen gehören zu den Übungen, die den Rücken am meisten kräftigen. Beim Seitstütz können Sie beim Anheben des Beckens auch die Beine öffnen und Ihr Gewicht auf die Füße pressen. Pressen der Füße und Unterarme, insbesondere seitlich, kräftigt die Knochen, deren Dichte vom Druck, dem sie standhalten müssen, abhängt. Weltraumreisen haben gezeigt, wie stark die Knochendichte abnimmt, wenn der atmosphärische Druck fehlt. Diese Übung macht Sie bei Stürzen sehr viel weniger verletzungsanfällig.

> ## >>**Tipps** für den Power-Rücken
>
> ● **Spüren Sie Ihren Rücken intensiver.** Versuchen Sie einmal, alle Bereiche Ihres Rückens zu spüren und zu identifizieren.
>
> ● **Atmen Sie bewusst** während der anstrengenden Teile der Übungen.
>
> ● **Bemühen Sie sich,** Ihre rechte Seite ebenso zu sensibilisieren wie die linke.
>
> ● **Stellen Sie sich vor,** dass eine elektrische Leitung Ihre Gedanken mit Ihren Bewegungen verbindet. Dies verstärkt die Verbindung zwischen Körper und Geist und lenkt die Energie vollständig in Ihren Rücken.

Das Schwimmen verbessert Ihr Durchhaltevermögen. Legen Sie den Körper ab, wenn der Rücken verkrampft, atmen und entspannen Sie, und beginnen Sie erneut. Beim Rumpfpressen, das zunächst einfach scheint, werden die Körpervorderseite und der Rumpf aktiviert. Bauchpressen in Rückenlage und Bauchpressen mit Stretch sind einer guten Haltung und der Koordination von Rumpf, Rücken und Oberschenkelinnenseite förderlich.

Ein »**Power-Rücken**« besitzt aktive, kräftige Muskeln, die mit der Muskulatur von Bauch und Beinen eng zusammenarbeiten und für eine gute Körperkontrolle sorgen.

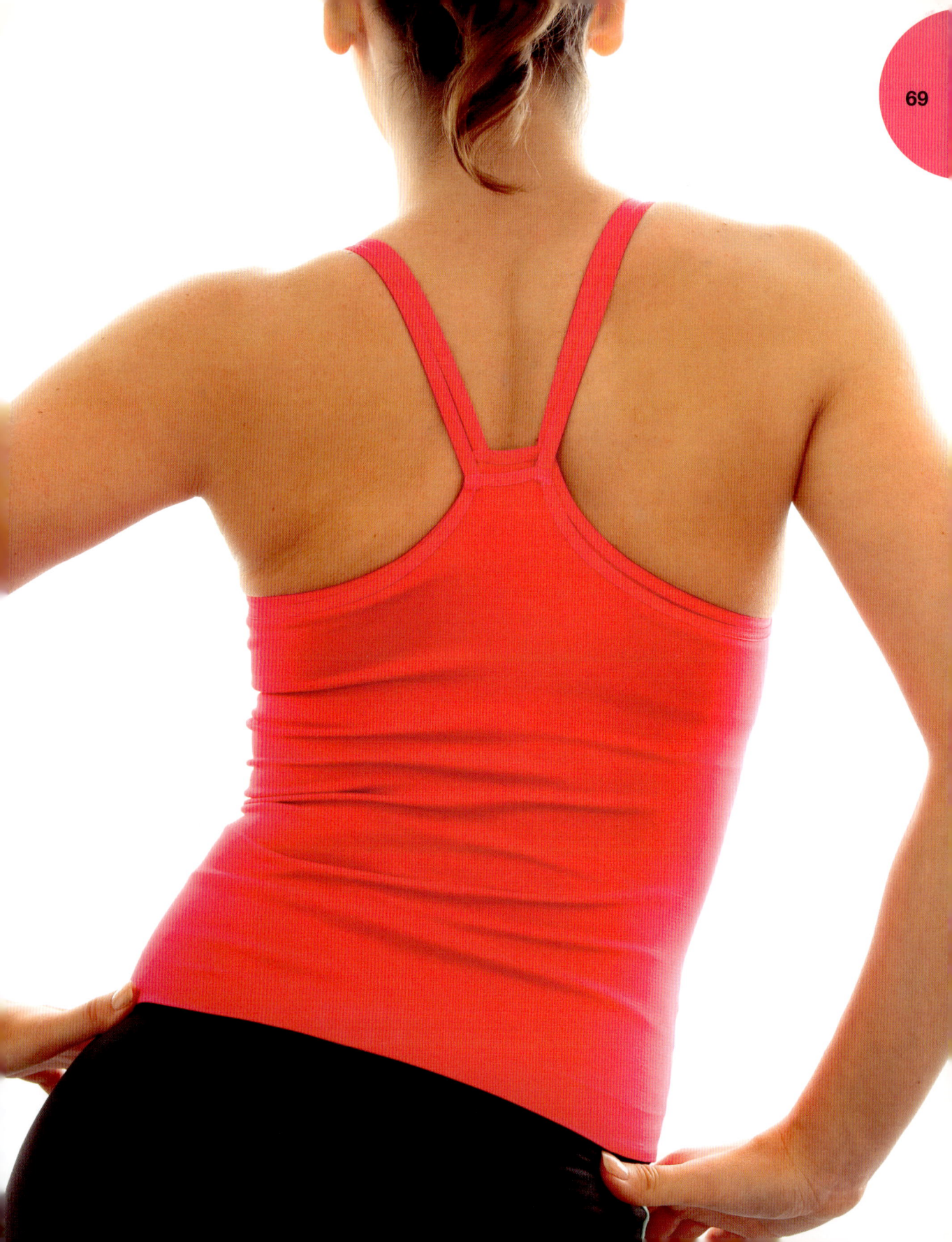

>> **Lockern** Armkreisen

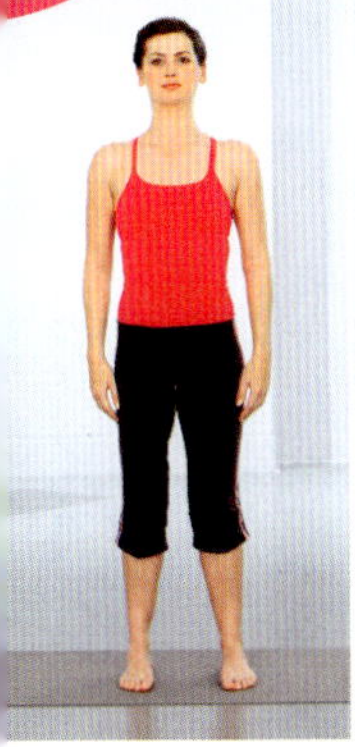

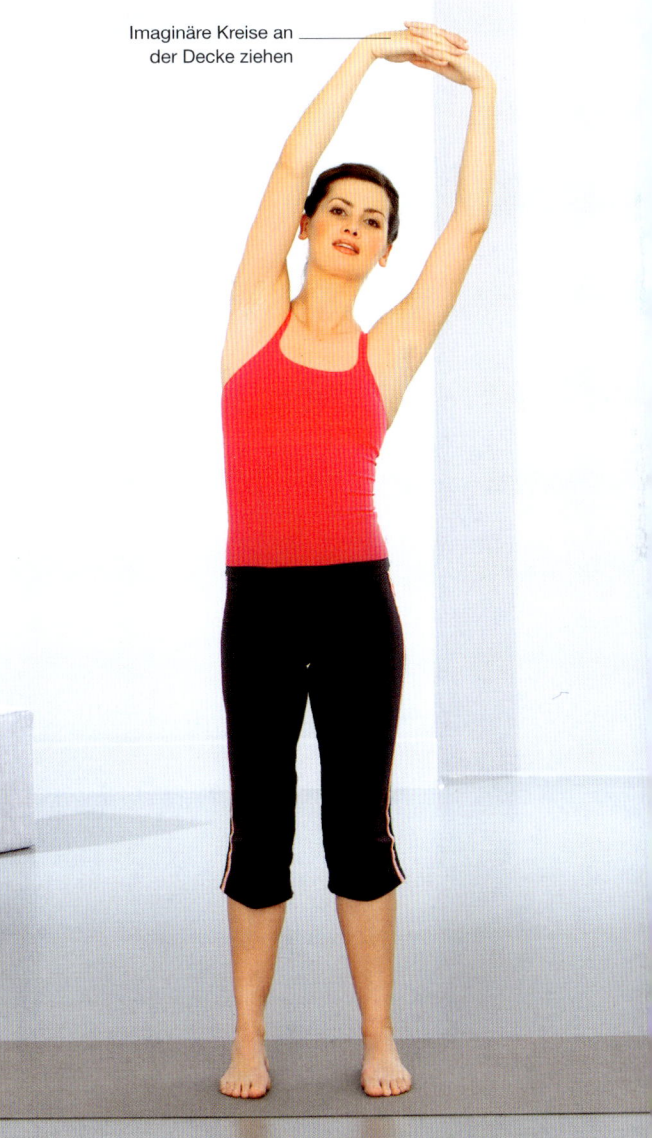

1 Sie stehen aufrecht, die Füße sind schulterbreit auseinander. Strecken Sie die Arme hoch, und verschränken Sie die Hände. Ziehen Sie das Steißbein zum Boden. Kreisen Sie mit den Armen, als malten Sie Kreise an die Decke. Kehren Sie zur Mitte zurück.

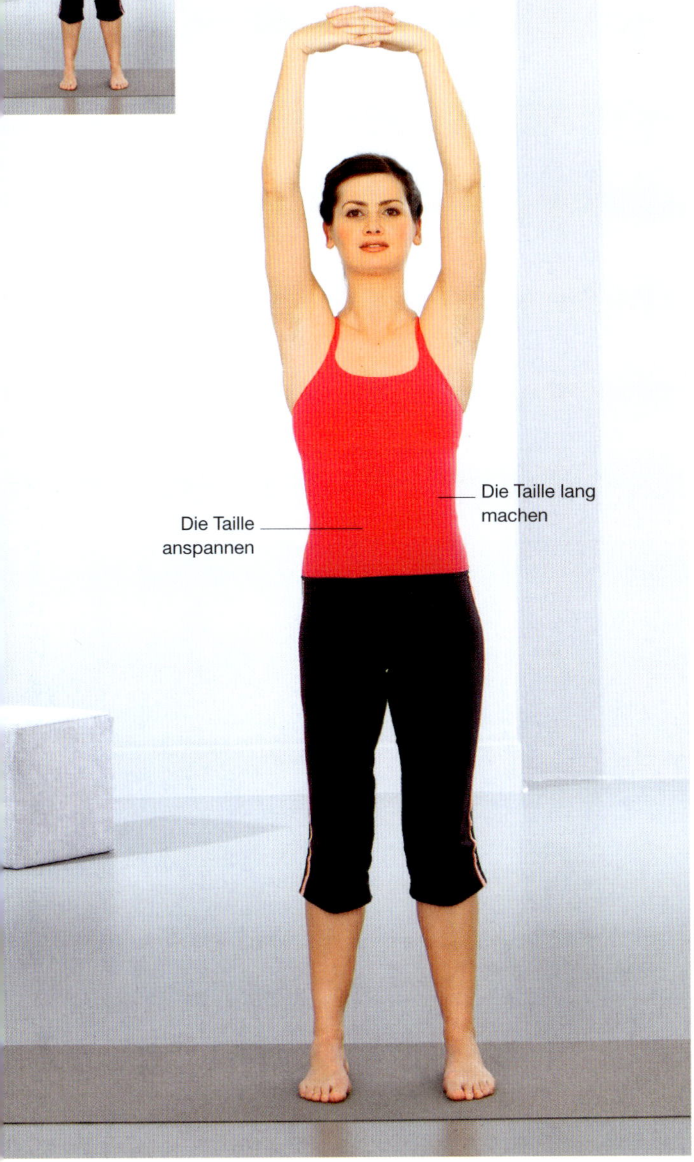

2 Machen Sie sich in der Taille lang, und spannen Sie die Muskeln an. Strecken Sie das Steißbein. Kreisen Sie nun in die andere Richtung, und stellen Sie sich vier weitere Kreise vor, die Sie an die Decke malen. Senken Sie die Arme.

Imaginäre Kreise an der Decke ziehen

Die Taille lang machen

Die Taille anspannen

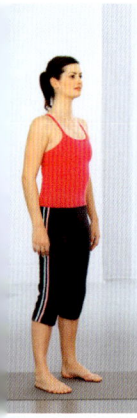

3 Sie stehen aufrecht, die Füße sind schulterbreit auseinander. Legen Sie Ihre Hände auf die Hüfte. Kreisen Sie mit der Hüfte. Sie werden bemerken, dass sich die Knie mitbewegen. Lassen Sie sie leicht gebeugt, die Taille bleibt jedoch angespannt. Kreisen Sie fünfmal in eine Richtung.

4 Die Knie bleiben leicht gebeugt, die Taille angespannt. Kreisen Sie fünfmal mit der Hüfte in die andere Richtung. Wiederholen Sie das Hüftkreisen fünfmal in jede Richtung.

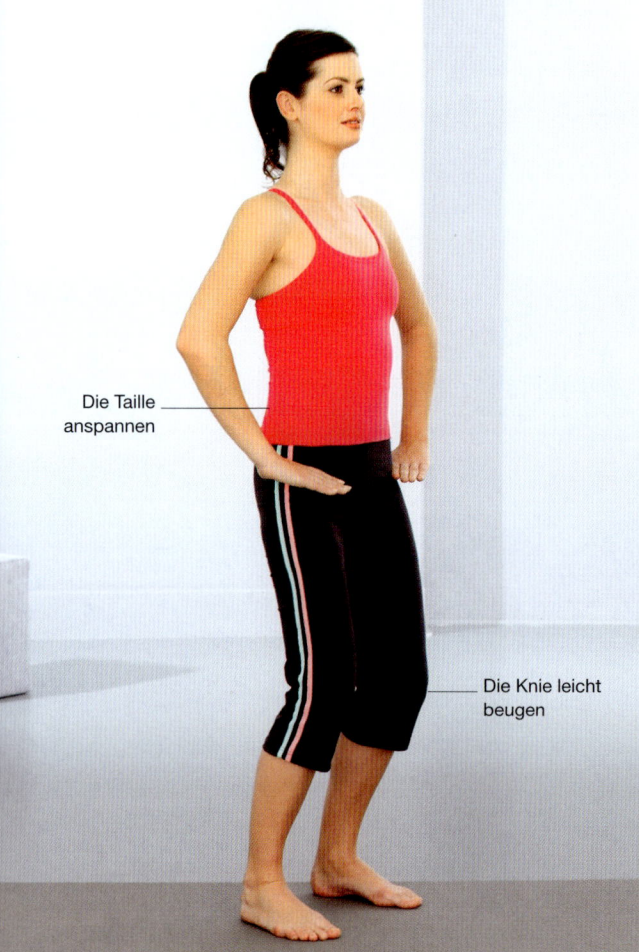

Die Taille anspannen

Die Knie leicht beugen

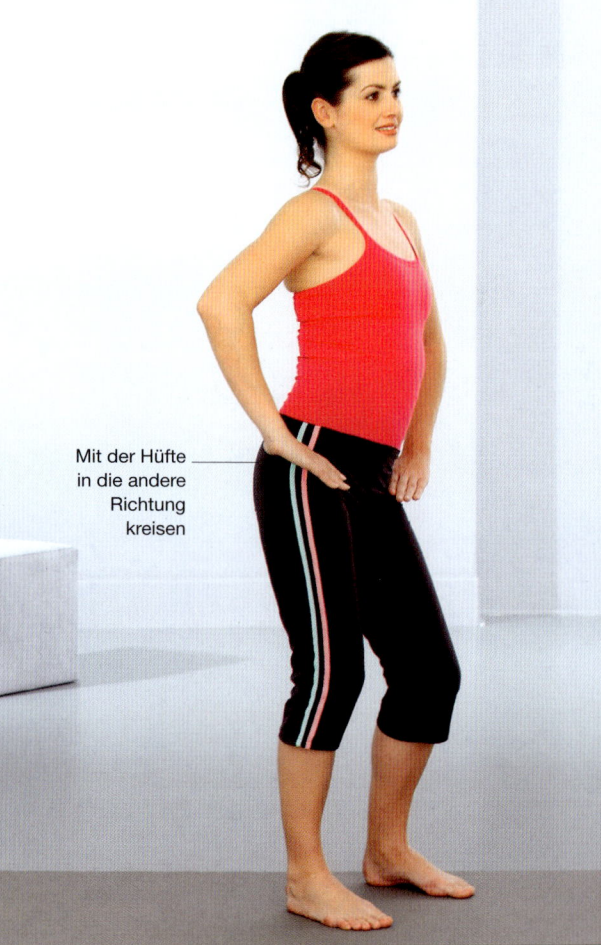

Mit der Hüfte in die andere Richtung kreisen

>> **Stabilisieren** Hand- und Fußkreisen

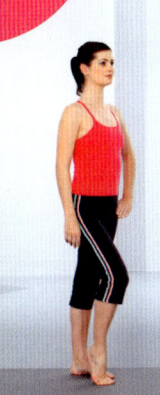

5 Sie stehen aufrecht, die Füße sind etwa schulterbreit auseinander. Legen Sie Ihre linke Hand auf die linke Hüfte. Verlagern Sie langsam Ihr Gewicht auf das linke Bein, heben Sie den rechten Fuß, und balancieren Sie sich aus. Spannen Sie die Taille an, oder halten Sie sich an einem Stuhl fest. Verankern Sie den linken Fuß im Boden.

6 Kreisen Sie gleichzeitig mit dem rechten Fuß und der rechten Hand. Nach fünf Kreisen wechseln Sie die Richtung und wiederholen nach fünf Kreisen die ganze Übung. Stellen Sie sich dann auf das rechte Bein, und kreisen Sie mit dem linken Fuß und der linken Hand. Dann den linken Fuß abstellen.

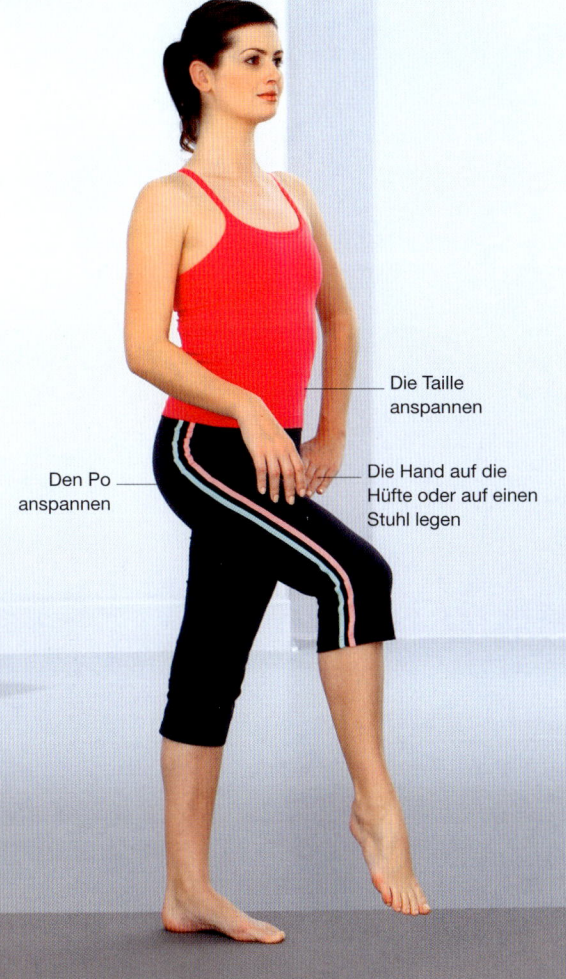

Die Taille anspannen

Den Po anspannen

Die Hand auf die Hüfte oder auf einen Stuhl legen

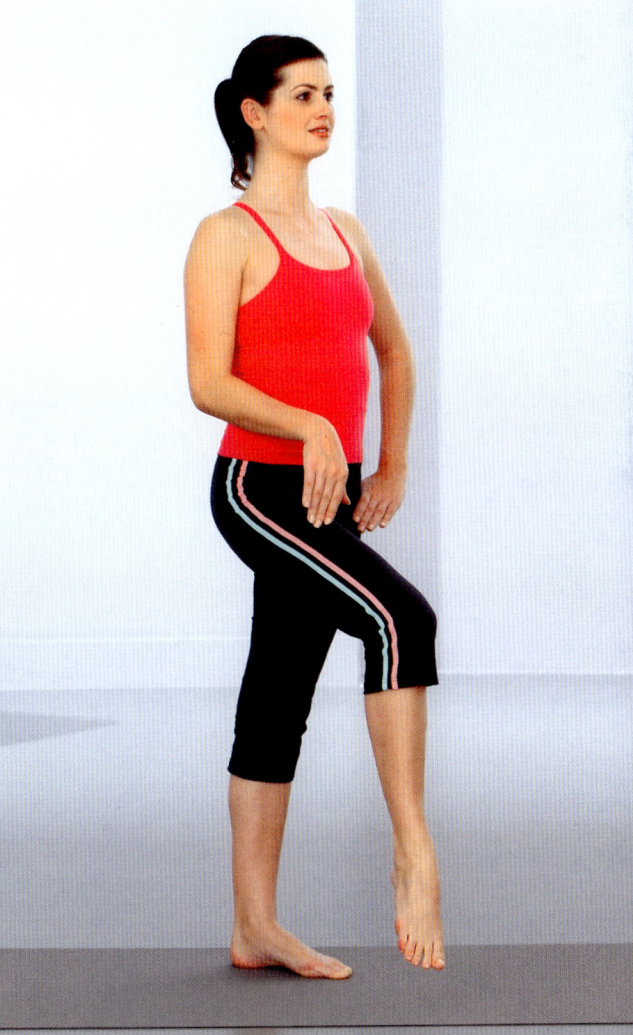

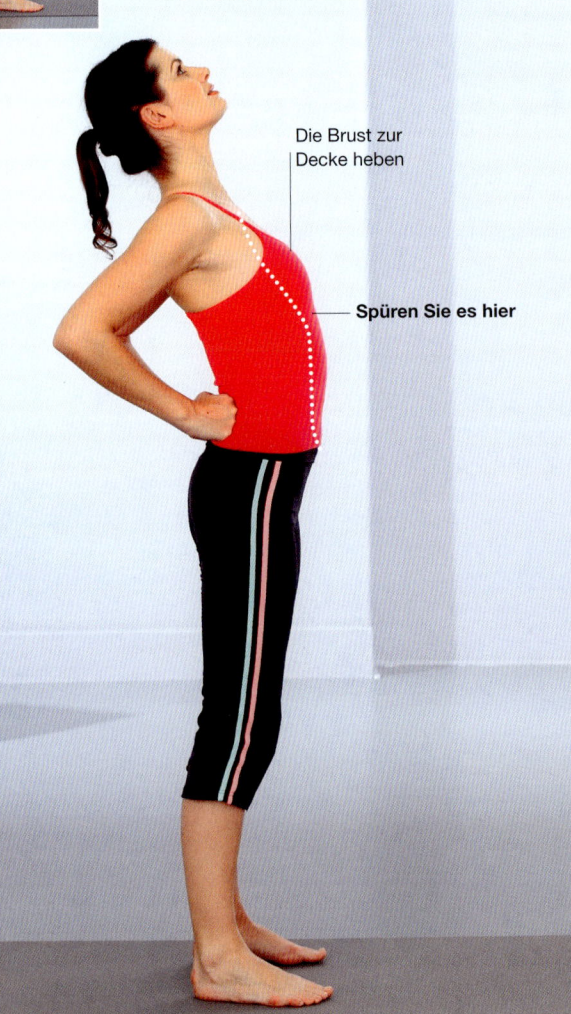

7 Sie stehen aufrecht, die Füße sind knapp hüftbreit auseinander. Der Kopf ist senkrecht über dem Becken (s. S. 17). Ziehen Sie den Nabel zur Wirbelsäule (s. S. 17). Ballen Sie die Hände zu Fäusten, und stemmen Sie die Knöchel in den unteren Rücken. Ein wenig ausatmen, dann einatmen und die Brust zur Decke hin öffnen.

Die Brust zur Decke heben

Spüren Sie es hier

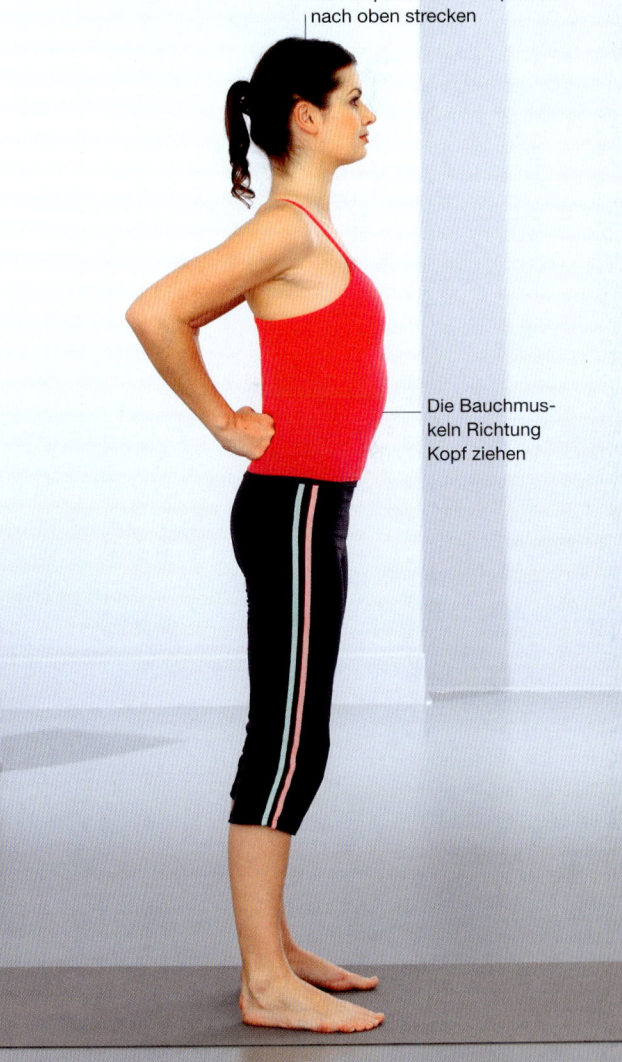

8 Atmen, dann bei gestrecktem Kopf in die Grundposition zurückkehren und geradeaus blicken. Wiederholen Sie die Übung dreimal. Atmen Sie ein, wenn Sie die Brust öffnen, und aus, wenn Sie mit gestrecktem Kopf in die Grundposition zurückkehren. Öffnen Sie die Brust nach oben, als würde ein Haken Sie am Brustbein hochziehen.

Den Kopf in der Grundposition nach oben strecken

Die Bauchmuskeln Richtung Kopf ziehen

>> **Dehnen** Seitliche Dehnung 3

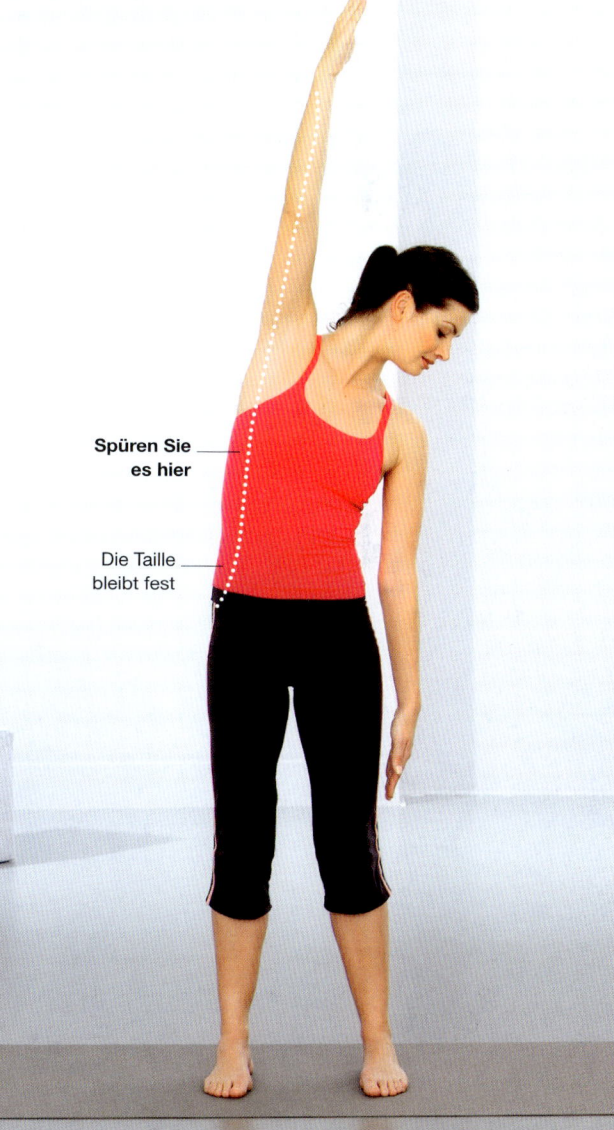

9 Sie stehen aufrecht, die Füße sind hüftbreit auseinander. Ziehen Sie den Nabel zur Wirbelsäule, senken Sie Ihr Steißbein, und beugen Sie die Knie leicht. Heben Sie den rechten Arm, und ziehen Sie Ihren rechten Mittelfinger zur Decke.

10 Blicken Sie nach links unten. Ziehen Sie den linken Mittelfinger nach unten und den rechten zur Decke. Dehnen Sie die ganze rechte Seite. Heben Sie den Beckenboden an (s. S. 17). Nach zwei Atemzügen in die Mitte zurückkehren. Auf der anderen Seite wiederholen und in die Mitte kommen.

Die Taille
anspannen

**Spüren Sie
es hier**

Die Taille
bleibt fest

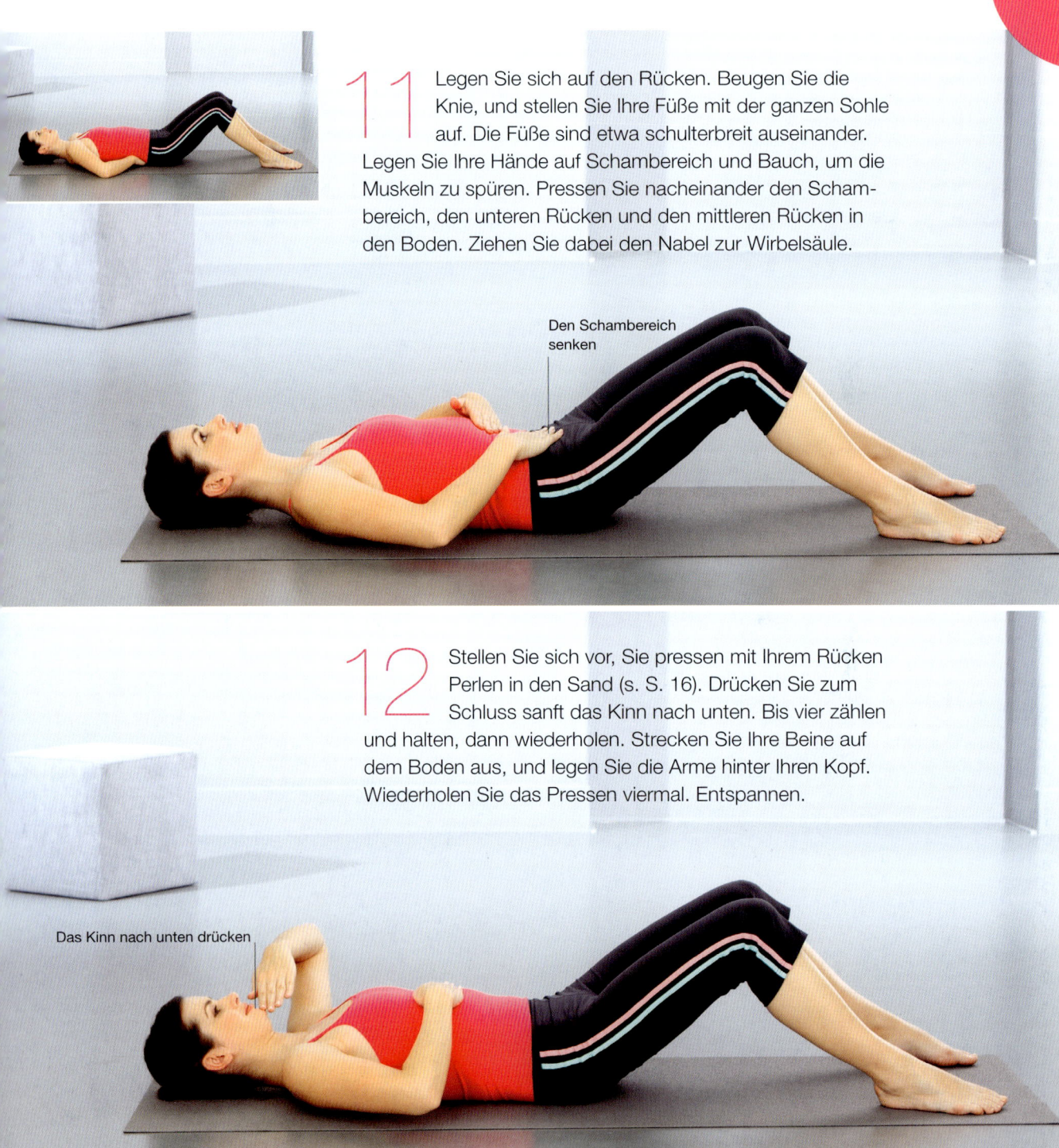

11 Legen Sie sich auf den Rücken. Beugen Sie die Knie, und stellen Sie Ihre Füße mit der ganzen Sohle auf. Die Füße sind etwa schulterbreit auseinander. Legen Sie Ihre Hände auf Schambereich und Bauch, um die Muskeln zu spüren. Pressen Sie nacheinander den Schambereich, den unteren Rücken und den mittleren Rücken in den Boden. Ziehen Sie dabei den Nabel zur Wirbelsäule.

Den Schambereich senken

12 Stellen Sie sich vor, Sie pressen mit Ihrem Rücken Perlen in den Sand (s. S. 16). Drücken Sie zum Schluss sanft das Kinn nach unten. Bis vier zählen und halten, dann wiederholen. Strecken Sie Ihre Beine auf dem Boden aus, und legen Sie die Arme hinter Ihren Kopf. Wiederholen Sie das Pressen viermal. Entspannen.

Das Kinn nach unten drücken

>> **Koordinieren** Bauchpressen mit Stretch

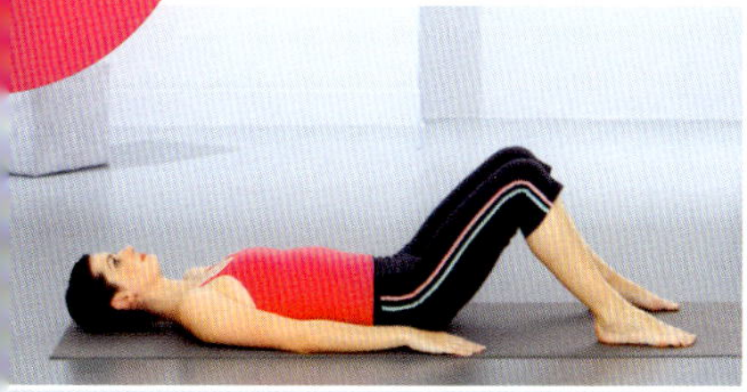

13 Legen Sie sich auf den Rücken. Ihre Knie sind gebeugt, die Arme liegen neben dem Körper. Spannen Sie die Bauchmuskeln an, und heben Sie die Füße, sodass die Unterschenkel parallel zum Boden sind. Beugen Sie die Arme, heben Sie Ihre Unterarme vom Boden, sodass die Handflächen nach oben zeigen. In dieser Position ist der gesamte Rumpf aktiv.

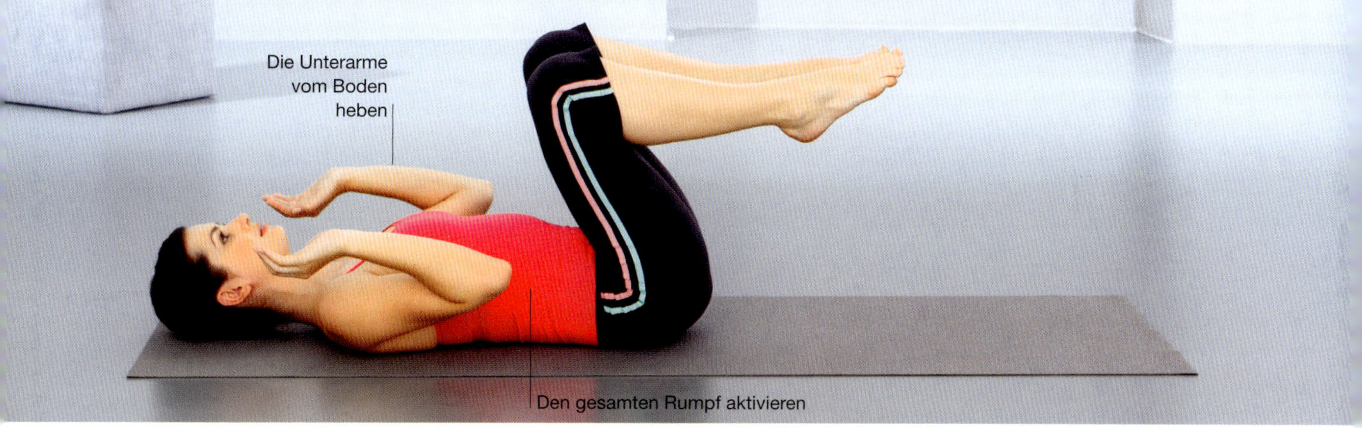

Die Unterarme vom Boden heben

Den gesamten Rumpf aktivieren

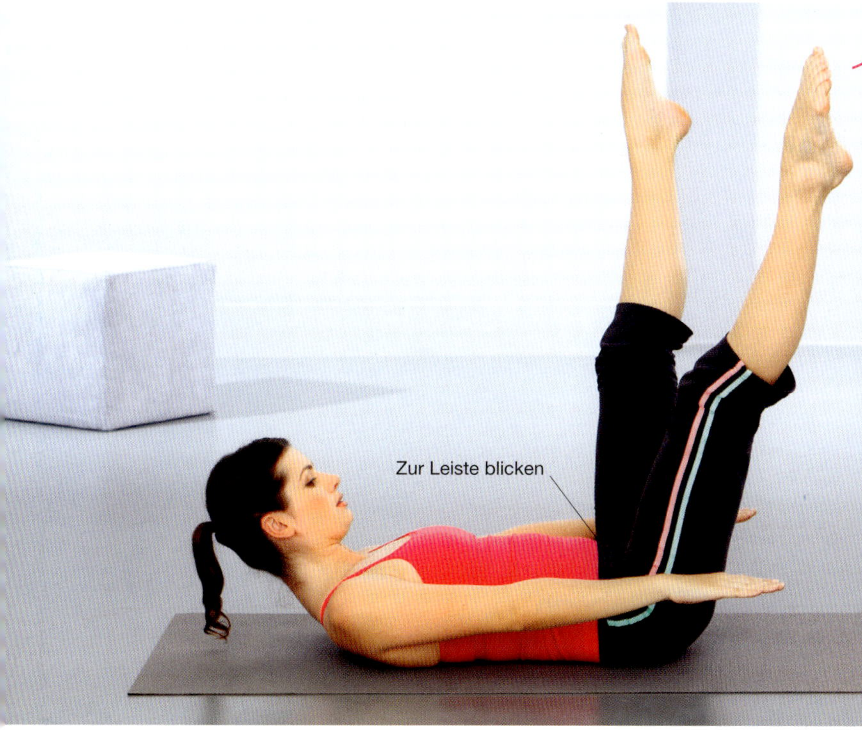

14 Ausatmen, das Kinn nach unten neigen, zur Leiste blicken und die Arme an der Hüfte vorbeistrecken. Gleichzeitig strecken Sie Ihre Beine nach oben und grätschen sie zu einem »V«, sodass die Füße etwas mehr als schulterbreit auseinander sind. Einatmen und ausatmen, dann Arme und Beine wieder beugen. Wiederholen Sie die Übung dreimal.

Zur Leiste blicken

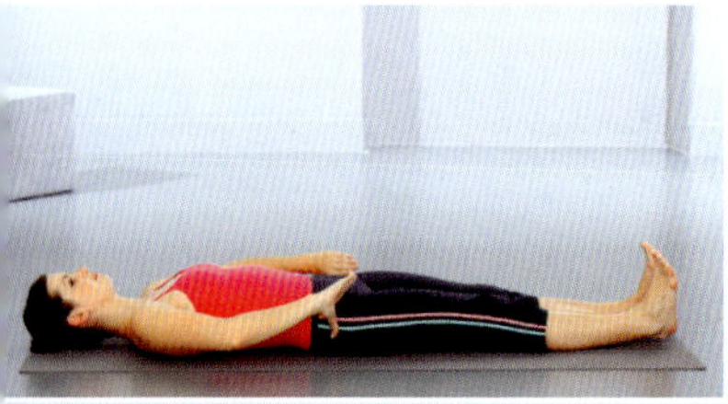

15 Legen Sie sich für das Bauchpressen auf den Rücken. Die Beine sind parallel und gestreckt. Der zweite Zeh liegt auf einer Linie mit der Kniescheibe und der Leistenmitte (s. S. 14). Ziehen Sie den Fußrücken nach oben, und fassen Sie mit den Händen um Ihre Hüfte. Heben Sie den Kopf, und prüfen Sie diese Linie. Beginnen Sie nun mit der Übung.

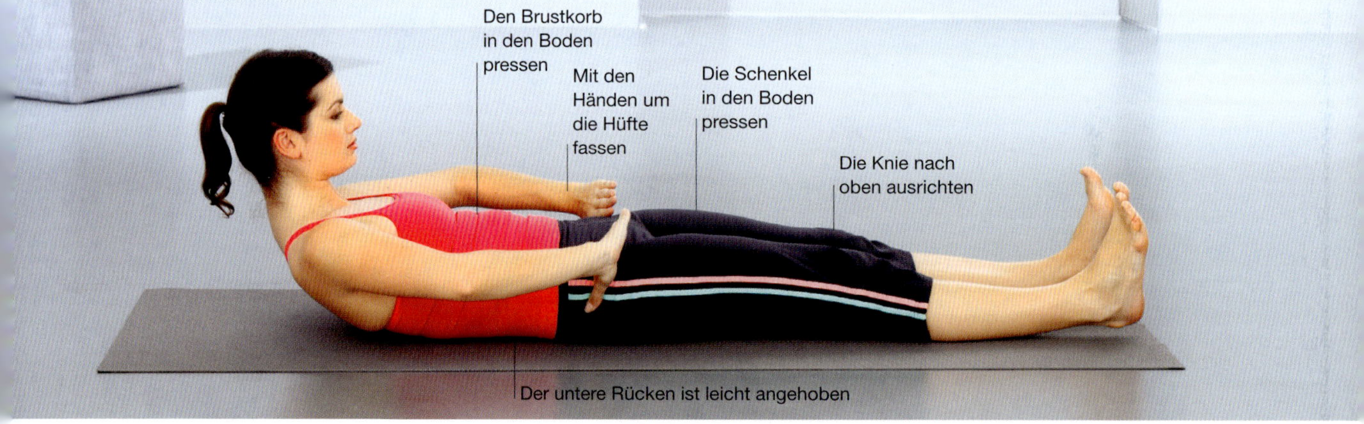

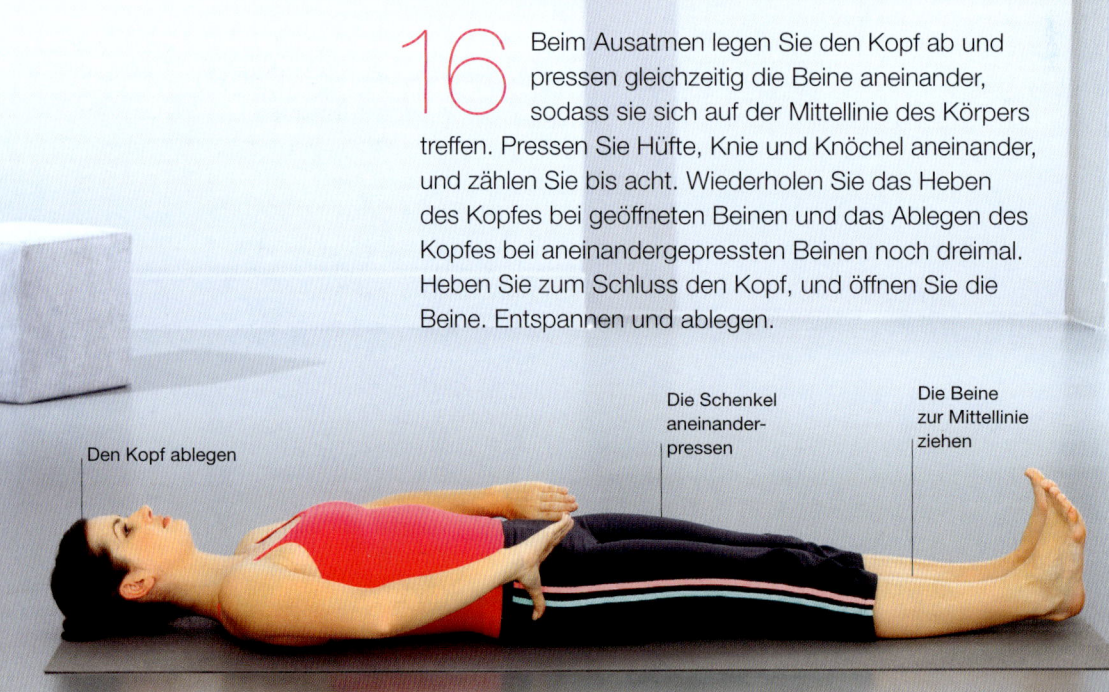

Den Brustkorb in den Boden pressen

Mit den Händen um die Hüfte fassen

Die Schenkel in den Boden pressen

Die Knie nach oben ausrichten

Der untere Rücken ist leicht angehoben

16 Beim Ausatmen legen Sie den Kopf ab und pressen gleichzeitig die Beine aneinander, sodass sie sich auf der Mittellinie des Körpers treffen. Pressen Sie Hüfte, Knie und Knöchel aneinander, und zählen Sie bis acht. Wiederholen Sie das Heben des Kopfes bei geöffneten Beinen und das Ablegen des Kopfes bei aneinandergepressten Beinen noch dreimal. Heben Sie zum Schluss den Kopf, und öffnen Sie die Beine. Entspannen und ablegen.

Den Kopf ablegen

Die Schenkel aneinanderpressen

Die Beine zur Mittellinie ziehen

>> **Powern** Seitstütz

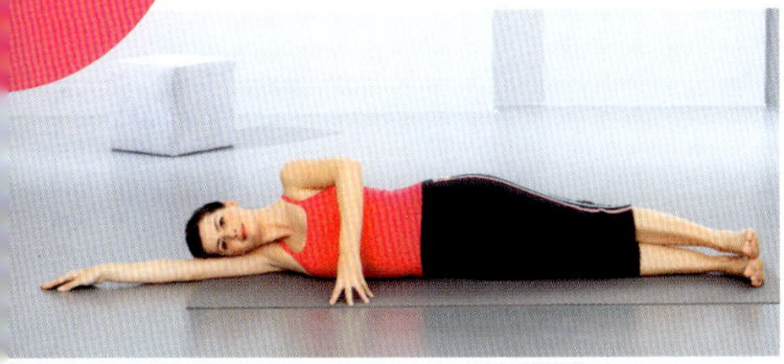

17 Legen Sie sich mit ausgestrecktem rechtem Arm auf die rechte Seite. Geben Sie sich mit der linken Hand Halt, und stützen Sie sich mit dem rechten Unterarm auf. Pressen Sie die Beine aufeinander. Ziehen Sie die Fußrücken hoch und die Zehen zum Schienbein. Ziehen Sie Ihren Nabel zur Wirbelsäule. Wenn Sie schwanken, öffnen Sie Ihre Beine zu einem »V«.

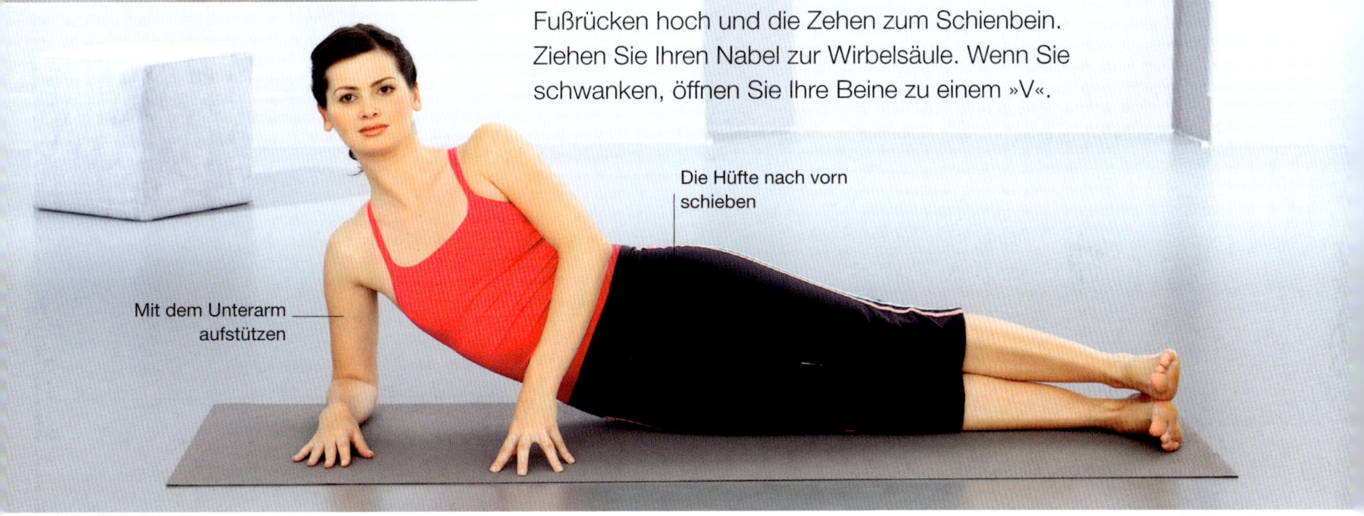

Die Hüfte nach vorn schieben

Mit dem Unterarm aufstützen

18 Atmen Sie ein, dann aus, und pressen Sie Ihr Gewicht nach unten auf die Beine, während Sie zu Boden blicken und das Becken anheben. Einen Moment halten, dann senken, aber nicht ganz ablegen. Das Becken noch dreimal heben und senken und anschließend die ganze Übung auf der linken Seite wiederholen.

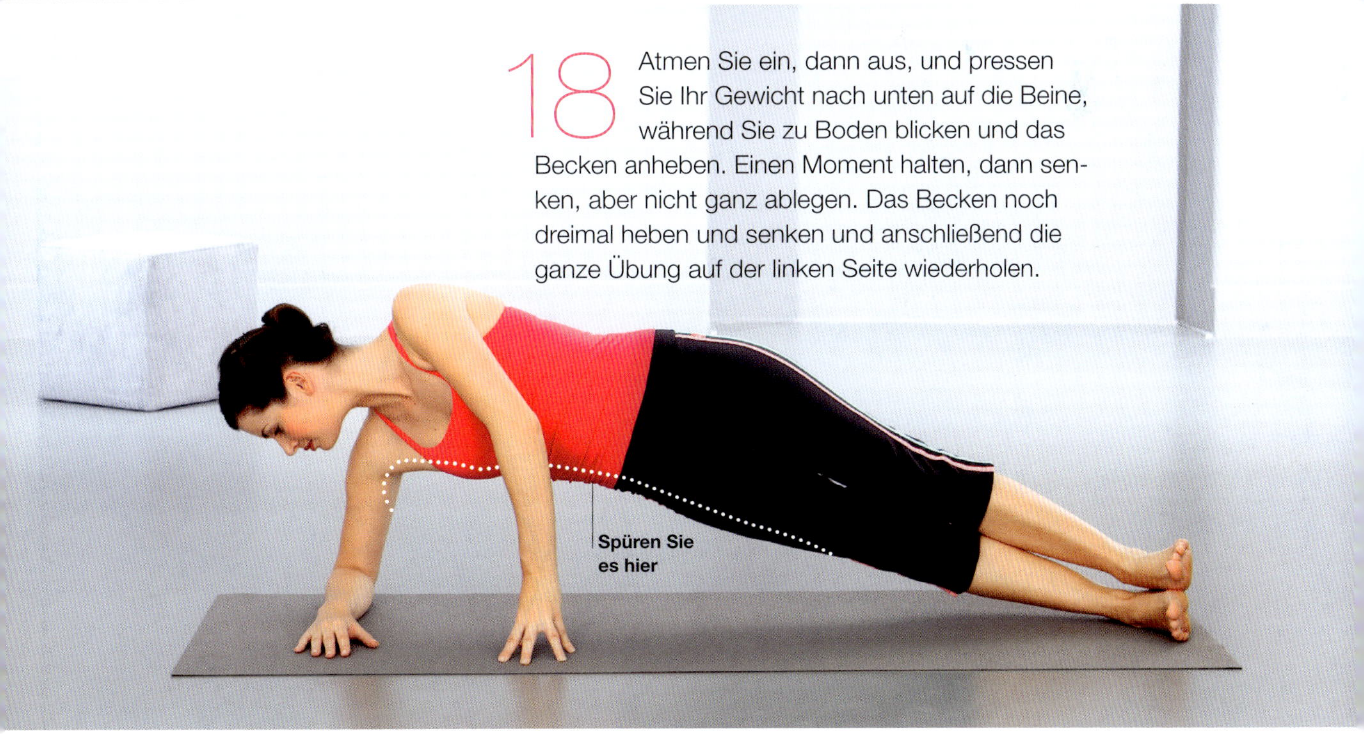

Spüren Sie es hier

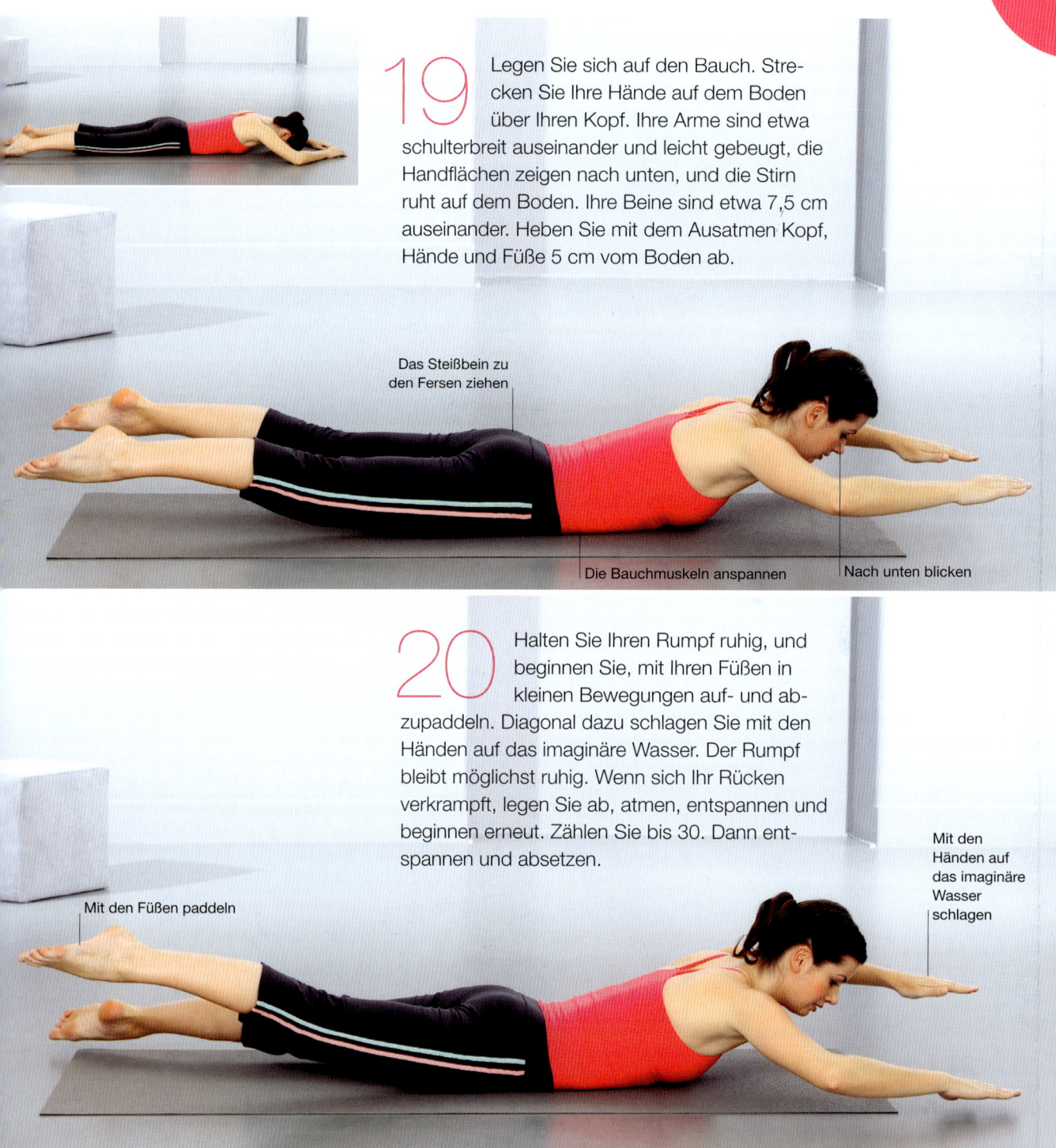

19 Legen Sie sich auf den Bauch. Strecken Sie Ihre Hände auf dem Boden
über Ihren Kopf. Ihre Arme sind etwa
schulterbreit auseinander und leicht gebeugt, die
Handflächen zeigen nach unten, und die Stirn
ruht auf dem Boden. Ihre Beine sind etwa 7,5 cm
auseinander. Heben Sie mit dem Ausatmen Kopf,
Hände und Füße 5 cm vom Boden ab.

Das Steißbein zu
den Fersen ziehen

Die Bauchmuskeln anspannen

Nach unten blicken

20 Halten Sie Ihren Rumpf ruhig, und
beginnen Sie, mit Ihren Füßen in
kleinen Bewegungen auf- und ab-
zupaddeln. Diagonal dazu schlagen Sie mit den
Händen auf das imaginäre Wasser. Der Rumpf
bleibt möglichst ruhig. Wenn sich Ihr Rücken
verkrampft, legen Sie ab, atmen, entspannen und
beginnen erneut. Zählen Sie bis 30. Dann entspannen und absetzen.

Mit den
Händen auf
das imaginäre
Wasser
schlagen

Mit den Füßen paddeln

>> **Stabilisieren** Umgekehrte Dehnung

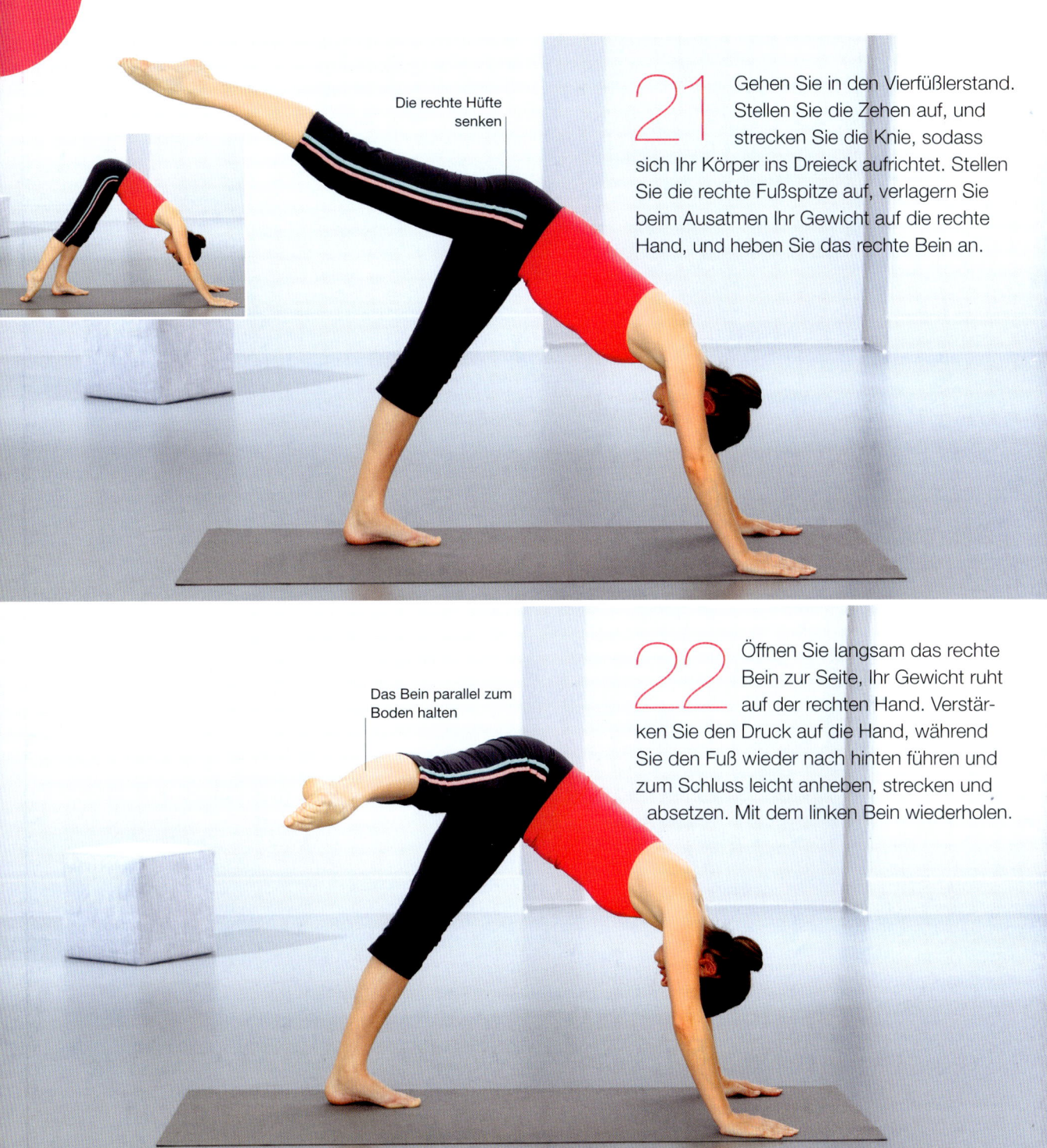

Die rechte Hüfte
senken

21 Gehen Sie in den Vierfüßlerstand. Stellen Sie die Zehen auf, und strecken Sie die Knie, sodass sich Ihr Körper ins Dreieck aufrichtet. Stellen Sie die rechte Fußspitze auf, verlagern Sie beim Ausatmen Ihr Gewicht auf die rechte Hand, und heben Sie das rechte Bein an.

Das Bein parallel zum
Boden halten

22 Öffnen Sie langsam das rechte Bein zur Seite, Ihr Gewicht ruht auf der rechten Hand. Verstärken Sie den Druck auf die Hand, während Sie den Fuß wieder nach hinten führen und zum Schluss leicht anheben, strecken und absetzen. Mit dem linken Bein wiederholen.

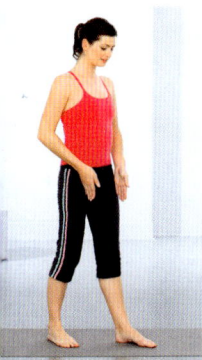

23 Sie stehen aufrecht, die Füße haben etwa 7,5 cm Abstand. Stellen Sie den linken Fuß vor den rechten, die Beine sind etwa 30 cm auseinander. Die Zehen zeigen nach vorn. Verschränken Sie die Arme, fassen Sie an Ihre Ellbogen, und ziehen Sie den Nabel kräftig zur Wirbelsäule. Strecken Sie die Ellbogen nach unten.

24 Strecken Sie die Ellbogen noch weiter nach unten zum Boden. Bleiben Sie in dieser runden Haltung, halten Sie die Bauchmuskeln angespannt, und atmen Sie dreimal ein und aus. Rollen Sie sich langsam und vorsichtig wieder auf, und stellen Sie sich vor, Ihre Bauchmuskeln wandern die Vorderseite Ihres Körpers hinauf. Auf der anderen Seite wiederholen. Wieder aufrichten und entspannen.

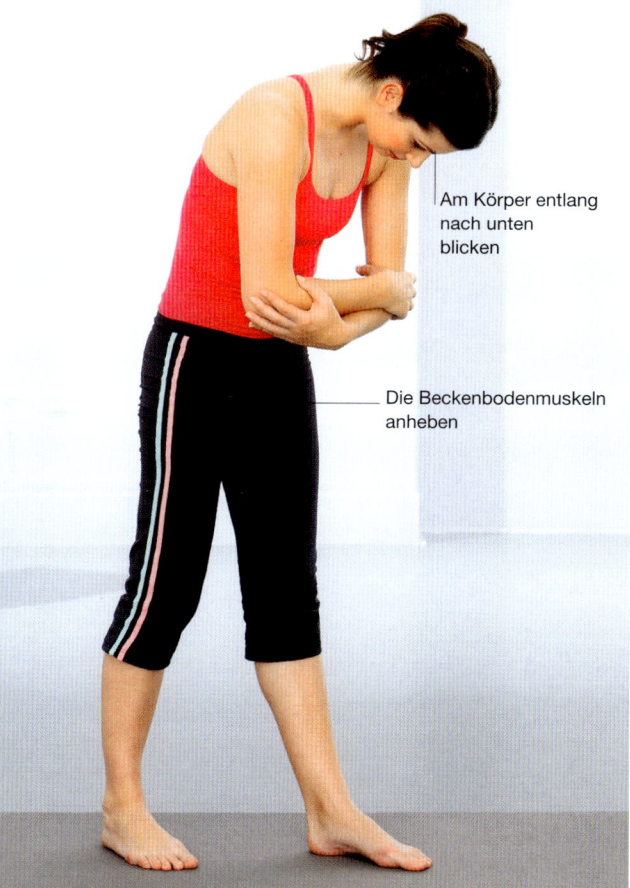

Am Körper entlang nach unten blicken

Die Beckenbodenmuskeln anheben

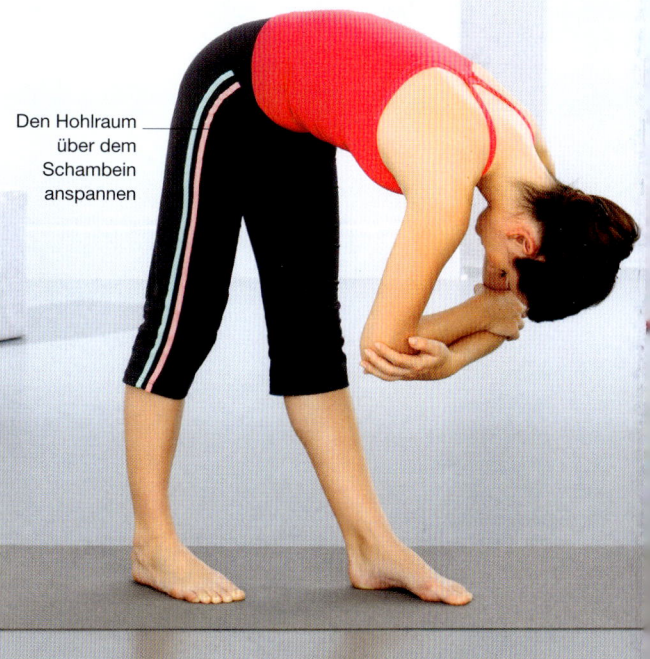

Den Hohlraum über dem Schambein anspannen

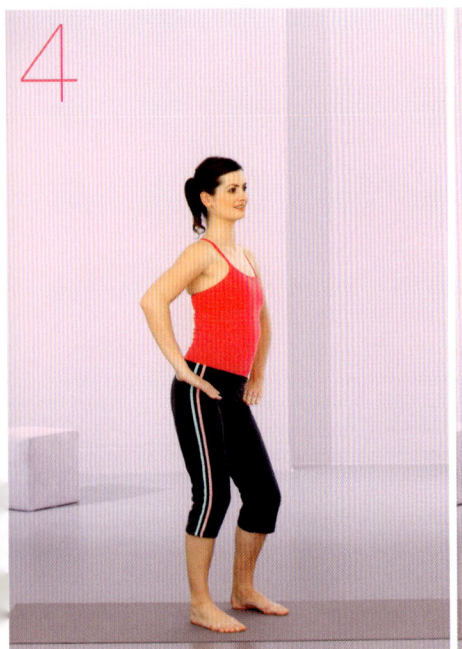

▲ **Lockern**, Hüftkreisen, Seite 71

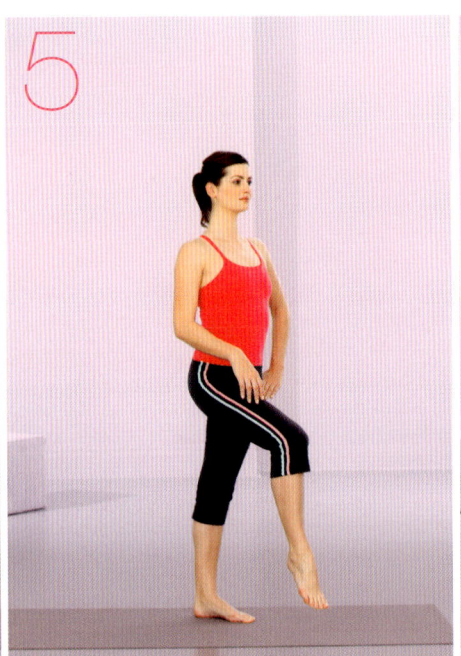

▲ **Stabilisieren**, Hand- und Fußkreisen, Seite 72

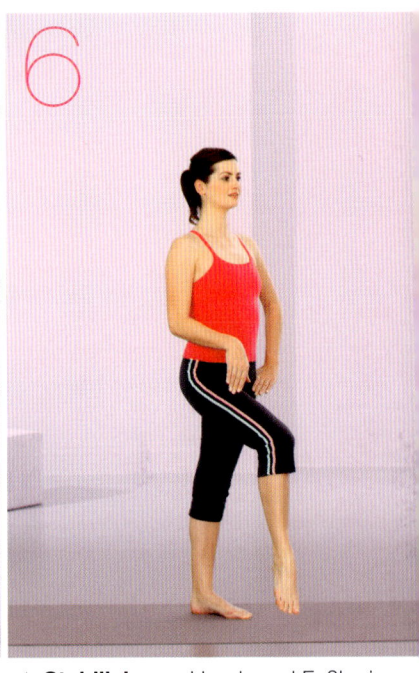

▲ **Stabilisieren**, Hand- und Fußkreisen, Seite 72

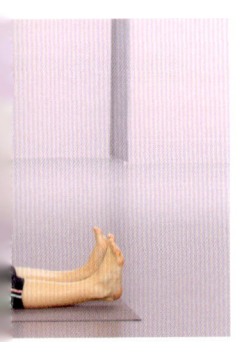

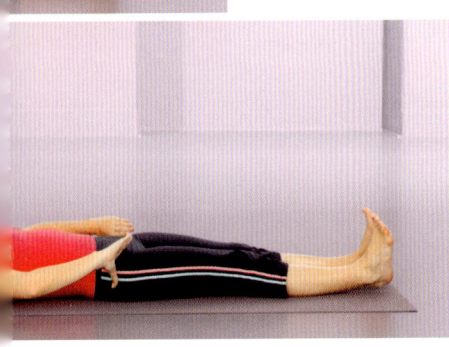

...uchpressen 2, Seite 77

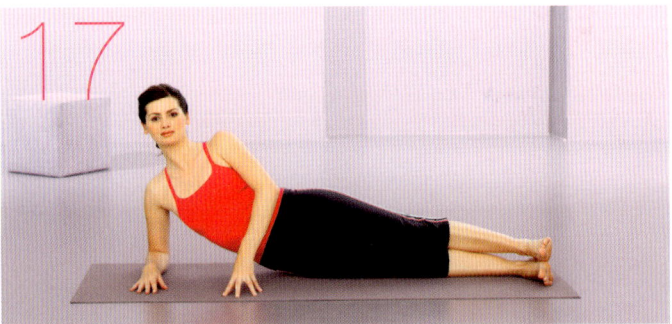

▲ **Powern**, Seitstütz, Seite 78

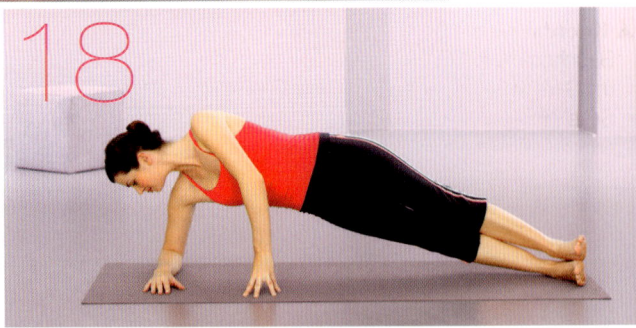

▲ **Powern**, Seitstütz, Seite 78

Power-Rücken auf einen Blick

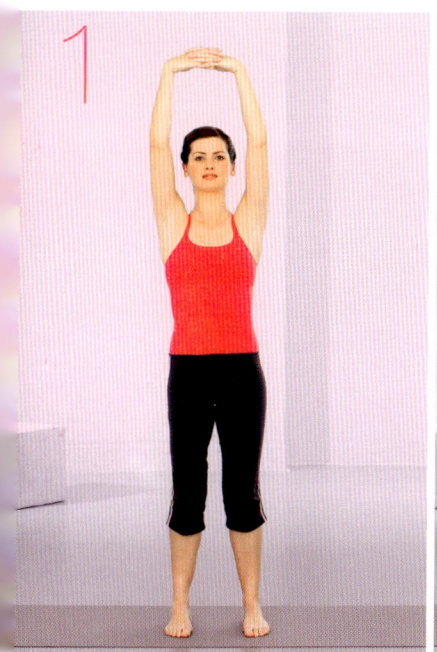

▲ **Lockern**, Armkreisen, Seite 70

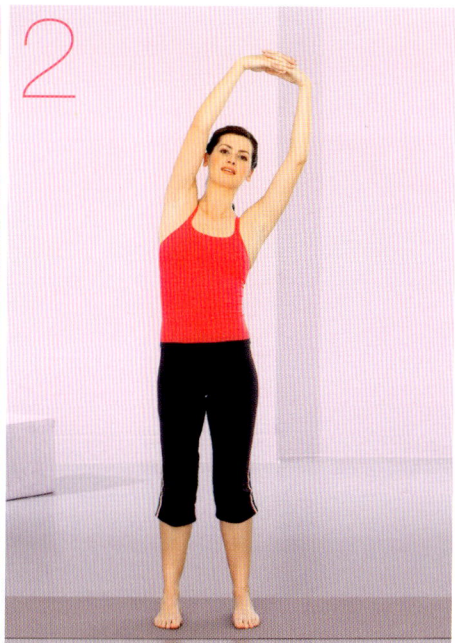

▲ **Lockern**, Armkreisen, Seite 70

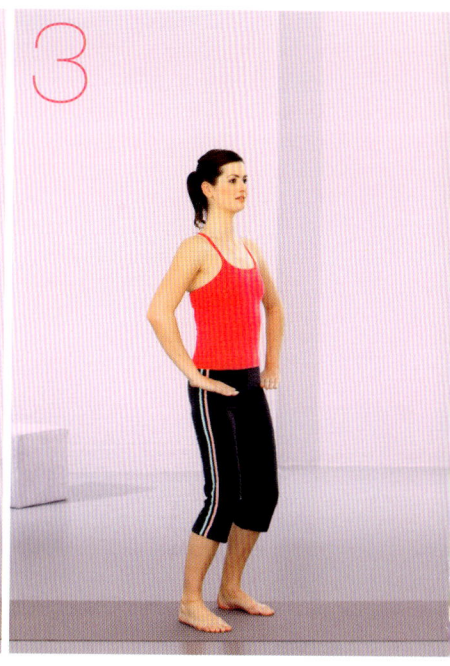

▲ **Lockern**, Hüftkreisen, Seite 71

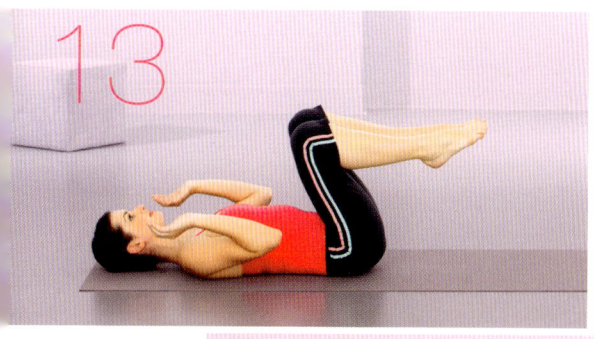

▲ **Koordinieren**,
Bauchpressen
mit Stretch,
Seite 76

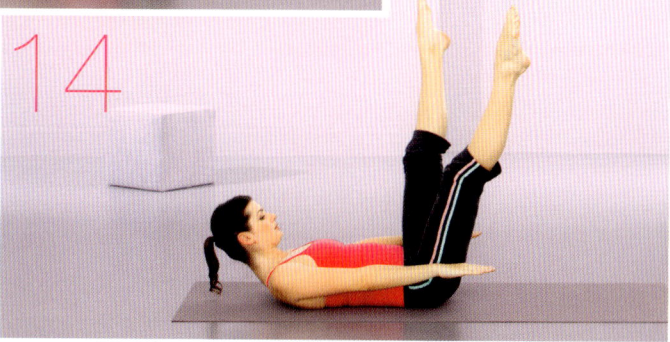

▲ **Koordinieren**, Bauchpressen mit Stretch, Seite 76

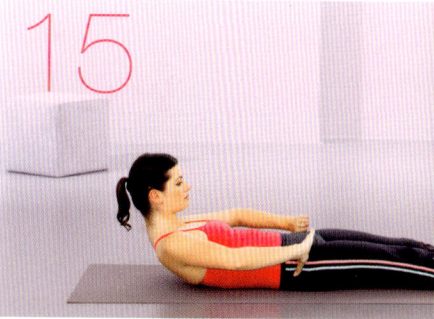

▲ **Gegendehnen**,
Bauchpressen 2,
Seite 77

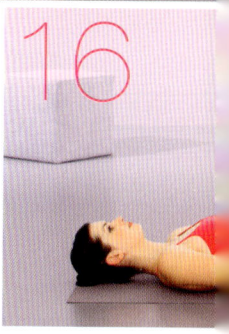

▲ **Gegendehnen**, B

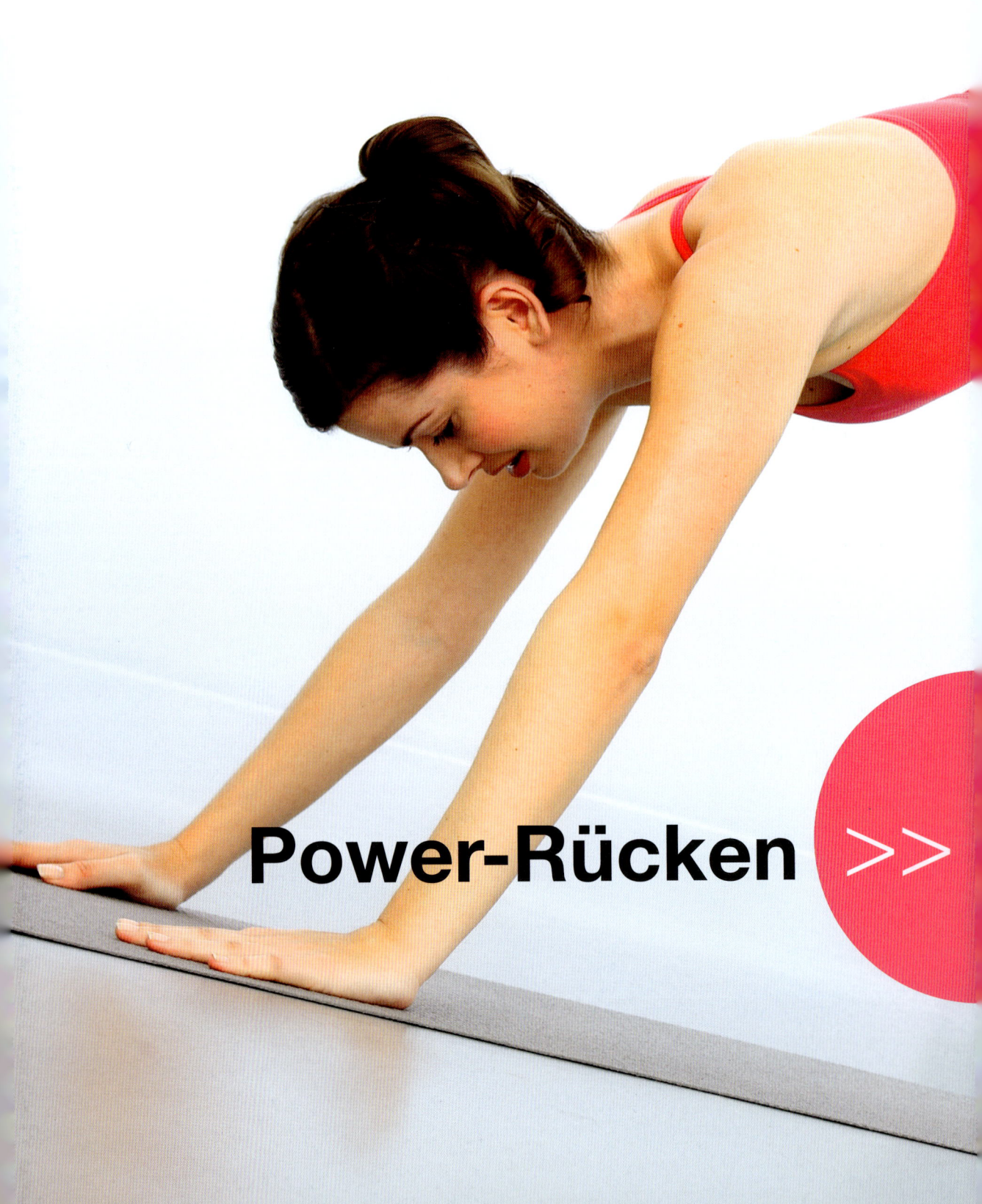

Power-Rücken >>

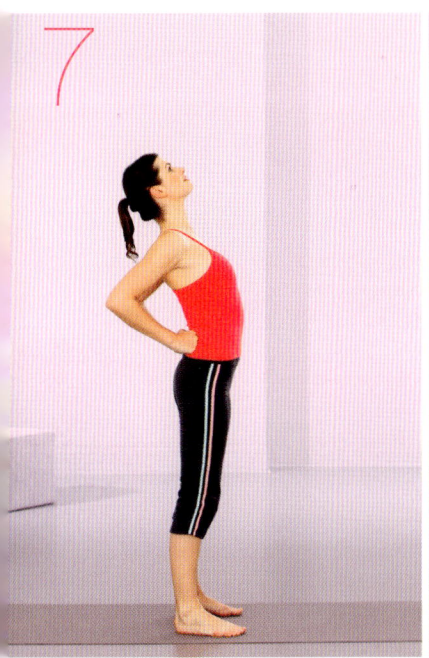

7

▲ **Öffnen**, Dehnung nach hinten, Seite 73

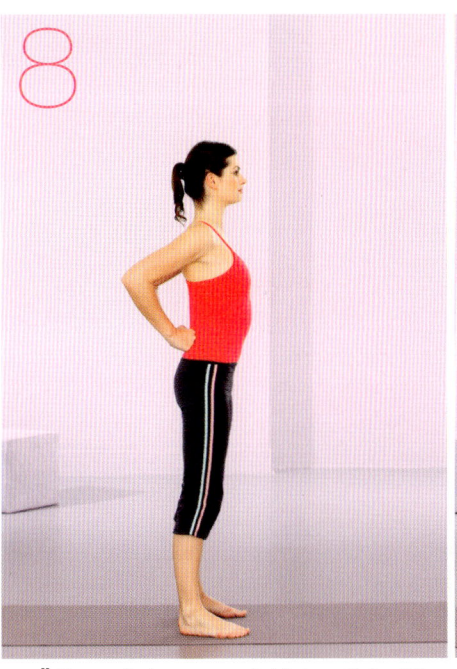

8

▲ **Öffnen**, Dehnung nach hinten, Seite 73

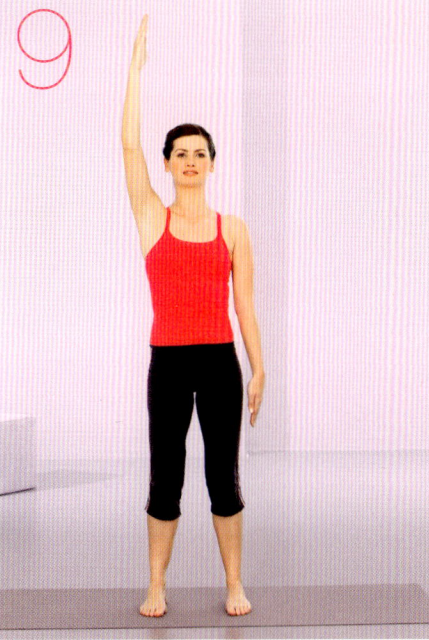

9

▲ **Dehnen**, Seitliche Dehnung 3, Seite 74

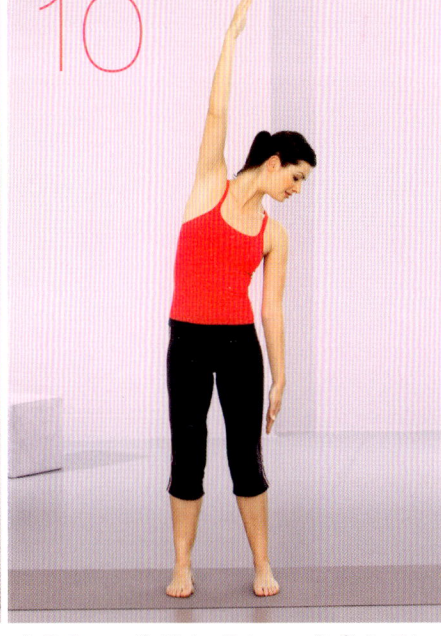

10

▲ **Dehnen**, Seitliche Dehnung 3, Seite 74

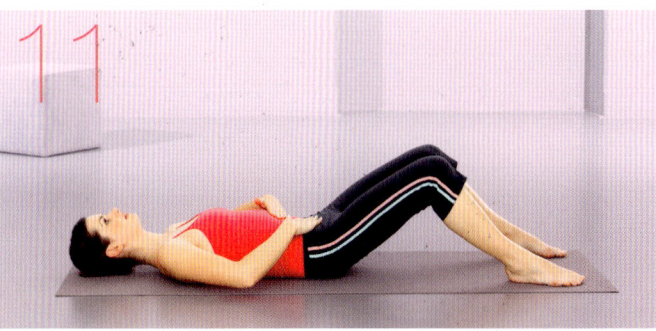

11

▲ **Präzisieren**, Rumpfpressen, Seite 75

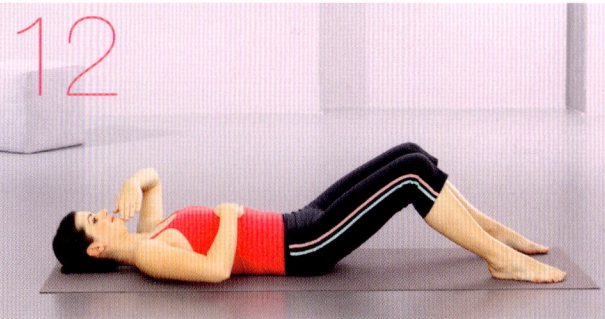

12

▲ **Präzisieren**, Rumpfpressen, Seite 75

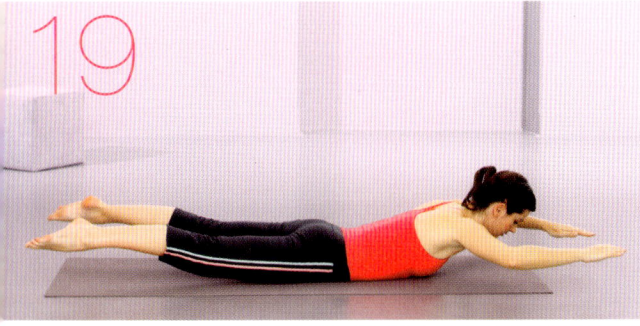

19

▲ **Kräftigen**, Schwimmen, Seite 79

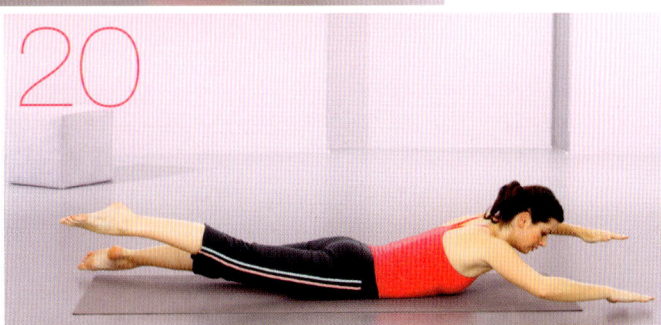

20

▲ **Kräftigen**, Schwimmen, Seite 79

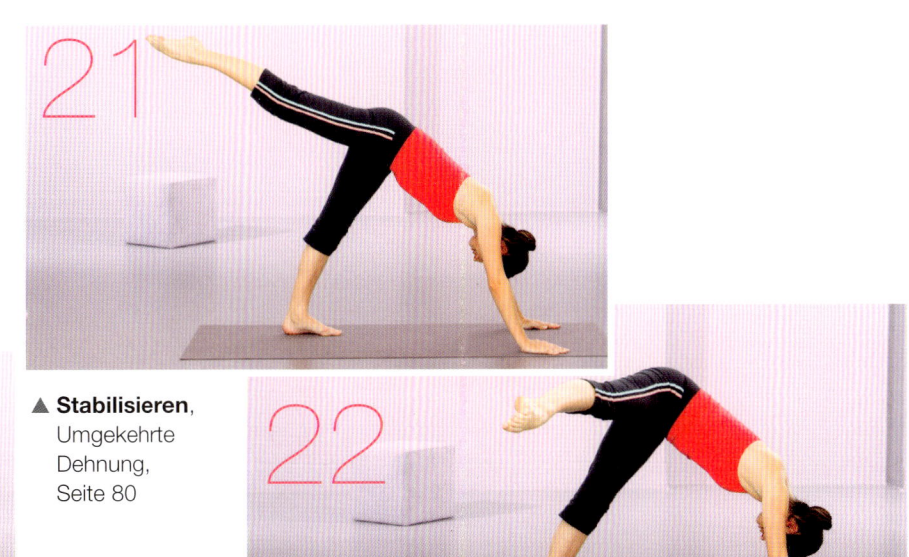

21

▲ **Stabilisieren**, Umgekehrte Dehnung, Seite 80

22

▲ **Stabilisieren**, Umgekehrte Dehnung, Seite 80

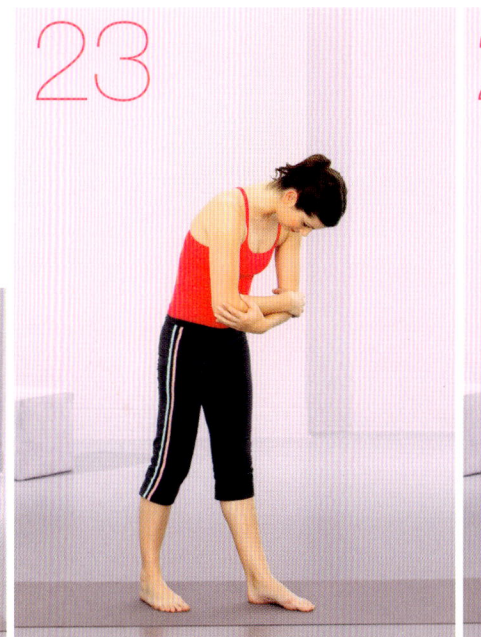

23

▲ **Zentrieren**, Hängende Dehnung, Seite 81

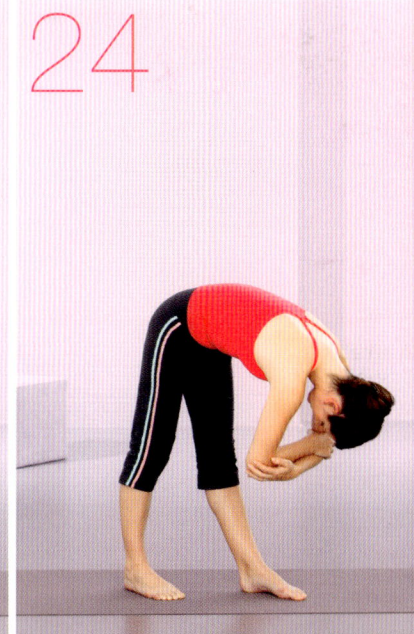

24

▲ **Zentrieren**, Hängende Dehnung, Seite 81

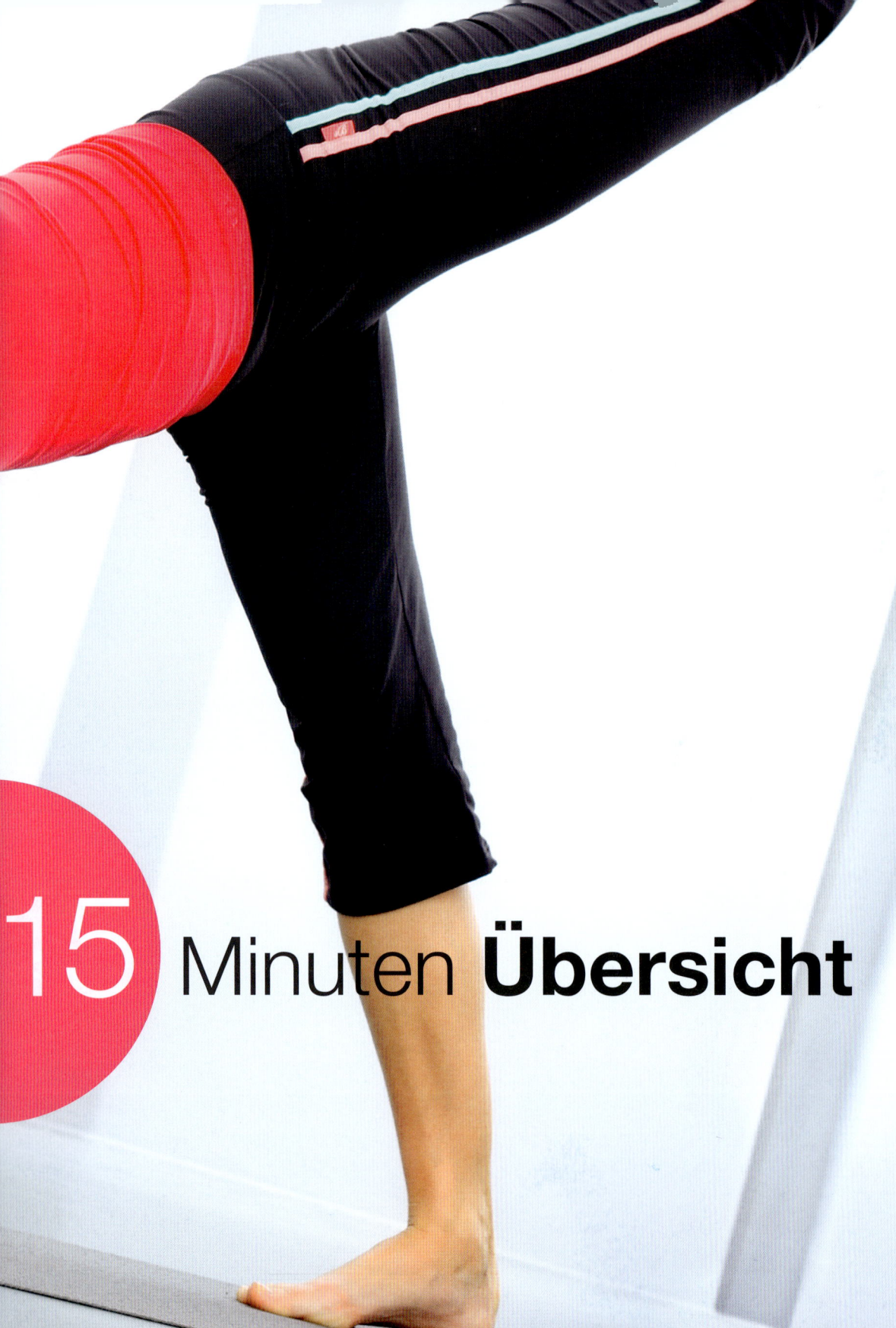

15 Minuten **Übersicht**

>> Fragen & Antworten

Das Programm »Power-Rücken« enthält einige der schwierigsten Übungen dieses Buches. Anfänger spüren ihre Muskeln oft zu wenig, um das einschätzen zu können. Hier finden Sie Antworten auf häufig gestellte Fragen, die Ihnen helfen, von den Übungen optimal zu profitieren, und erklären, wie Sie sie modifizieren oder vorbereiten können.

>> **Wie belebt das Kreisen meinen Körper?**

Beim Armkreisen muss der Rumpf stabil sein. Kreisen Sie einmal mit lockerem Brustkorb und dann mit aktivierten Muskeln in Hüfte, Taille und Brustkorb. Je stärker Sie sich zur Decke strecken, desto effizienter ist die Übung. Ähnlich ist es mit dem Hüftkreisen. Die Hüftbewegung hilft Ihnen, steife Stellen in der Kreisbewegung zu identifizieren. Bemühen Sie sich, diese Stellen zu verbessern. Das Kreisen der Hände und Füße stimuliert die Muskeln, die Sie im Gleichgewicht halten, und erzeugt Energie in Unterarmen und Schienbeinen.

>> **Ich verstehe nicht, was beim Rumpfpressen geschieht. Was wird genau gepresst?**

Im Vergleich zum Rücken ist die Vorderseite des Körpers weich und biegsam. Der Rücken besteht aus Brustkorb, Wirbelsäule und Becken. Viele Menschen führen Bauchmuskelübungen durch, indem sie den Brustkorb verkürzen und zu den Knien ziehen. Es ist jedoch die tiefe Bauchmuskulatur, die die Vorderseite des Torsos konkav macht. Das Pressen stellt die Verbindung zu diesen tiefen Muskeln her, was effektiver ist als die üblichen Sit-ups.

>> **Mein Nacken verspannt sich beim Bauchpressen mit Stretch. Das schmerzt sehr.**

Häufig arbeitet die obere Bauchmuskulatur zu wenig mit Oberkörper und Kopf zusammen. Das Rumpfpressen bereitet Sie darauf vor. Wenn der Nacken aber dennoch verspannt, sind Sie vielleicht müde. Legen Sie den Kopf ab, und entspannen Sie den Nacken. Versuchen Sie es erneut, wenn Sie »Power-Rücken« etwa zwei Wochen lang geübt haben. Ihre Ausdauer wird sich verbessern.

>> Mein Rücken verkrampft sich beim Bauchpressen mit Stretch. Wie kann ich das vermeiden?

Diese Übung hat zum Ziel, die Krümmung des unteren Rückens neutral zu halten. Der untere Rücken wird leicht vom Boden abgehoben, während die Schenkelrückseite schwer wird und idealerweise ganz den Boden berührt. Wenn Sie den unteren Rücken beim Zusammenpressen der Beine zu stark biegen und zu weit vom Boden abheben, kann der untere Rücken verspannen. Um dies zu vermeiden, muss der rückwärtige Brustkorb flach auf dem Boden aufliegen. Wichtig ist auch, beim Zusammenpressen der Beine die Muskeln an der Schenkelinnenseite und bereits in Gesäßhöhe anzuspannen und nicht an der Schenkelvorderseite. Das entlastet den unteren Rücken.

>> Wie kann ich beim Schwimmen verhindern, dass Wadenkrämpfe auftreten?

Der Körper ist klug; oft erfüllt er seine Aufgaben, indem er andere Körperteile als die beabsichtigten verwendet! Dieses Phänomen tritt auf, wenn eine Bewegung ungewohnt ist oder mehr Kraft erfordert, als ein Muskel zu leisten gewohnt ist. Gegen Wadenkrämpfe beugen Sie vor, indem Sie die vorbereitenden Schritte sorgfältig durchführen. Ferner halten Sie die Bewegungen klein und vermeiden ausladende Paddelbewegungen. Bewegen Sie sich aus der Hüfte heraus, und halten Sie die Knie gerade. Stellen Sie sich Ihre Füße vor wie Babyfüße, die vollkommen entspannt sind.

>> Der Seitstütz ist fast nicht zu machen. Hilfe!

Übungen, die die Körperseite beanspruchen, sind für die meisten Menschen ungewohnt. Modifizieren Sie die Übung, bis sie Ihnen leichtfällt. Bei der einfachsten Variante winkeln Sie beide Knie nach vorn an, stützen sich auf den Unterarm und heben dann die Hüfte an. Im nächsten Schritt strecken Sie die Beine, öffnen sie aber. Ich lege in der Regel das untere Bein nach vorn und das obere nach hinten und achte darauf, dass die obere Hüfte nach oben und nicht nach hinten zeigt. Im nächsten Schritt bleiben beide Beine gerade, Sie stützen sich auf die vordere Hand und heben dann die Hüfte. Wenn Sie eine weitere Herausforderung suchen, legen Sie die obere Hand auf die Hüfte oder sogar hinter den Kopf und heben dann die Hüfte ab!

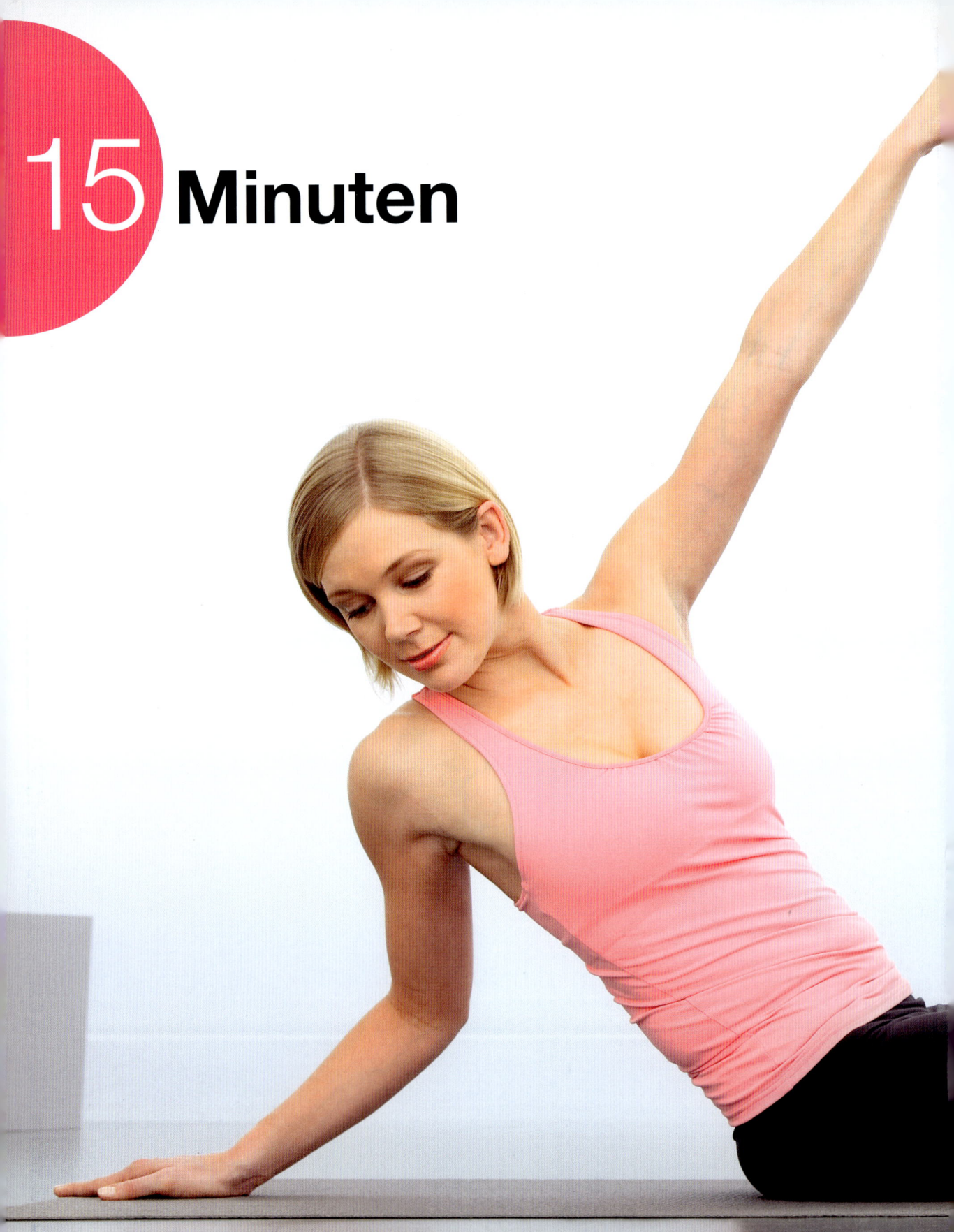

15 Minuten

Stellen Sie sich Ihren
Körper biegsam und
geschmeidig, Ihre
Bewegungen weich
und fließend vor.
Schenken Sie sich
Grazie und Leichtigkeit.

Flexibler
Rücken >>

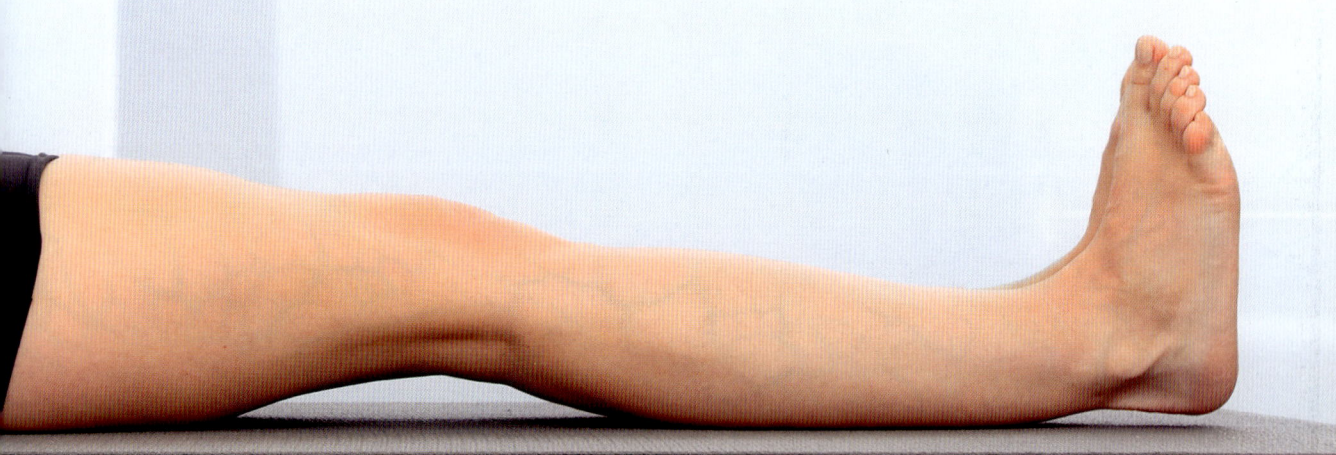

>> **Flexibler** Rücken

Es ist ein Irrtum zu glauben, man tue seinem Rücken durch starke Beanspruchung generell etwas Gutes. Sportler wissen, dass ein effizientes Training aus dem Wechsel von Krafttraining und Lockerung besteht. Diese folgenden Übungen fördern die Geschmeidigkeit und runden so das Training ab.

Das Programm »Flexibler Rücken« rundet die drei anderen Programme in diesem Buch ab und schenkt dem Rücken die notwendige Balance. Es ist möglich – und wünschenswert – dem Rücken regelmäßig durch Bewegung Flexibilität zu verschaffen. Während das beste Rezept für einen gesunden Rücken die Kombination von Aktivität und Passivität ist, bedeutet Letzteres nicht eine körperliche Passivität wie Meditieren, Ausruhen oder Schlafen. Die Bewegungen sind zwar sanft, aber aktiv. Sie sorgen für größere Beweglichkeit der Wirbel und ermöglichen ihnen optimalerweise, sich fließend zu bewegen. Wir sind so jung, wie unsere Wirbelsäule flexibel ist. Eine jugendliche, gesunde Wirbelsäule ist von Wirbel zu Wirbel beweglich. Die Übungen in diesem abschließenden Programm bringen uns an unser Ziel: mit Anmut und Leichtigkeit unsere täglichen Aufgaben zu bewältigen.

Die Übungen

Das Programm beginnt mit dem Katzenbuckel, einer klassischen Rückenübung. Entfalten Sie die volle Kraft des Programms, indem Sie sich auf das Dehnen konzentrieren. Machen Sie nicht den Fehler, die Wirbelsäule nur an ihrer gelenkigsten Stelle zu bewegen – der Taille. Stellen Sie sich stattdessen vor, dass Sie den Kopf nach vorn und das Steißbein nach hinten ziehen. Runden Sie sich in das Brustbein, und recken Sie alle Wirbel vom Boden weg. Haben Sie sich die einzelnen Bereiche des Rückgrats bewusst gemacht, halten Sie sich das jeweilige Bild bei den nachfolgenden Übungen

> ## >> **Tipps** für einen flexiblen Rücken
>
> - **Sehen Sie Ihre Wirbelsäule als Schlange,** die biegsam und geschmeidig ist.
>
> - **Vermeiden Sie abgehackte** oder unvollständige Bewegungen. Bemühen Sie sich um äußerst weiche Bewegungsabläufe.
>
> - **Bemühen Sie sich um noch weichere Bewegungen** bei den Wiederholungen, wie Seide, die über Glas gleitet.
>
> - **Machen Sie sich bewusst,** wie wohl Sie sich fühlen, wenn Sie sich im »Gebogenen Krokodil« oder bei der Wirbelsäulenrotation von einer Seite zur anderen bewegen.

vor Augen: Das Bild der gestreckten Wirbelsäule hilft Ihnen bei den schwierigeren Kombinierten Curl-ups. Verspannt sich der Nacken, legen Sie ihn ab und strecken ihn, als würde jemand ihn sanft vom Körper wegziehen. Das Sitzende »U« stellt für die gestreckte Wirbelsäule eine Herausforderung dar, ebenso das Fersentippen in Bauchlage. Als Variante der Brücke stützen Sie sich mit den Knien auf, anstatt die Beine zu strecken.

Dieses sanfte Programm fördert Ihre Beweglichkeit. Anfänger können damit beginnen, Fortgeschrittene damit ihre Work-outs variieren oder sich entspannen.

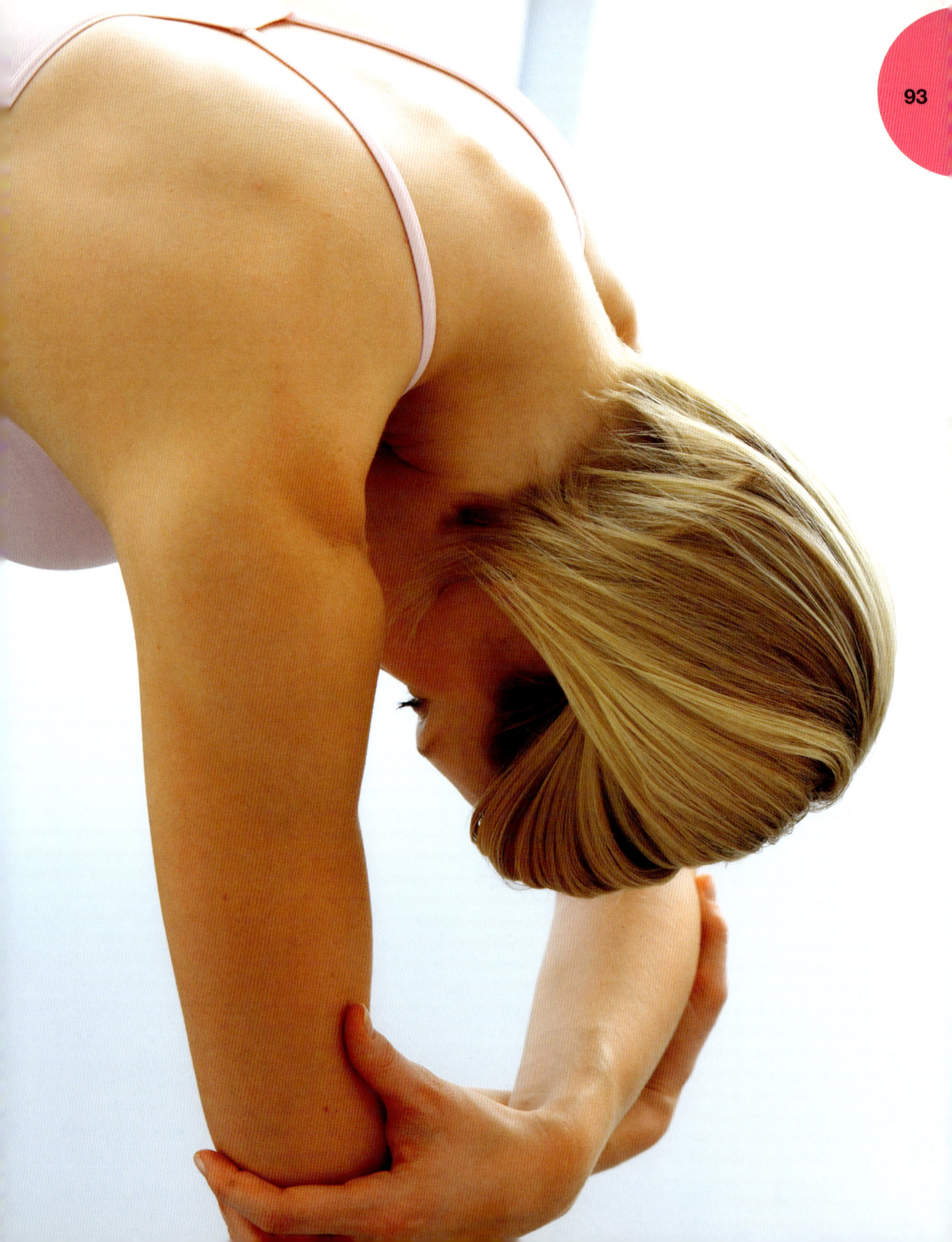

>> **Dehnen** Katzenbuckel

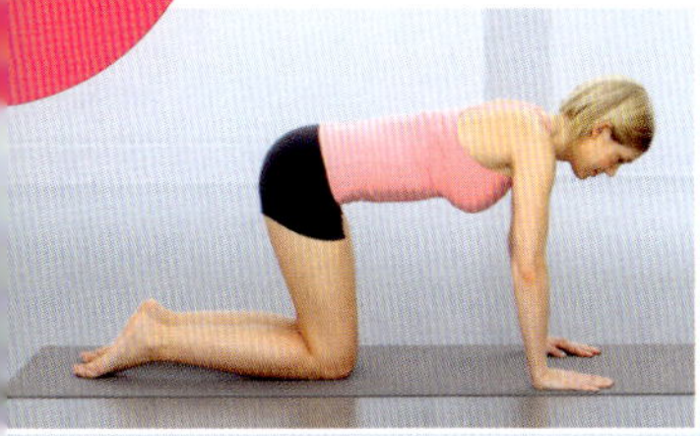

1 Gehen Sie in die Bankstellung, und halten Sie Ihren Rücken absolut gerade (s. S. 16). Strecken Sie Ihr Steißbein, als hätten Sie einen Schwanz. Strecken Sie Hals und Kopf, und rollen Sie Kinn und Steißbein gleichzeitig ein. Machen Sie Ihren Rücken rund, und blicken Sie zum Nabel.

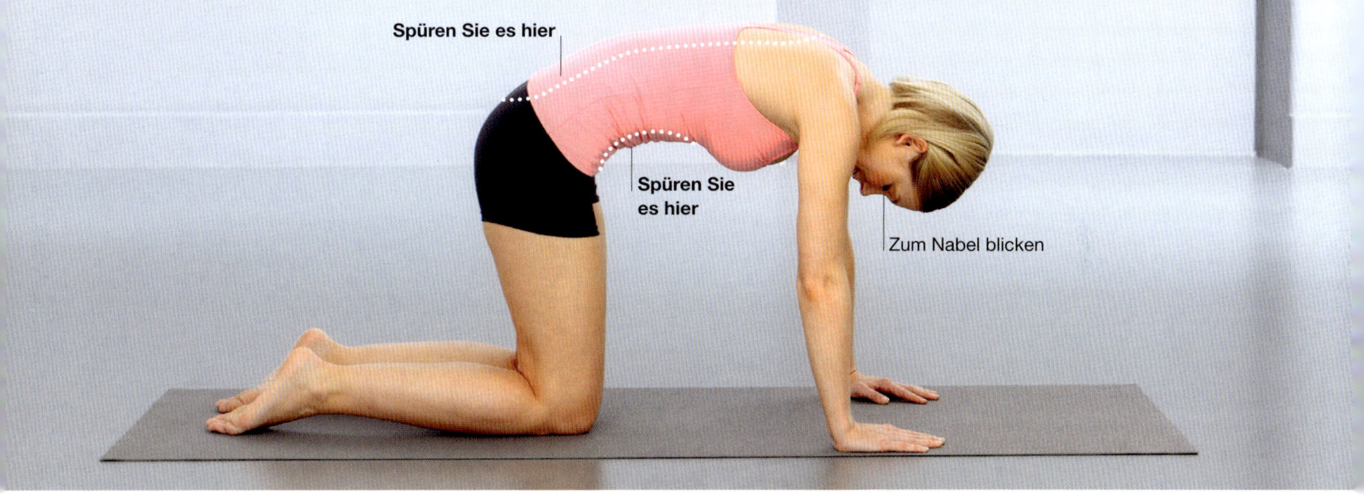

Spüren Sie es hier

Spüren Sie es hier

Zum Nabel blicken

2 Kehren Sie mit dem Ausatmen in die Bankstellung zurück. Blicken Sie geradeaus, und biegen Sie Ihren Rücken durch, indem Sie Ihren Kopf in die Höhe strecken. Stellen Sie sich vor, dass Ihr Steißbein Ihren Scheitel berührt. Einmal wiederholen, in die Bankstellung zurückkehren und entspannen.

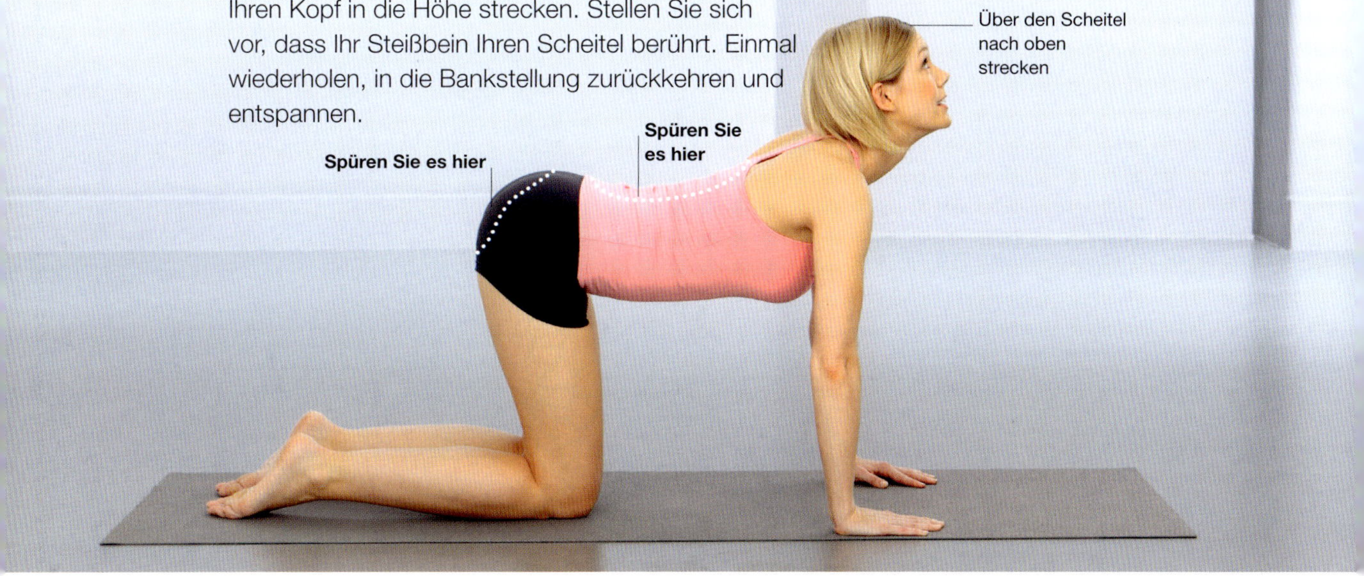

Über den Scheitel nach oben strecken

Spüren Sie es hier

Spüren Sie es hier

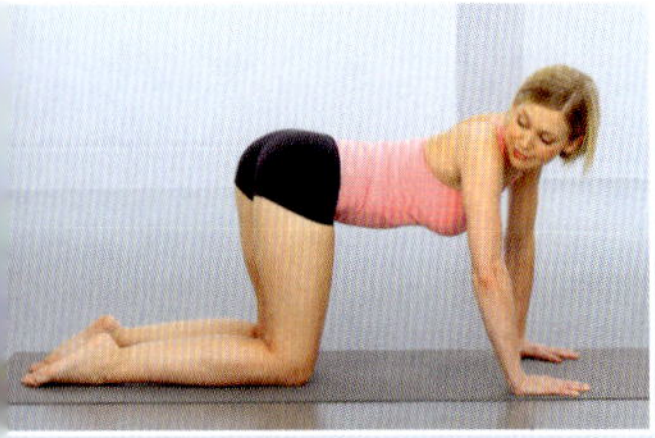

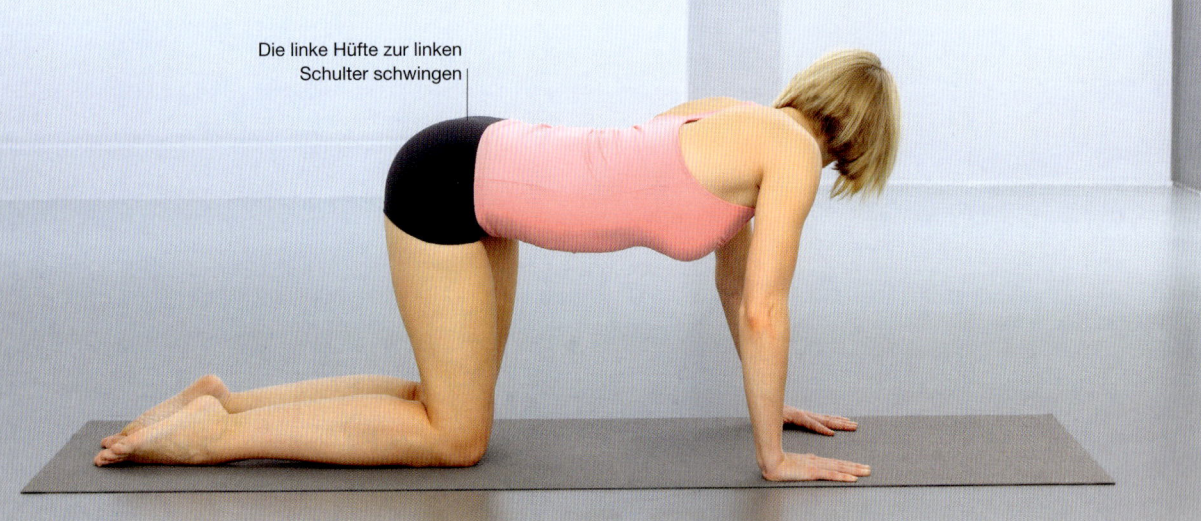

3 Bleiben Sie im Vierfüßlerstand, und blicken Sie zu Ihrer rechten Hüfte. Ziehen Sie die rechte Hüfte zur rechten Schulter hin. Wölben Sie nun wie beim Katzenbuckel den Rücken, und blicken Sie zum Nabel (s. S. 94).

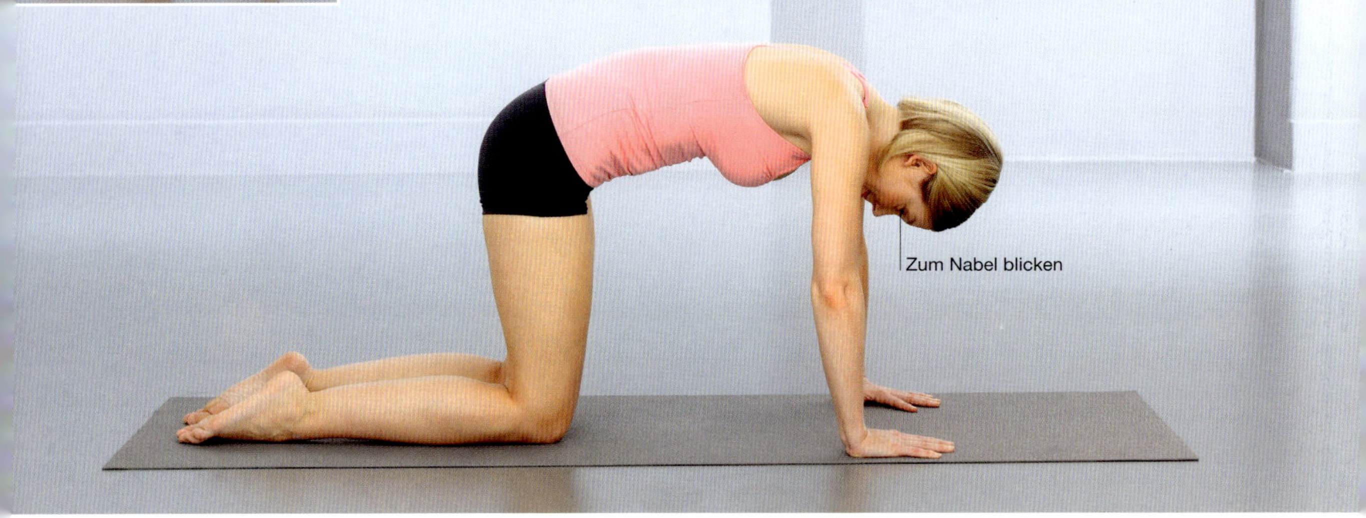

Zum Nabel blicken

4 Wiederholen Sie die Übung, und blicken Sie zur linken Hüfte, während Sie diese zur linken Schulter hin ziehen. Wölben Sie den Rücken, und blicken Sie zum Nabel. Zweimal wiederholen.

Die linke Hüfte zur linken Schulter schwingen

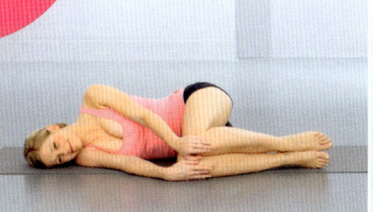

5 Legen Sie sich mit angewinkelten Beinen auf die Seite. Fassen Sie mit Ihren Händen um Ihre Knie. Wenn Sie Ihren Kopf abstützen möchten, legen Sie sich eine Handtuchrolle unter den Nacken. Drehen Sie sich auf den Rücken, und spüren Sie, wie eine möglichst große Fläche Ihres Rückens den Boden berührt.

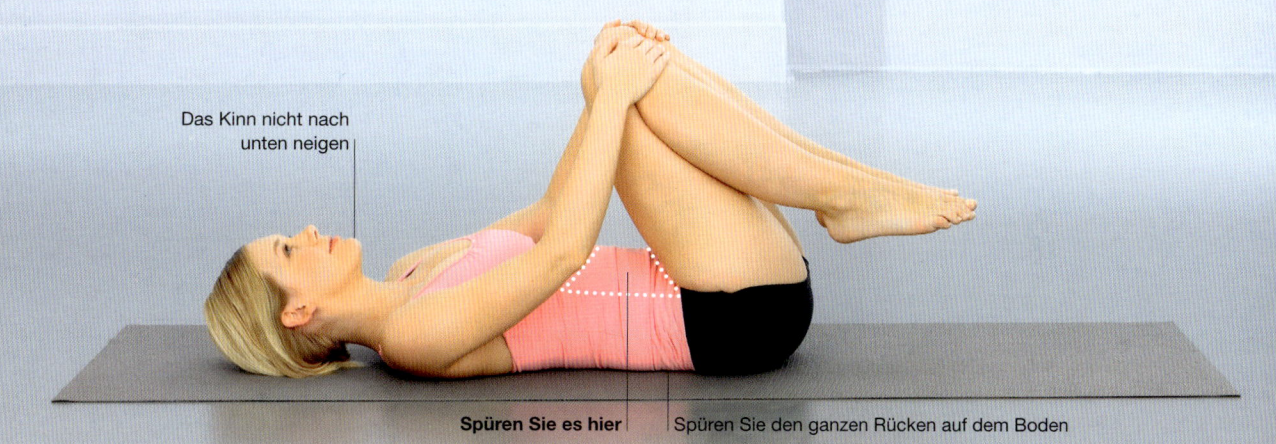

Das Kinn nicht nach unten neigen

Spüren Sie es hier | Spüren Sie den ganzen Rücken auf dem Boden

6 Drehen Sie sich dann auf die linke Seite. Ihr Fokus und der Kopf verharren auf der rechten Seite. Denken Sie: »Bein, Bein, Kopf zum Schluss«. Wiederholen Sie die Übung, und beginnen Sie auf der linken Seite. Drehen Sie sich dann wieder auf den Rücken, und verharren Sie mit dem Fokus auf der rechten Seite. Wiederholen Sie diese sanfte Rotation von einer Seite zur anderen dreimal.

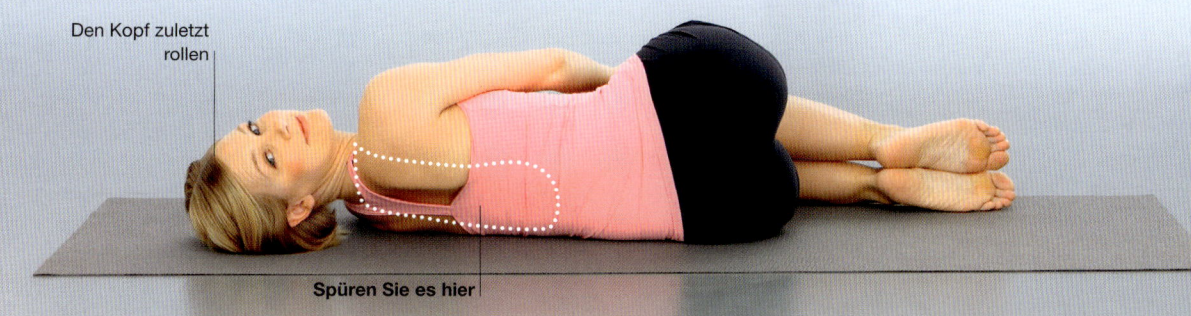

Den Kopf zuletzt rollen

Spüren Sie es hier

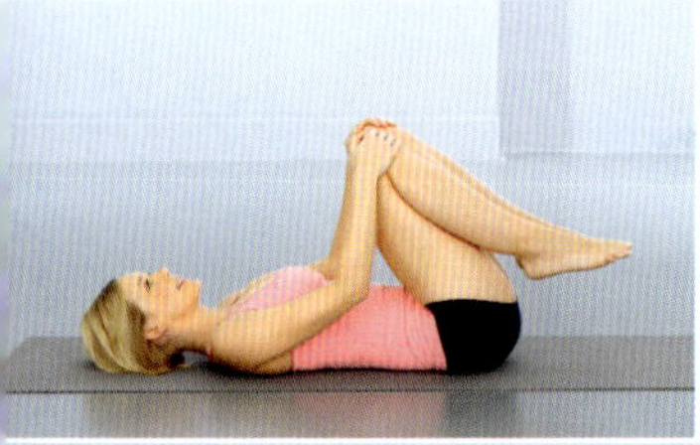

7 Rollen Sie sich mit angewinkelten Knien auf den Rücken. Spannen Sie Ihre Bauchmuskeln fest an, um alle Bereiche Ihres Rückens in den Boden zu drücken. Fassen Sie um Ihre Knie. Dann sanft mit beiden Knien gleichzeitig kreisen. Stellen Sie sich vor, Sie streichen mit Ihrem Beckenboden um einen Tellerrand. Kreisen Sie in jede Richtung zweimal.

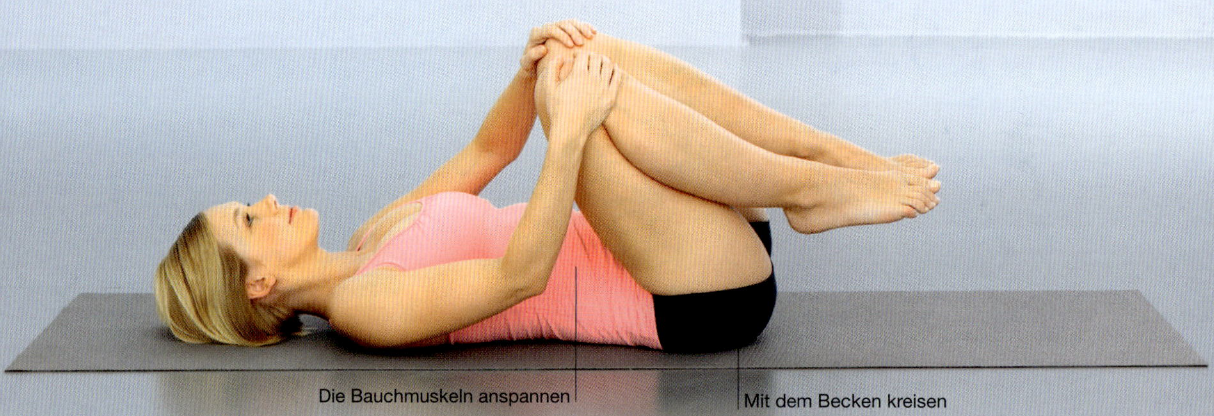

Die Bauchmuskeln anspannen

Mit dem Becken kreisen

8 Stellen Sie nun Ihre Füße mit der ganzen Sohle auf den Boden. Lassen Sie die Knie gebeugt. Legen Sie Ihre Hände zur Kontrolle auf die Hüft-knochen. Kreisen Sie wie zuvor mit dem Becken. Kreisen Sie viermal in die eine Richtung und dann umgekehrt. Kreisen Sie noch zweimal in jede Richtung.

Die Hände auf die Hüftknochen legen

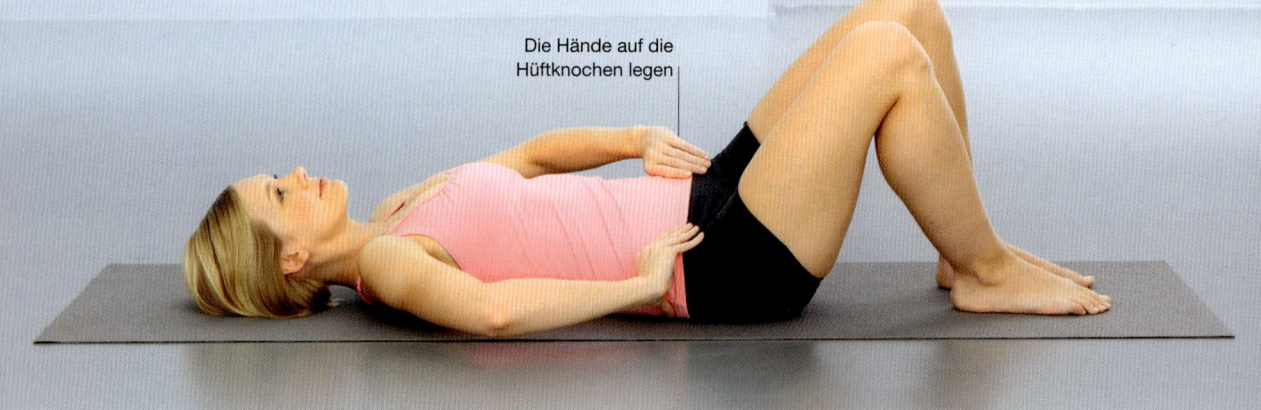

>> **Lockern** Kniebeuge im Liegen

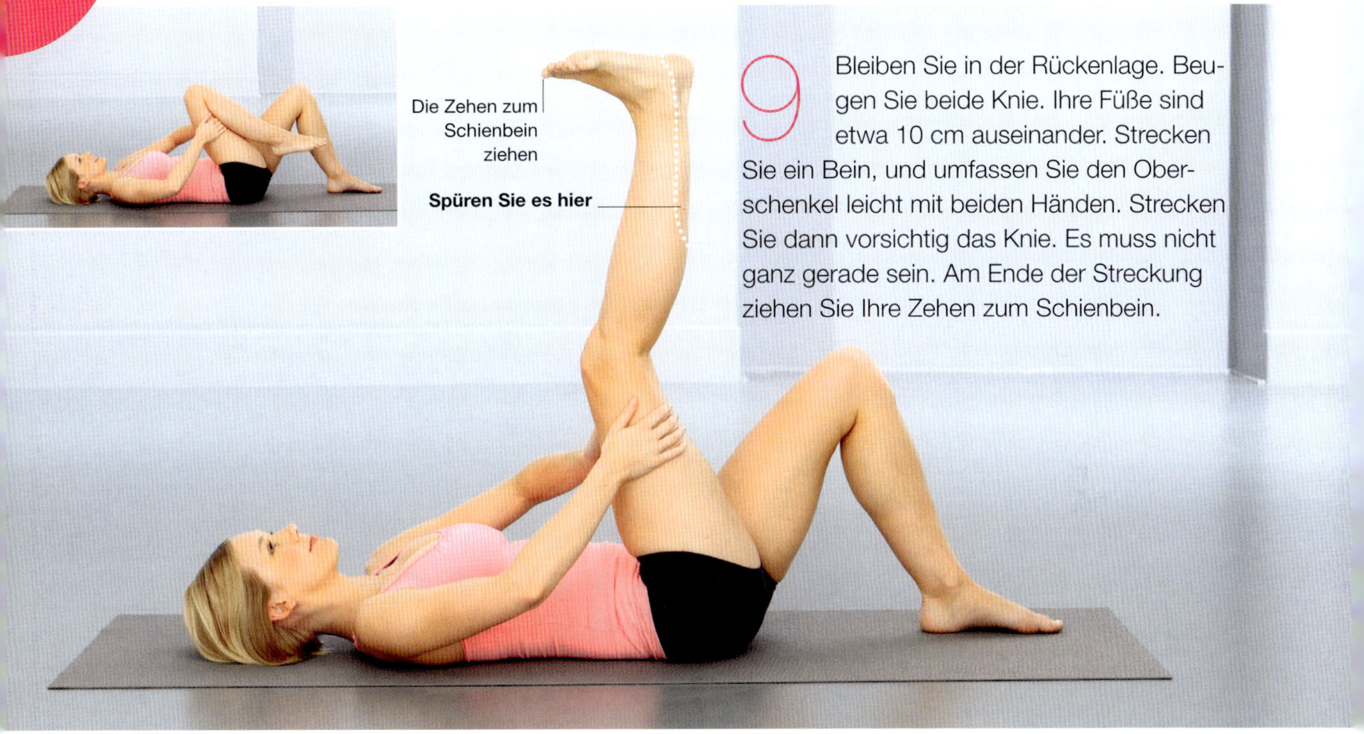

Die Zehen zum
Schienbein
ziehen

Spüren Sie es hier

9 Bleiben Sie in der Rückenlage. Beugen Sie beide Knie. Ihre Füße sind etwa 10 cm auseinander. Strecken Sie ein Bein, und umfassen Sie den Oberschenkel leicht mit beiden Händen. Strecken Sie dann vorsichtig das Knie. Es muss nicht ganz gerade sein. Am Ende der Streckung ziehen Sie Ihre Zehen zum Schienbein.

10 Halten Sie den Schenkel, beugen Sie das Knie, und senken Sie den Fuß, sodass das Schienbein parallel zum Boden ist. Wiederholen Sie diese Pumpbewegung zehnmal. Mit dem linken Bein wiederholen und entspannen.

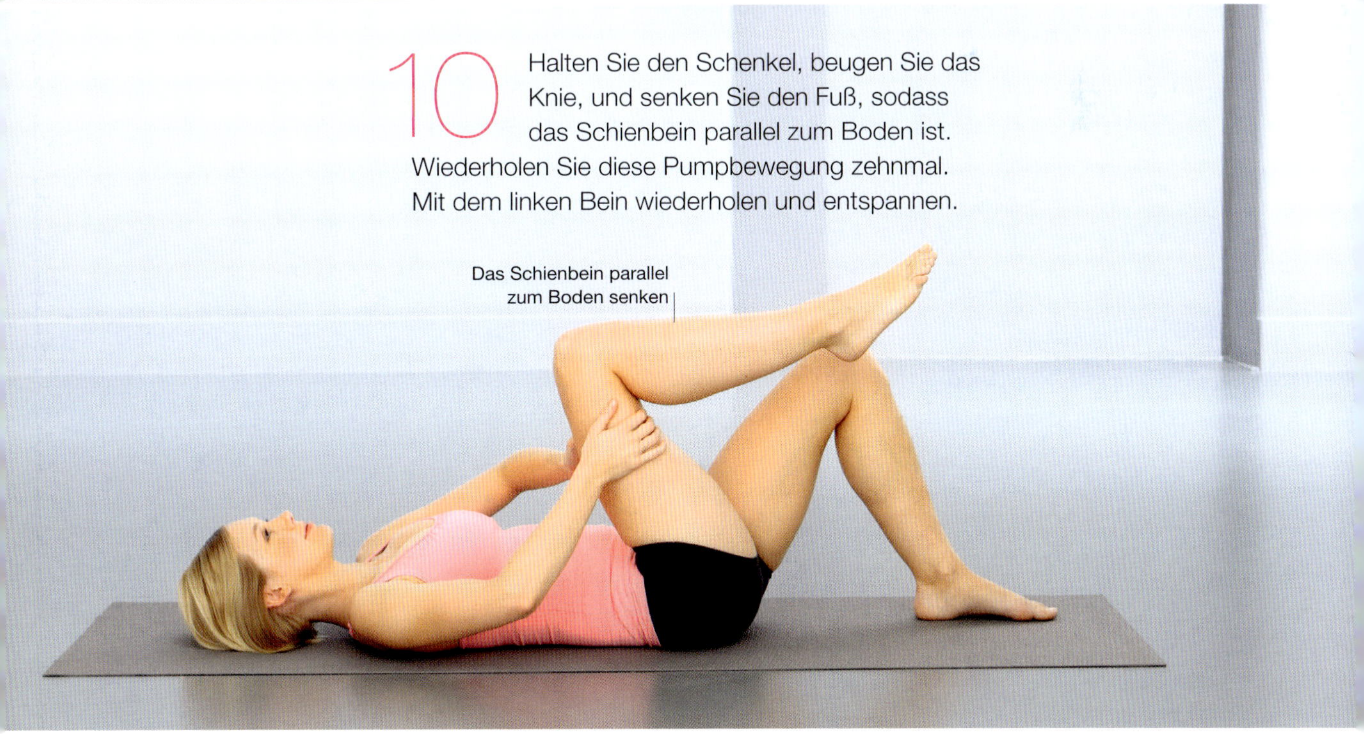

Das Schienbein parallel
zum Boden senken

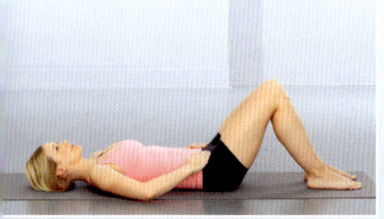

11 Bleiben Sie mit angewinkelten Knien auf dem Boden liegen. Pressen Sie Ihren ganzen Rücken in den Boden, und legen Sie Ihre Hände zur Kontrolle auf Ihre Hüfte. Der Rücken bleibt fest in den Boden gepresst, während Sie beide Knie sanft seitlich zu Boden sinken lassen, wie ein Frosch. Ihre Fußsohlen berühren sich.

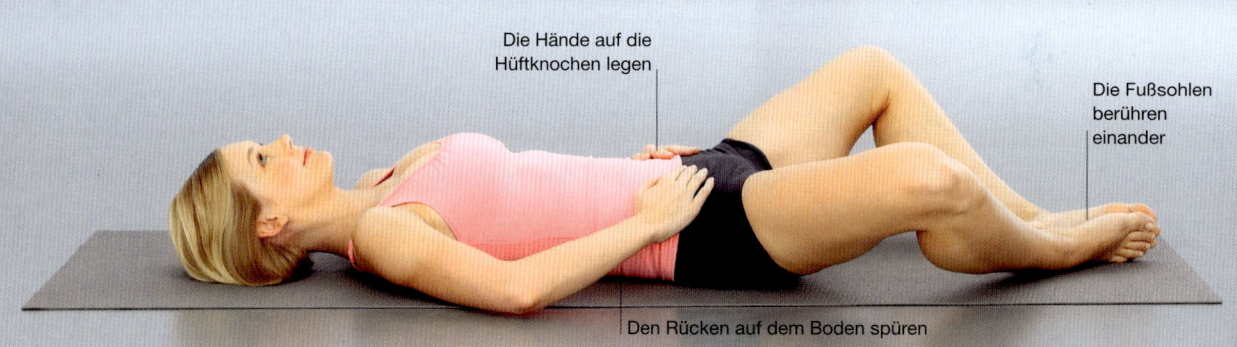

Die Hände auf die Hüftknochen legen

Die Fußsohlen berühren einander

Den Rücken auf dem Boden spüren

12 Atmen Sie aus, verstärken Sie die Anspannung der Bauchmuskeln, und bringen Sie die Knie wieder zusammen. Wiederholen Sie das Öffnen und Schließen der Knie noch dreimal. Entspannen.

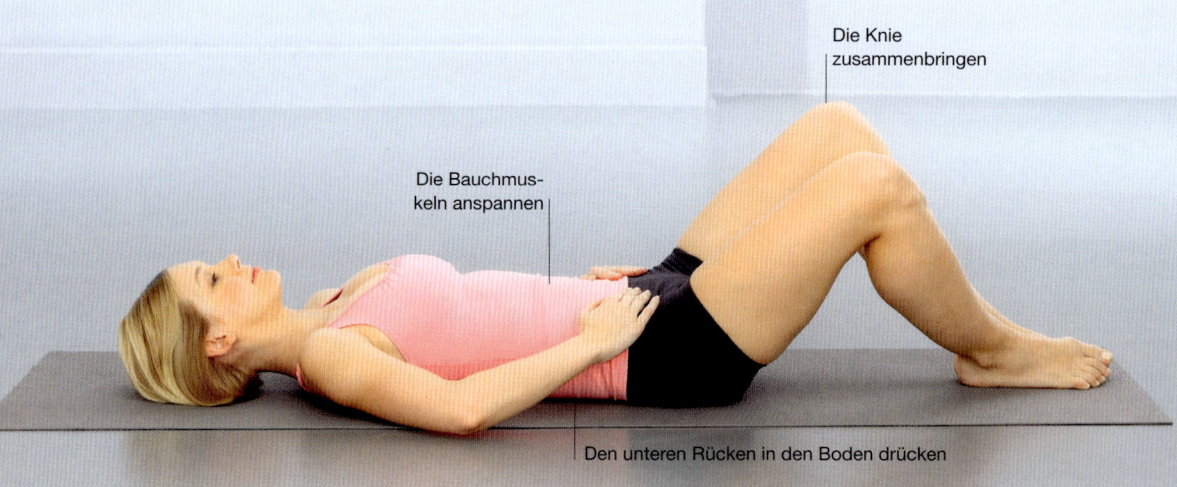

Die Knie zusammenbringen

Die Bauchmuskeln anspannen

Den unteren Rücken in den Boden drücken

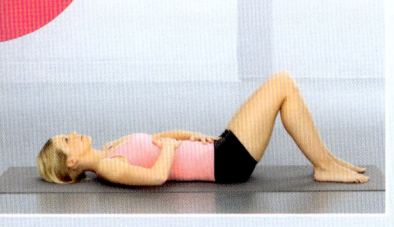

13 Bleiben Sie mit gebeugten Knien auf dem Rücken liegen. Lassen Sie Ihren ganzen Rücken in den Boden sinken. Legen Sie Ihre linke Hand auf Ihren Bauch und die rechte Hand auf den Brustkorb. Ihr Daumen liegt zwischen Ihren Brüsten. Atmen Sie durch die Nase ein. Weiten Sie Ihre Brust, und spannen Sie die Bauchmuskeln an.

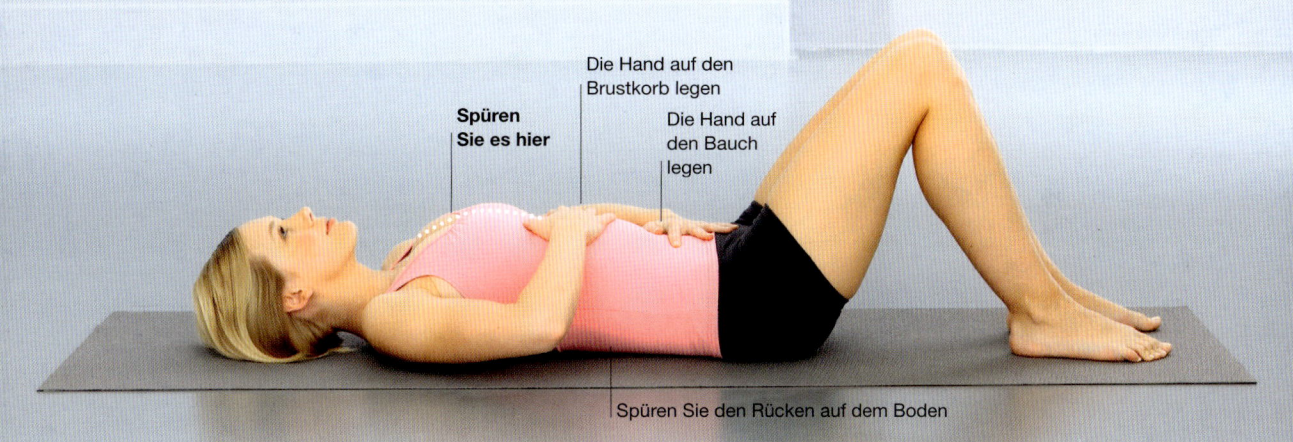

Die Hand auf den Brustkorb legen

Spüren Sie es hier

Die Hand auf den Bauch legen

Spüren Sie den Rücken auf dem Boden

14 Kehren Sie nun die Bewegung um. Atmen Sie durch den Mund aus, drücken Sie den Brustkorb zusammen, und weiten Sie Ihren Bauch. Wiederholen Sie das Ganze dreimal: einatmen, die Brust weiten; ausatmen, die Brust zusammendrücken. Stellen Sie sich vor, dass Quecksilber wie bei einem Thermometer vorn an Ihrer Wirbelsäule auf- und absteigt.

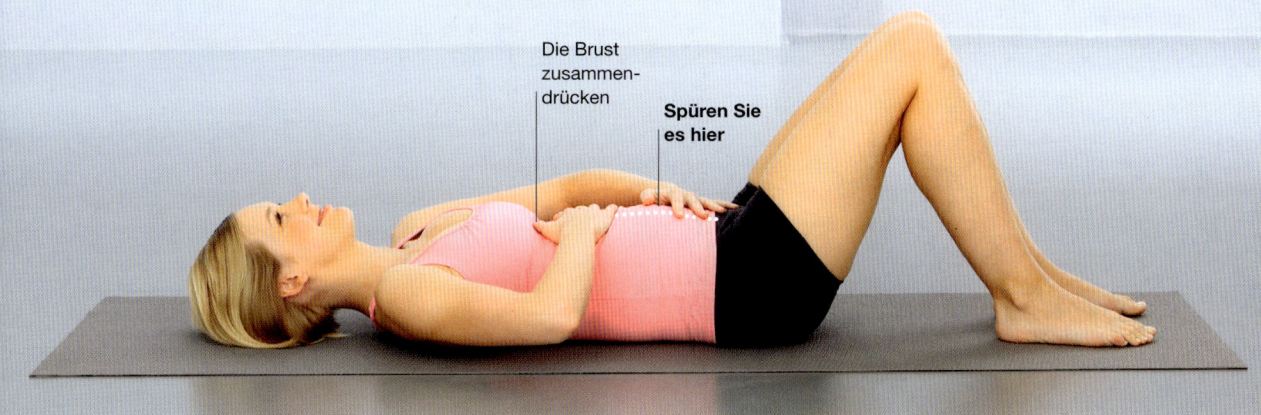

Die Brust zusammendrücken

Spüren Sie es hier

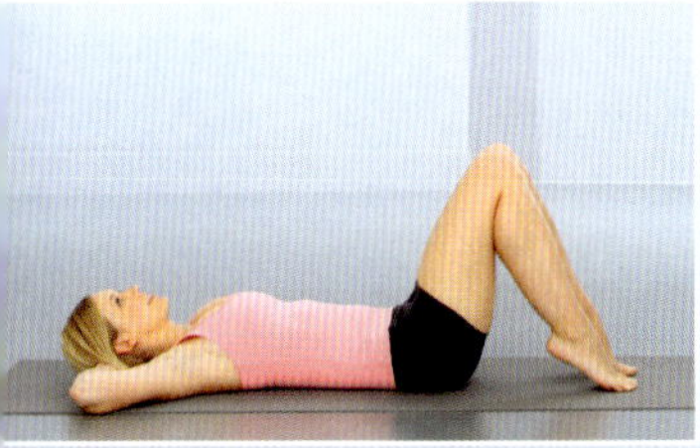

15 Bleiben Sie mit gebeugten Knien in der Rückenlage. Verschränken Sie die Hände hinter dem Kopf. Neigen Sie das Kinn, rollen Sie den Oberkörper auf, und ziehen Sie das Steißbein hoch. Eine imaginäre Schnur zieht den unteren Rücken nach oben.

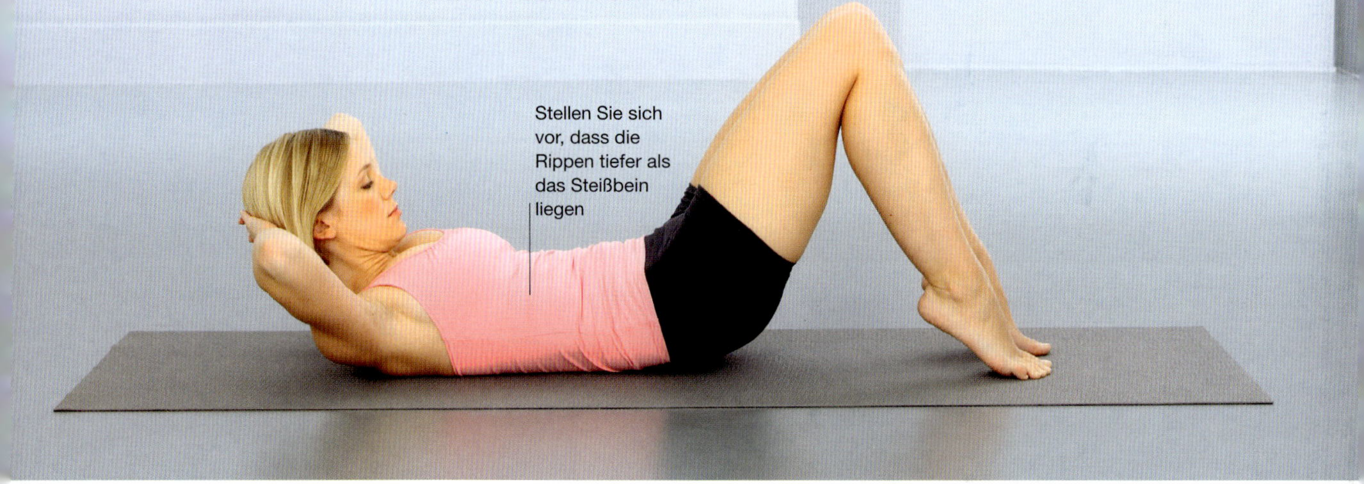

Stellen Sie sich vor, dass die Rippen tiefer als das Steißbein liegen

16 Atmen Sie ein und aus, und senken Sie dann Kopf, Schultern und Steißbein gleichzeitig wieder zu Boden. Lassen Sie die Fersen angehoben. Stellen Sie sich vor, Sie pressen mit Ihrer Wirbelsäule Perlen in den Sand (s. S. 16). Wiederholen Sie die kombinierten Curl-ups noch zweimal.

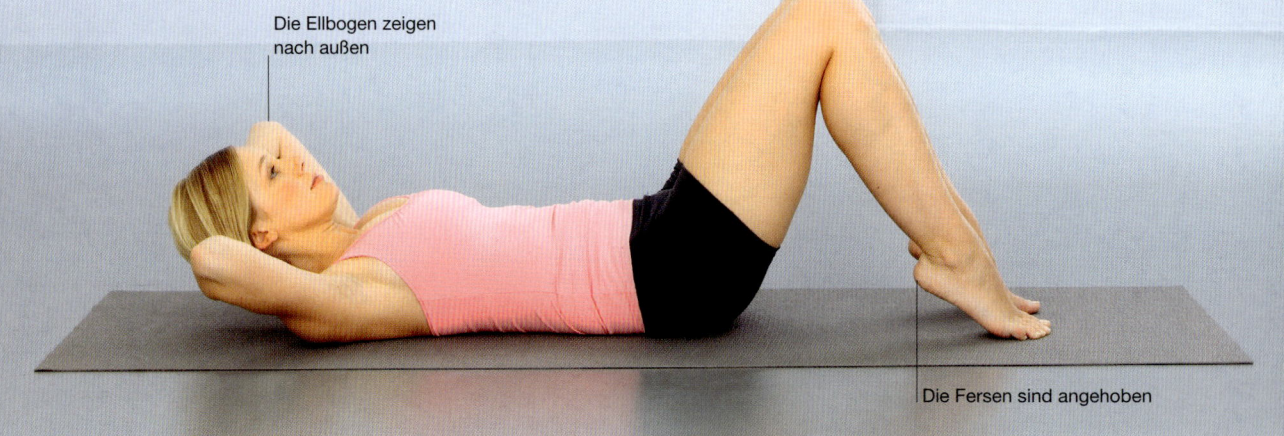

Die Ellbogen zeigen nach außen

Die Fersen sind angehoben

>> **Balancieren** Sitzendes »U«

Die Schultern fallen lassen

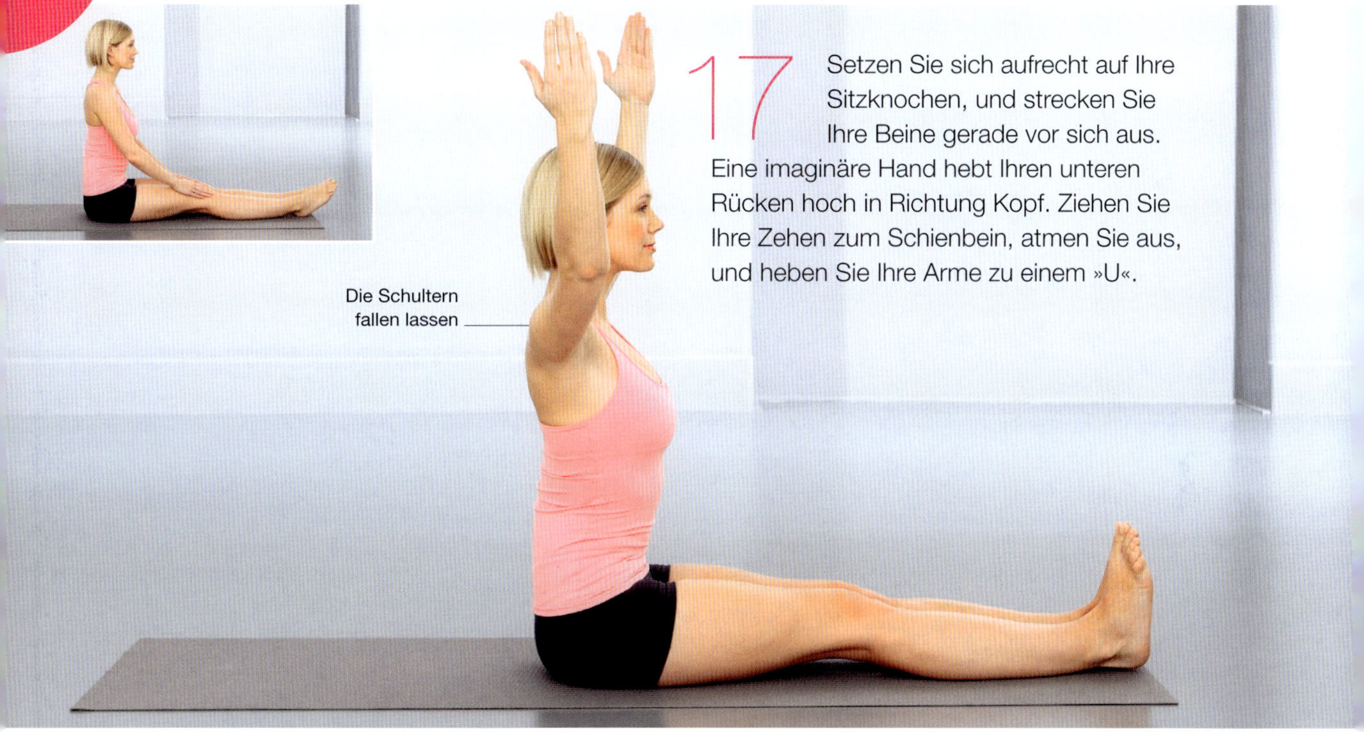

17 Setzen Sie sich aufrecht auf Ihre Sitzknochen, und strecken Sie Ihre Beine gerade vor sich aus. Eine imaginäre Hand hebt Ihren unteren Rücken hoch in Richtung Kopf. Ziehen Sie Ihre Zehen zum Schienbein, atmen Sie aus, und heben Sie Ihre Arme zu einem »U«.

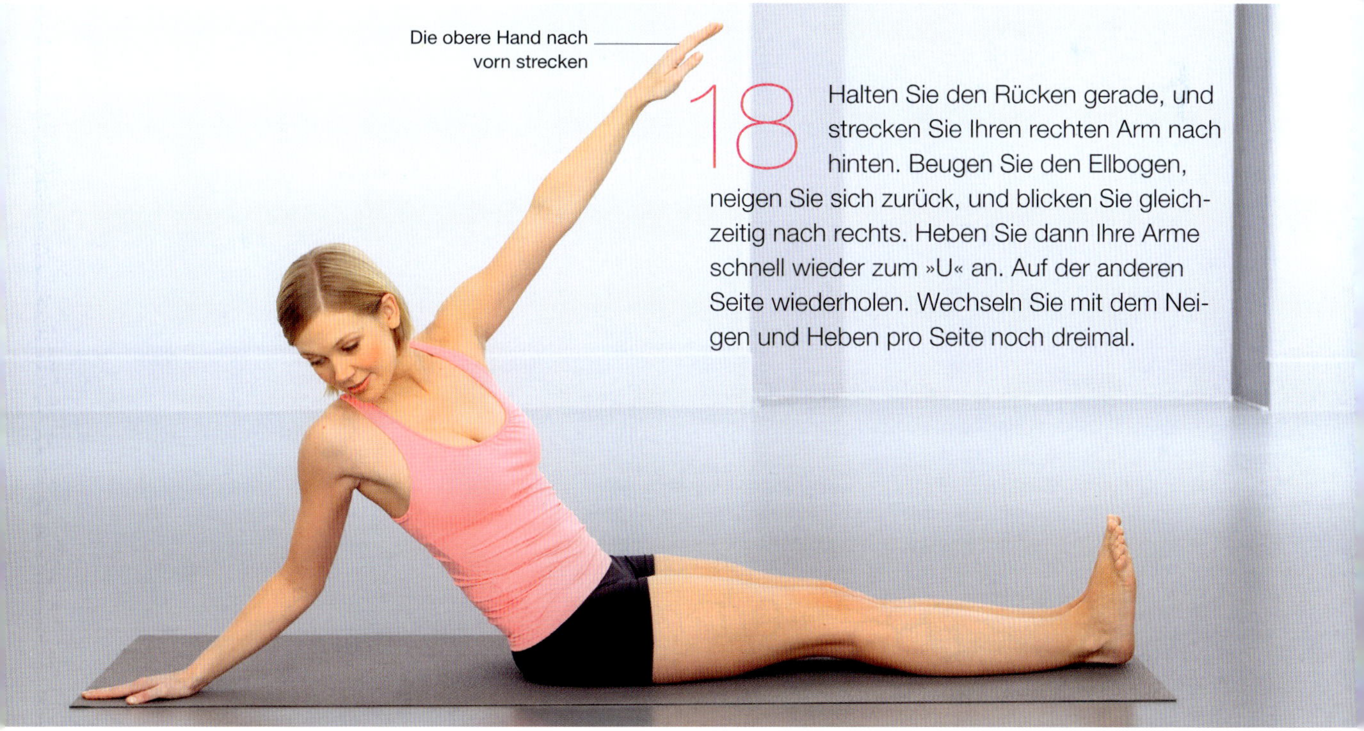

Die obere Hand nach vorn strecken

18 Halten Sie den Rücken gerade, und strecken Sie Ihren rechten Arm nach hinten. Beugen Sie den Ellbogen, neigen Sie sich zurück, und blicken Sie gleichzeitig nach rechts. Heben Sie dann Ihre Arme schnell wieder zum »U« an. Auf der anderen Seite wiederholen. Wechseln Sie mit dem Neigen und Heben pro Seite noch dreimal.

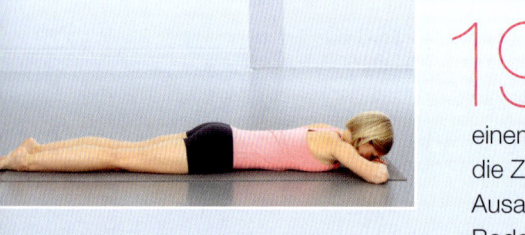

19 Legen Sie sich mit gestreckten Beinen auf den Bauch. Ihre Stirn ruht auf den Händen. Spreizen Sie Ihre Füße zu einem »V«, sodass sich die Fersen berühren und die Zehen nach außen zeigen. Heben Sie beim Ausatmen Kopf, Hände und Füße etwa 5 cm vom Boden ab. Spüren Sie die Muskeln im Gesäß (s. S. 16). Blicken Sie nach unten.

Das Steißbein zu den Fersen ziehen

Die Bauchmuskeln anspannen

20 Tippen Sie die Fersen insgesamt 32-mal aneinander, in vier Sets à acht Berührungen. Verbessern Sie die Übung stetig dadurch, dass Sie die Bauchmuskeln einziehen und fest anspannen und die Hüfte verankern, indem Sie das Steißbein nach unten ziehen und den Blick nach unten lenken. Zum Schluss die Position halten und die Hüfte anspannen, dann ablegen und entspannen.

Regelmäßig die Anspannung der Bauchmuskeln prüfen

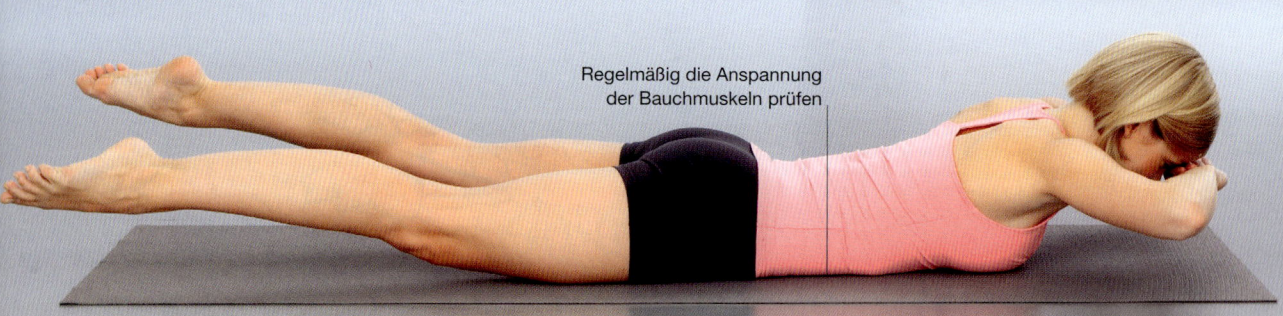

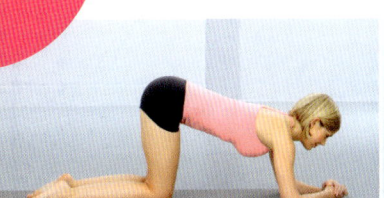

21 Stützen Sie sich auf Unterarmen und Knien auf. Verschränken Sie Ihre Hände. Spüren Sie die imaginären Hände um Ihre Taille (s. S. 17). Die eine hebt die Bauchdecke an, die andere drückt den unteren Rücken sanft nach unten. Atmen Sie ein und aus, und strecken Sie erst das rechte, dann das linke Bein nach hinten.

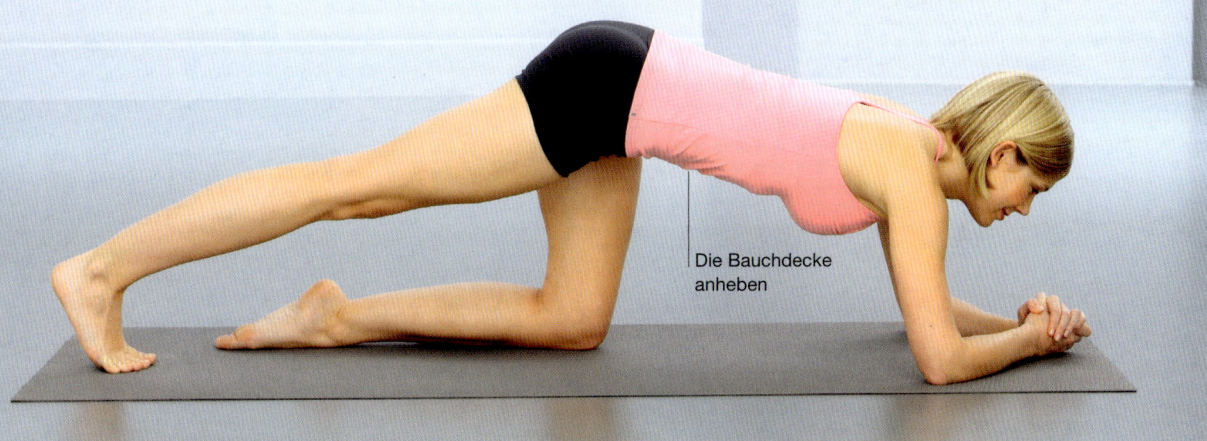

Die Bauchdecke anheben

22 Ziehen Sie die Bauchmuskeln ein, und drücken Sie das Schambein Richtung Boden. Rollen Sie das Steißbein ein, um die Hüfte zu verankern. Machen Sie zwei Atemzüge, und stützen Sie sich wieder mit den Knien auf. Die Übung wiederholen und entspannen.

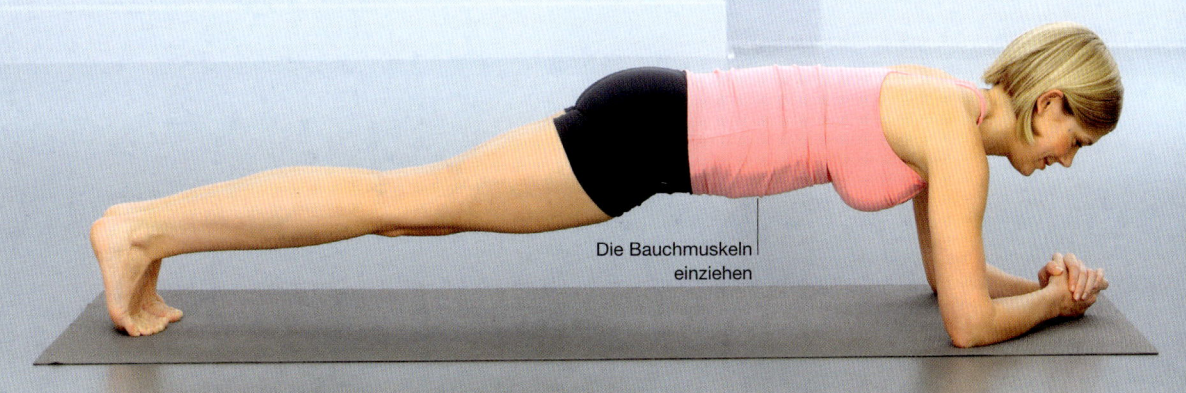

Die Bauchmuskeln einziehen

>> **Präzisieren** Langsames Aufrollen

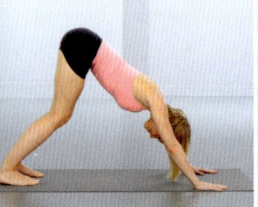

23 Atmen Sie im Vierfüßlerstand aus, und heben Sie die Hüfte. Ziehen Sie den Nabel zur Wirbelsäule (s. S. 17). Gehen Sie bei gebeugten Knien mit den Händen zu den Füßen. Nach zwei Atemzügen rollen Sie sich langsam auf. In Schenkelhöhe legen Sie die Handgelenke über Kreuz und ziehen ein imaginäres T-Shirt aus.

Der Kopf wird schwer
Das Steißbein wird schwer

24 Rollen Sie sich weiter auf, und spüren Sie, wie sich die Wirbel aufrichten, im unteren Rücken, in der Taille, auf Brust- und Schulterhöhe, bis der Kopf über dem Becken liegt (s. S. 17). Lassen Sie die Arme mit einem Kreisen fallen. Entspannen.

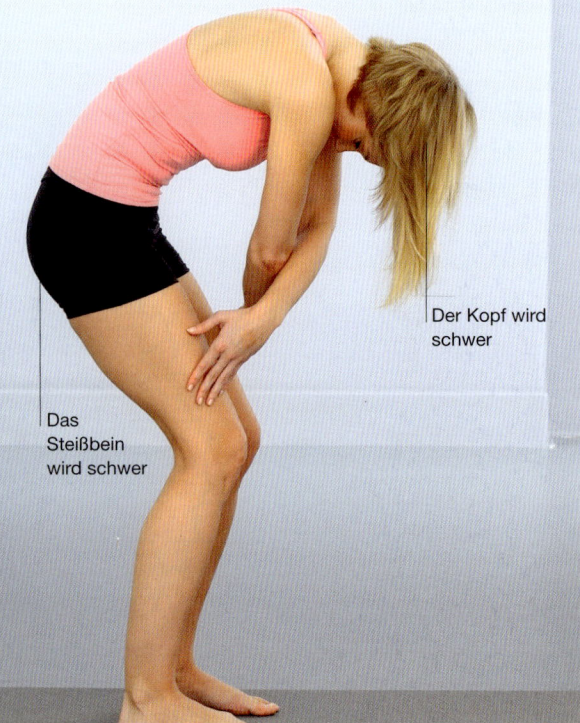

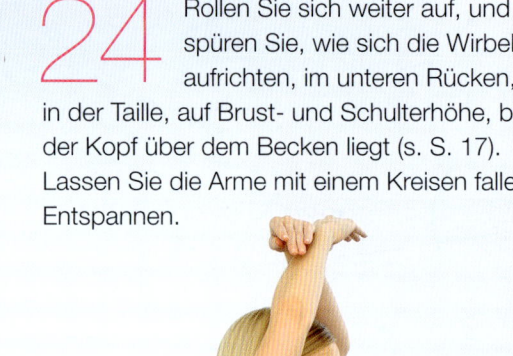

Die Wirbel richten sich einer nach dem anderen auf

Flexibler Rücken >>

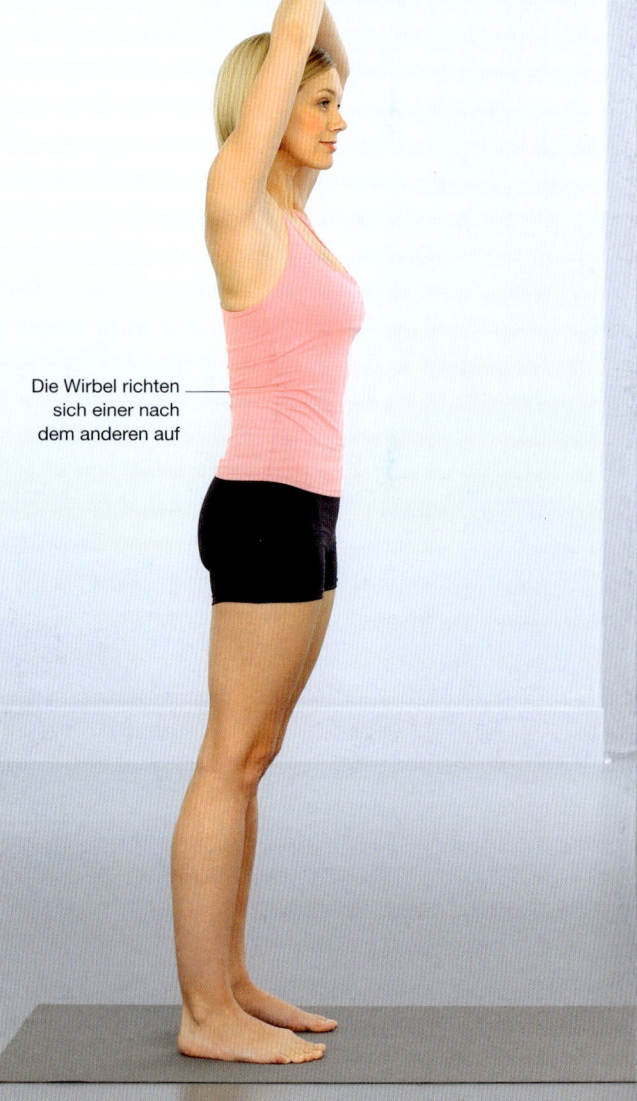

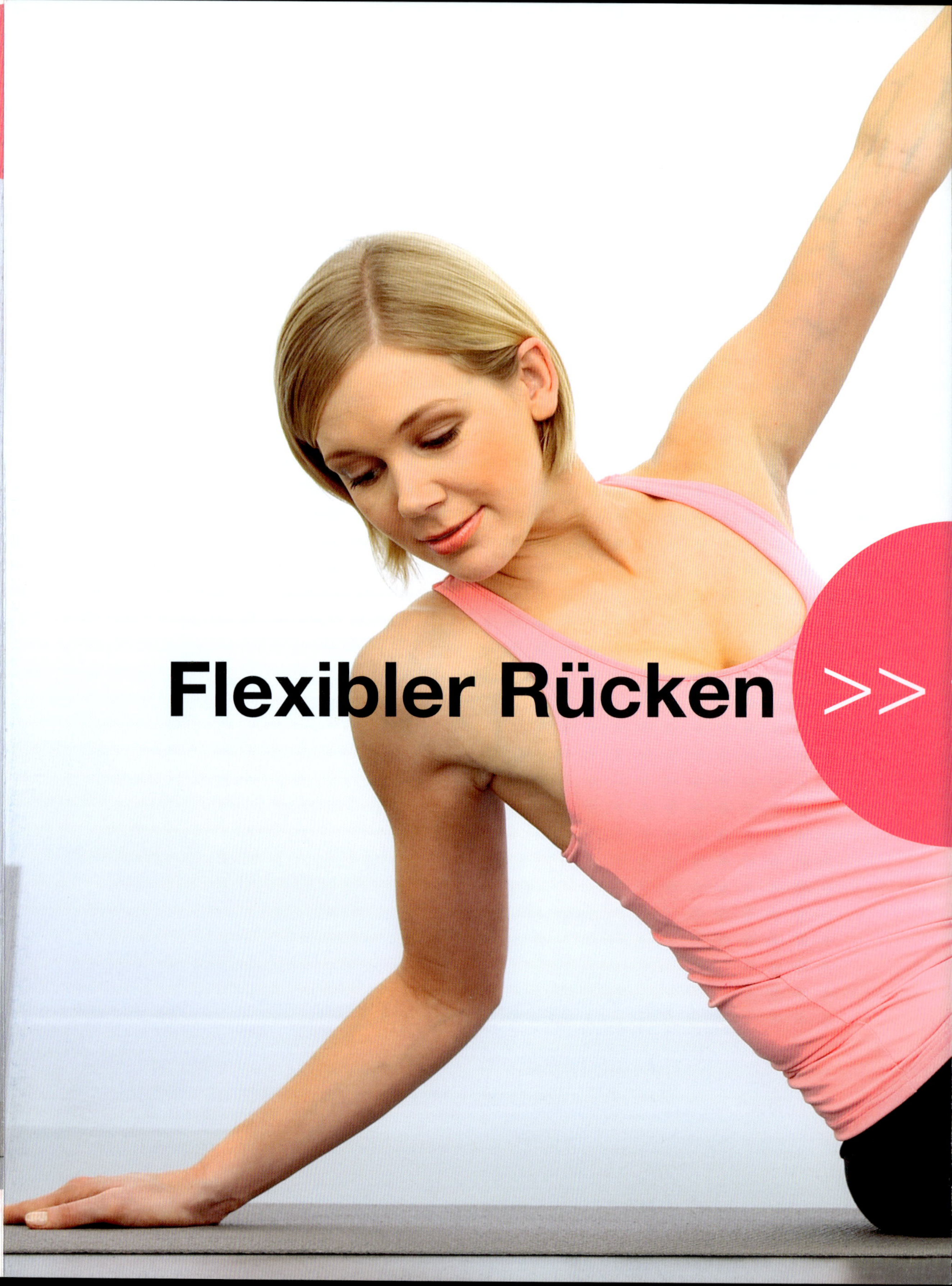

Flexibler Rücken auf einen Blick

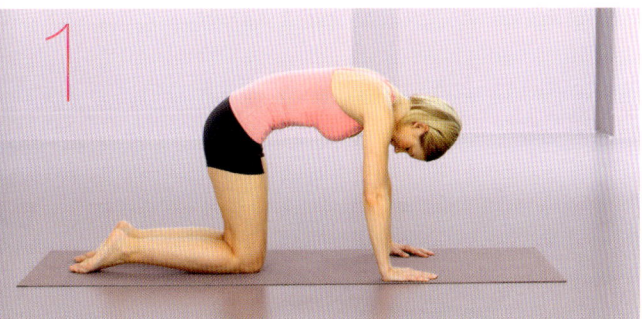

1

▲ **Dehnen**,
Katzenbuckel,
Seite 94

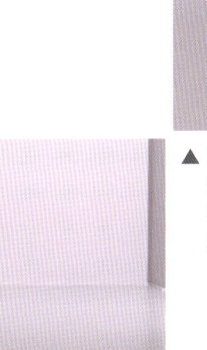

2

▲ **Dehnen**, Katzenbuckel, Seite 94

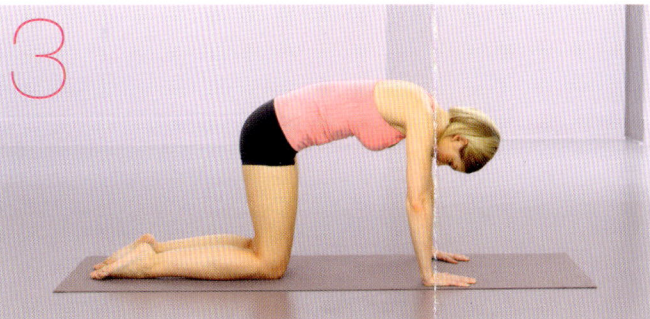

3

▲ **Koordinieren**,
Gebogenes
Krokodil,
Seite 95

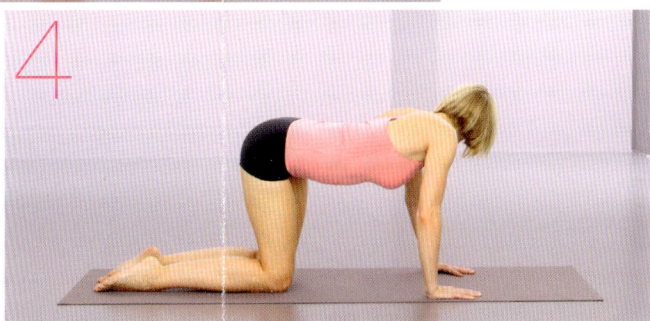

4

▲ **Koordinieren**, Gebogenes Krokodil, Seite 95

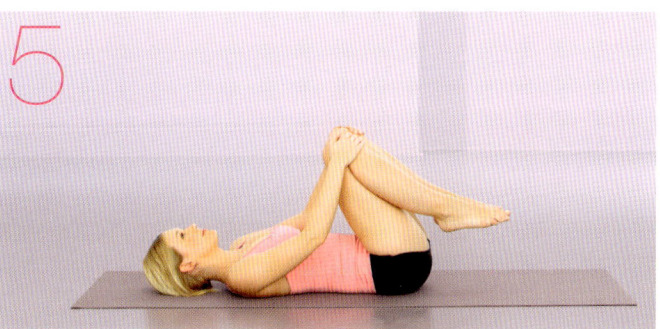

5

▲ **Präzisieren**,
Wirbelsäulen-
rotation,
Seite 96

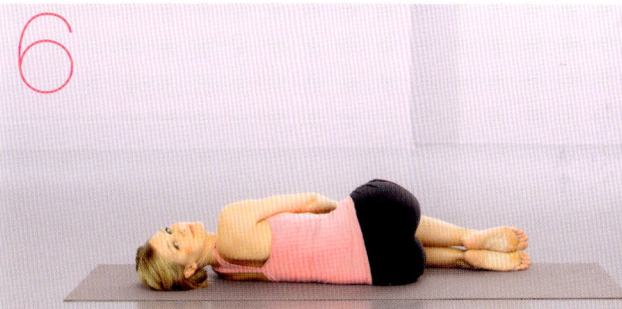

6

▲ **Präzisieren**, Wirbelsäulenrotation, Seite 96

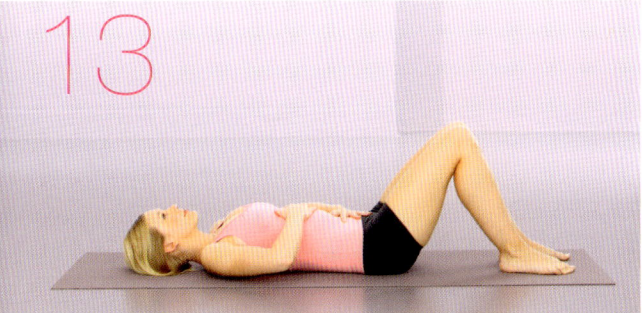

13

▲ **Präzisieren**,
Zwerchfell-
massage,
Seite 100

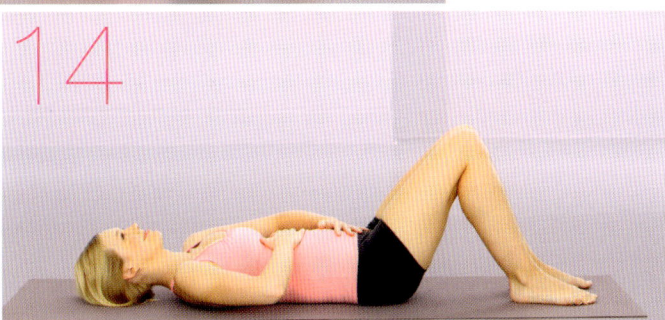

14

▲ **Präzisieren**, Zwerchfellmassage, Seite 100

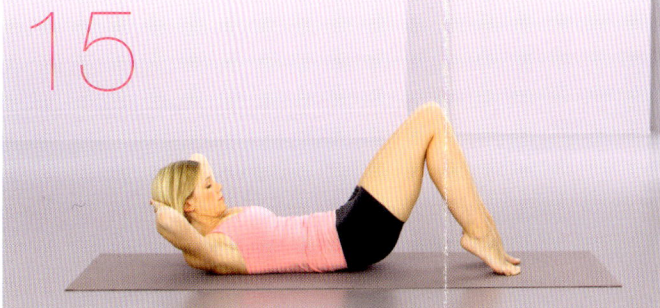

15

▲ **Koordinieren**,
Kombinierte
Curl-ups,
Seite 101

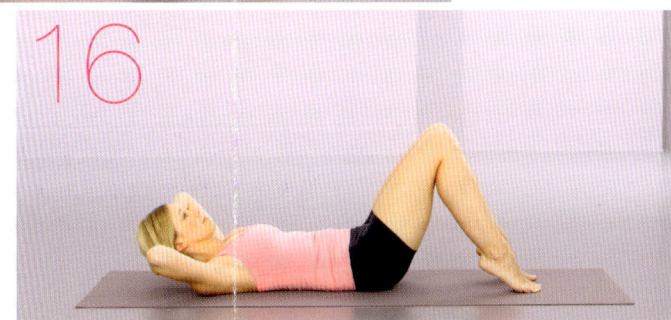

16

▲ **Koordinieren**, Kombinierte Curl-ups, Seite 101

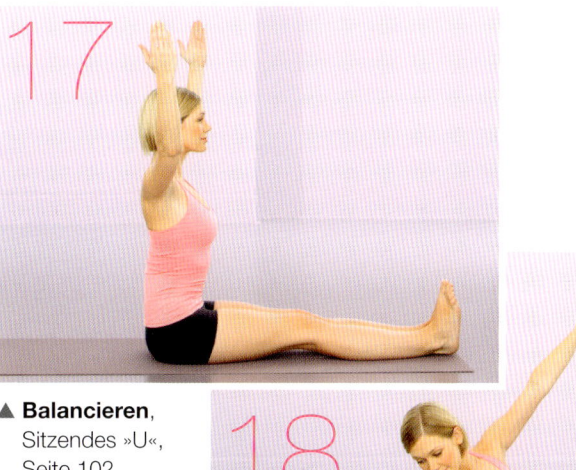

17

▲ **Balancieren**,
Sitzendes »U«,
Seite 102

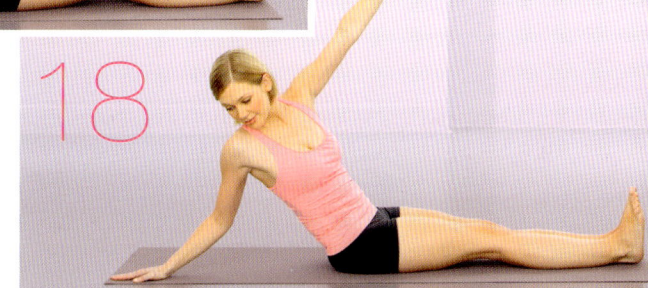

18

▲ **Balancieren**, Sitzendes »U«, Seite 102

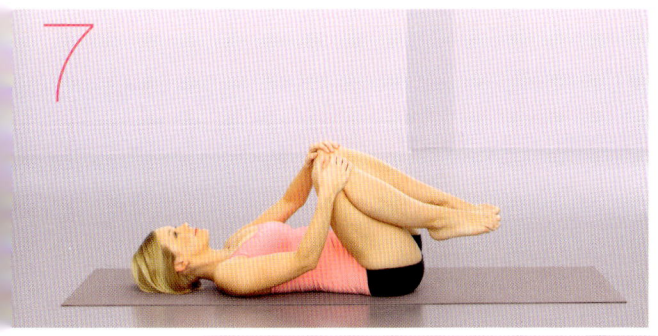

7

▲ **Weich werden**, Kreuzbein-kreisen, Seite 97

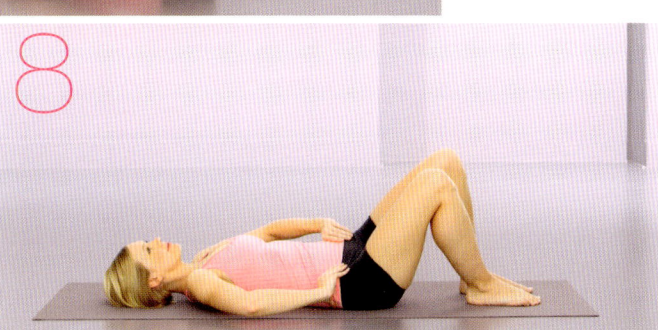

8

▲ **Weich werden**, Kreuzbeinkreisen, Seite 97

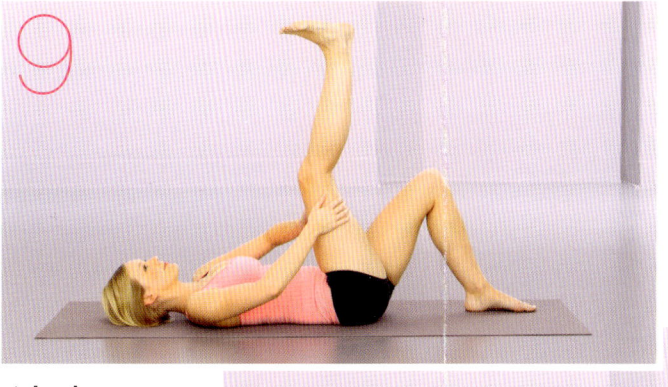

9

▲ **Lockern**, Kniebeuge im Liegen, Seite 98

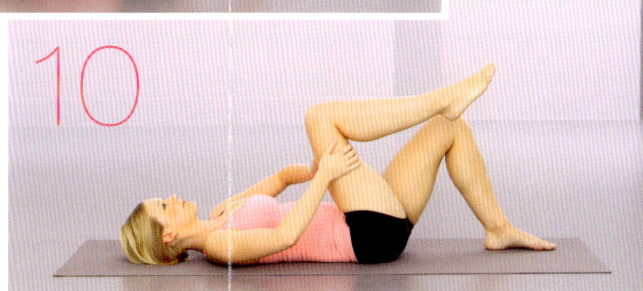

10

▲ **Lockern**, Kniebeuge im Liegen, Seite 98

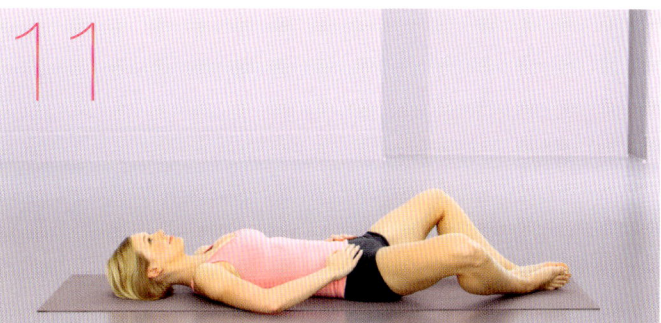

11

▲ **Zentrieren**, Frosch auf dem Rücken, Seite 99

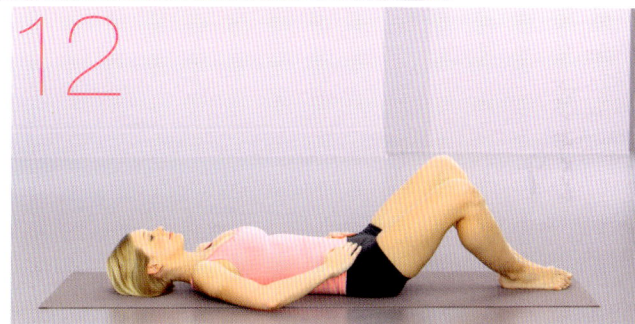

12

▲ **Zentrieren**, Frosch auf dem Rücken, Seite 99

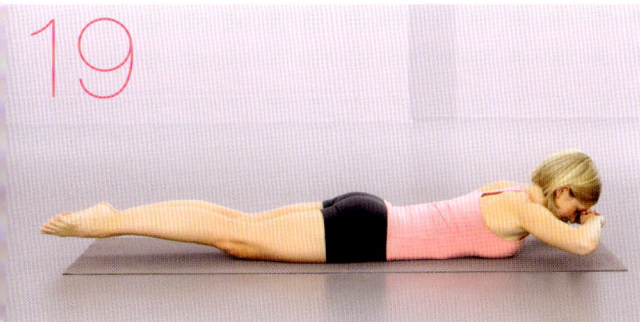

19

▲ **Akzentuieren**, Fersentippen, Seite 103

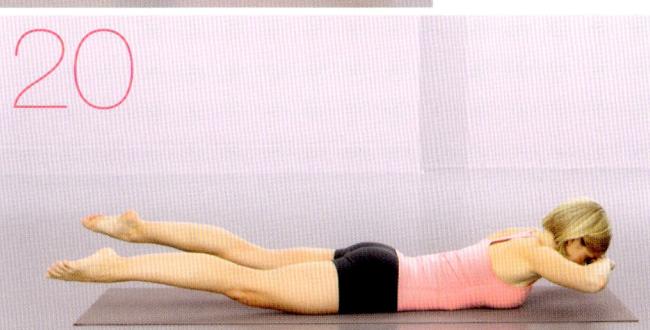

20

▲ **Akzentuieren**, Fersentippen, Seite 103

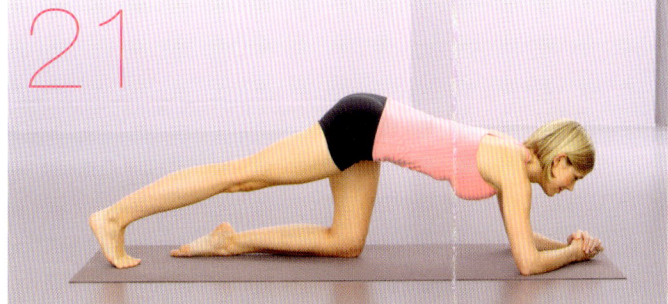

21

▲ **Powern**, Brücke, Seite 104

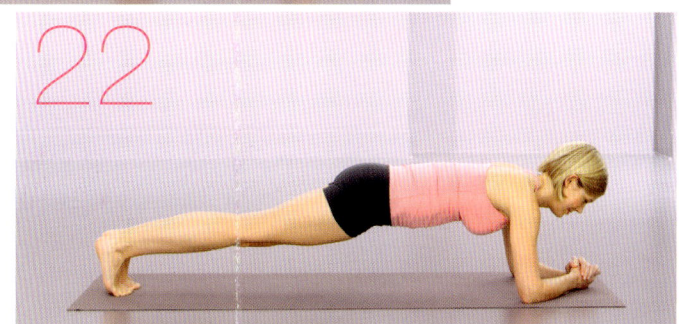

22

▲ **Powern**, Brücke, Seite 104

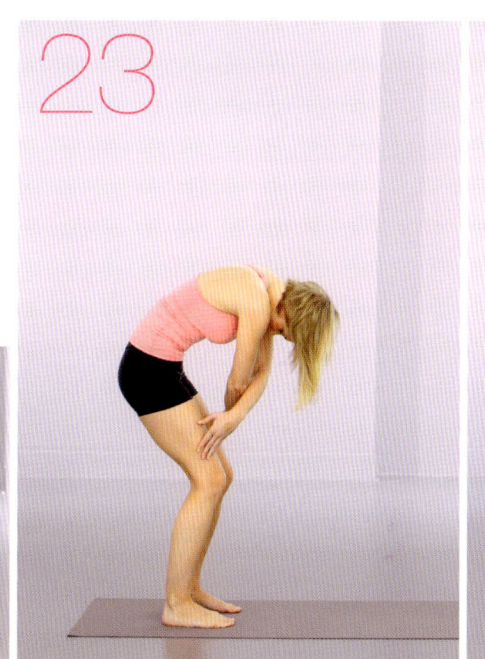

23

▲ **Präzisieren**, Langsames Aufrollen, Seite 105

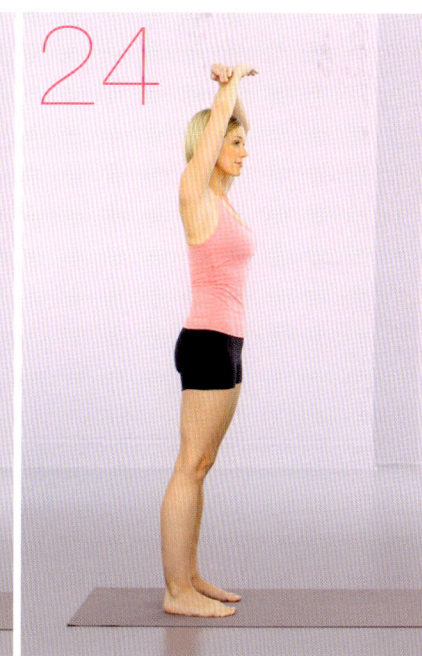

24

▲ **Präzisieren**, Langsames Aufrollen, Seite 105

15 Minuten **Übersicht**

>> Fragen & Antworten

Häufig sind Rückenschmerzen auf unbewegliche Körperpartien zurückzuführen. Durch gezielte Übungen können Sie völlig beschwerdefrei werden. Indem Sie die Übungstypen variieren, lernt Ihr Körper eine neue Beweglichkeit kennen. Die sanfteren Übungen des Programms »Flexibler Rücken« legen besonderen Wert auf weiche und unangestrengte Bewegungen.

>> Inwiefern hilft die Wirbelsäulenrotation meinem Rücken? Können Sie das erklären?

Die Wirbelsäulenrotation unterstützt, was »ausgereifte« Bewegung der Wirbelsäule genannt wird. Ein gut entwickelter Körper ist in alle Richtungen beweglich. Wenn Sie sich von einer Seite zur anderen drehen und zuletzt den Kopf mitnehmen, rotiert tatsächlich die ganze Wirbelsäule. Die Übung sorgt also in allen Abschnitten Ihrer Wirbelsäule für die größtmögliche Rotation. Ich mache diese Übung täglich, damit mein Rücken beweglich bleibt.

>> Was geschieht beim Kreuzbeinkreisen?

Zum einen werden bei der Übung alle Bereiche der Taille gestreckt, insbesondere im Rücken, im festen Gewebe zwischen den Rippen und dem Becken. Dieses Gewebe ist oft unsymmetrisch, da ein Teil zu kurz und der andere zu lang ist. Ferner sorgt das Kreuzbeinkreisen für eine erhöhte Grundspannung in der Bauchmuskulatur. Die Bauchmuskeln bestehen aus mehreren Lagen, und das Kreuzbeinkreisen aktiviert sie alle.

>> Wie wirkt die Kniebeuge im Liegen?

Diese Übung verbessert die Dehnbarkeit des Ischiasnervs, der vom Becken ausgehend die Schenkelrückseite hinab verläuft. Ist die Beckenregion aktiv, so wirkt sich das auch positiv auf den Rücken aus. Da Nerven sich langsamer dehnen als Muskeln, können steife Beine durch einen wenig dehnbaren Ischiasnerv und nicht durch steife Muskeln verursacht sein. Die Übung hilft auch bei verspanntem Rücken und erhöht die Beweglichkeit des Knies.

>> Was passiert bei der Zwerchfellmassage?

Die Zwerchfellmassage ist die raffinierteste Übung für den Rumpf, denn sie erhöht auf wundervolle Weise die Grundspannung der Bauchmuskeln und des Zwerchfells. Letzteres unterteilt den Rumpf in zwei Bereiche – den von den Rippen geschützten Brustraum und den Bauchraum. Die Zwerchfellmassage dehnt diese beiden Bereiche von innen – stellen Sie sich einen Luftballon vor, dessen eine Seite sich wölbt, wenn Sie die andere zusammendrücken. Da Sie für diese Bewegung Ihre Muskeln einsetzen, erzielen Sie den wunderbaren Effekt der erhöhten Spannung in Bauchmuskeln und Zwerchfell.

>> Wie hilft das Sitzende »U« meinem Rücken?

Es trainiert den Rücken, weil Sie sich von Ihrem Schwerpunkt weglehnen. Ein Aspekt beim Gleichgewichts- und Rumpftraining ist das Destabilisieren der gewohnten Stütze, hier Ihrer Hüfte. Wenn Sie sich zurücklehnen, halten Ihre Muskeln intuitiv Ihren Körper, da er aus dem Gleichgewicht gerät. Anschließend werden diese Muskeln noch aktiver, um Sie wieder ins Gleichgewicht zurückzubringen. Im Rücken befinden sich mehr Muskeln als in jedem anderen Körperteil. Sie alle zu betätigen ist also eine Herausforderung. Das Sitzende »U« aktiviert viele dieser Muskeln.

>> Das Fersentippen mag ich gar nicht, und meine Beine bewegen sich nicht synchron aufeinander zu. Können Sie mir sagen, was die Übung nützt?

Flach auf dem Bauch und damit auf dem Magen zu liegen ist äußerst unnatürlich und den meisten Menschen sehr unangenehm, da man eher gewohnt ist zu sitzen und zu stehen. Babys liegen eine Zeit lang auf dem Bauch, um ihre Rückenmuskeln zu kräftigen und für die aufrechte Position vorzubereiten. Bei uns ist das ähnlich. Ein umfassendes Training für einen kräftigen Rücken enthält immer auch Übungen in der Bauchlage. Beim Fersentippen stellt die Bewegung der Glieder eine zusätzliche Herausforderung dar. Die Synchronisation der Beine zwingt uns, alle Differenzen in der seitlichen Bewegung im Rücken (von rechts nach links) und in den Schenkeln auszugleichen.

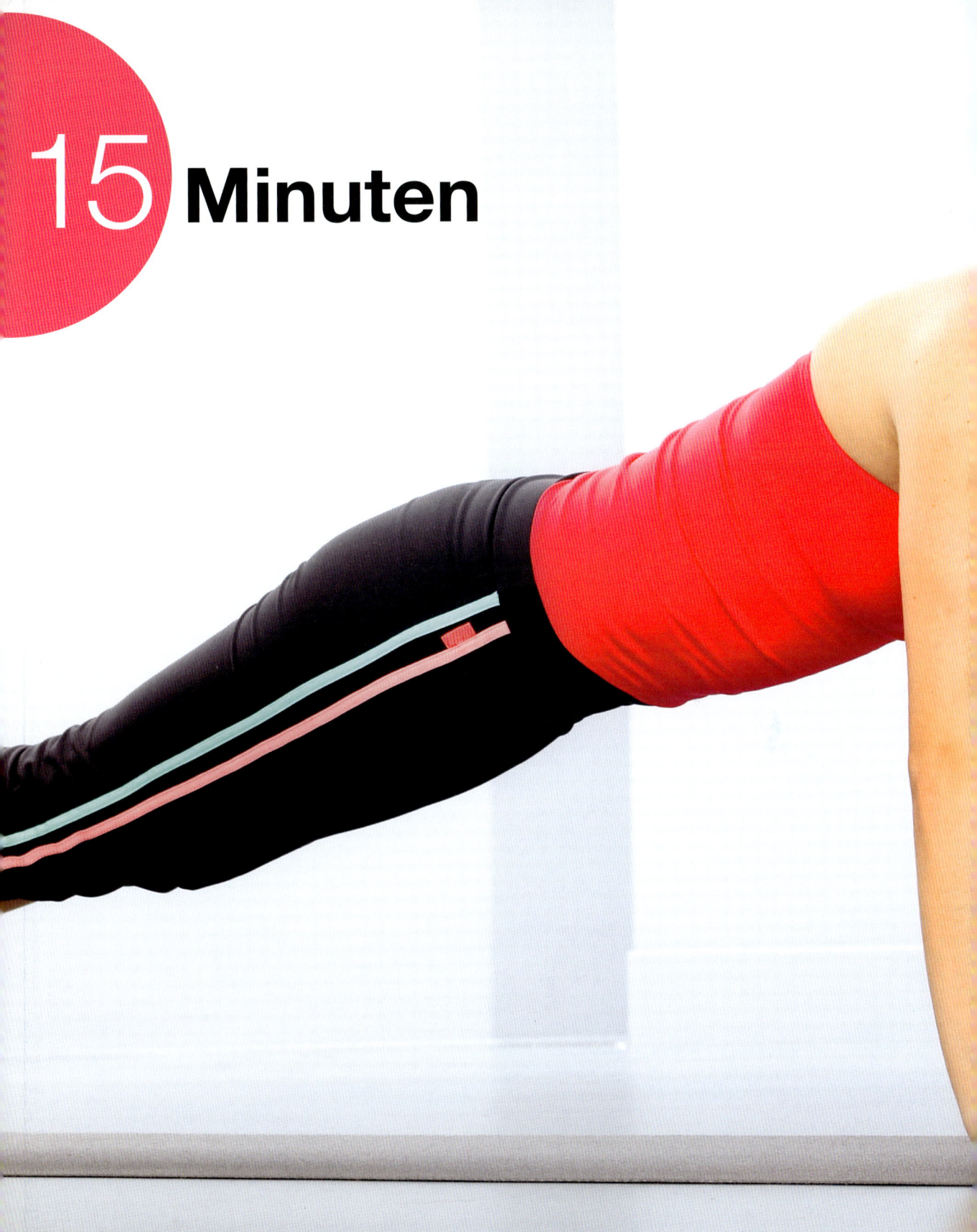

15 Minuten

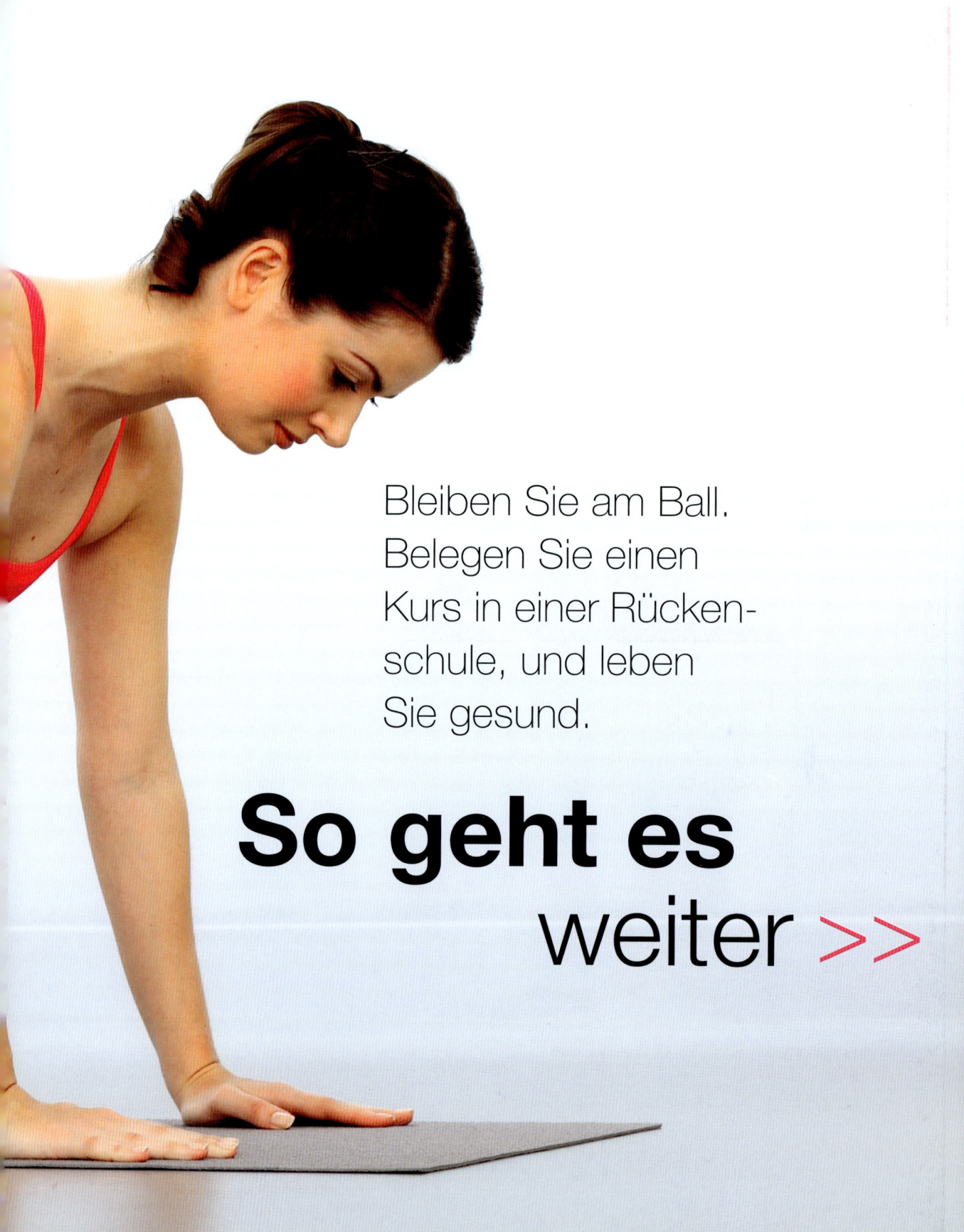

Bleiben Sie am Ball.
Belegen Sie einen
Kurs in einer Rücken-
schule, und leben
Sie gesund.

So geht es
weiter >>

>> **So machen Sie** Fortschritte

Oft ist es schwer, Fortschritte festzustellen. Wichtig ist, anzufangen und nicht zu kritisch mit sich selbst zu sein. Befolgen Sie die Anleitungen möglichst exakt, stellen Sie sich die Bilder vor, und lassen Sie sich von den Rhythmen und Stichworten leiten. Später können Sie die Intensität steigern.

Machen Sie sich mit allen vier Programmen vertraut, bevor Sie mit dem Work-out beginnen. Jedes Programm geht langsam und sanft los und wird allmählich schwieriger. Wenn Sie absoluter Anfänger sind, fangen Sie am besten mit der Übungsreihe »Flexibler Rücken« an.

Ob Sie fit sind oder nicht, Sie sollten auf jeden Fall die ersten zwölf Übungen, insbesondere die Reihe »Flexibler Rücken«, bewältigen können. Seien Sie stolz auf die Übungen, die Sie geschafft haben. Es ist keine Niederlage, eine Übung zu überspringen, weil man sich dabei unwohl fühlt.

Ist Ihnen eine Übung zu schwer, beugen Sie die Knie oder machen sie nur zum Teil. Variieren Sie, bis Sie die Übung wie gezeigt durchführen können. Setzen Sie sich drei Work-outs wöchentlich zum Ziel, und seien Sie auf Muskelkater gefasst. Das ist, besonders wenn man Übungen zum ersten Mal macht, ganz normal. Am zweiten Tag ist er am stärksten. Bald wird Ihr Körper nach einer täglichen Dosis körperlicher Betätigung verlangen.

Gelegentliches Work-out

Beginnen Sie mit der Übungsreihe »Kräftiger Rücken«, und praktizieren Sie in zwei Wochen sechsmal. Dann fahren Sie mit »Vitaler Rücken«, »Power-Rücken« und »Flexibler Rücken« jeweils zwei Wochen lang und in dieser Reihenfolge fort. So lernt Ihr Körper eine Vielzahl von Bewegungen und Belastungen aus den unterschiedlichsten Richtungen kennen. Dieses solide achtwöchige Training stärkt auch Ihr Bewusstsein für die auf-

>> **Tipps** für Ihren Fortschritt

- **Neueinsteiger** und Rekonvaleszenten beginnen mit dem Programm »Flexibler Rücken«, und zwar dreimal wöchentlich.

- **Gelegentliches Work-out** sollte mit »Kräftiger Rücken«, über zwei Wochen je dreimal, erfolgen, gefolgt von den anderen drei Programmen jeweils über zwei Wochen.

- **Regelmäßiges Work-out,** am besten täglich, sollte die Programme nach Belieben mischen, beginnend mit »Kräftiger Rücken«.

- **Ein volles, einstündiges Work-out** erreichen Sie, indem Sie »Flexibler Rücken« mit »Kräftiger Rücken« verbinden und dann jeweils ein Programm anfügen.

rechte Haltung. Vertrauen Sie auf sich, und halten Sie durch, auch wenn Sie nur gelegentlich Zeit haben. Sie werden bald spüren, wie wohl Ihnen Ihr gestärkter Rücken und eine gute Haltung tun!

Regelmäßiges Work-out

Wenn Sie regelmäßig trainieren, können Sie die Reihenfolge der Programme gleich von Anfang an nach dem Zufallsprinzip miteinander kombinieren. Ich empfehle, mit »Kräftiger Rücken« zu beginnen. Wunderbare Resultate erzielen Sie bei täglichem

Training. Alle Übungen können Sie bedenkenlos an aufeinanderfolgenden Tagen durchführen.

Sie wollen schneller fit werden? Dann nehmen Sie sich zwei Programme vor: zwei Wochen lang »Kräftiger Rücken« und »Flexibler Rücken« dreimal wöchentlich, danach »Vitaler Rücken« beziehungsweise »Power-Rücken« zusammen mit »Flexibler Rücken«, ebenfalls jeweils zwei Wochen lang.

Einstündiges Work-out

Sie können schrittweise darauf hinarbeiten, alle vier Sequenzen in einem einstündigen Work-out durchzuführen. Gehen Sie zunächst vor, wie eben unter »Regelmäßiges Work-out« beschrieben, und ergänzen Sie erst ein und dann zwei Programme, bis Sie alle vier schaffen. An diesem Punkt müssen Sie unbedingt auch Erholungszeit einplanen, und zwar alle zwei Wochen zwei aufeinanderfolgende Tage.

Bei Rückenproblemen

Wenn Sie eine Rückenverletzung oder eine schwere Krankheit hinter sich haben, sprechen Sie mit Ihrem Arzt, bevor Sie Ihr Training aufnehmen. »Flexibler Rücken« ist für den Einstieg am besten geeignet. Beginnen Sie mit Katzenbuckel, Gebogenem Krokodil und Kreuzbeinkreisen, und erweitern Sie Ihr Repertoire langsam auf das ganze Programm. Selbst wenn Sie vor Ihrer Erkrankung sportlich aktiv waren, sollten Sie langsam und mit einfachen Übungen beginnen. Führen Sie sich alle Übungen detailliert vor Augen. Studien haben erwiesen, dass dadurch die Verbindung zwischen Gehirn und Körper aktiviert wird.

Wenn Sie einen Problemrücken haben, bieten mehrere Wiederholungen des Katzenbuckels einen sanften (Neu-) Einstieg in ein erfolgreiches Rückentraining.

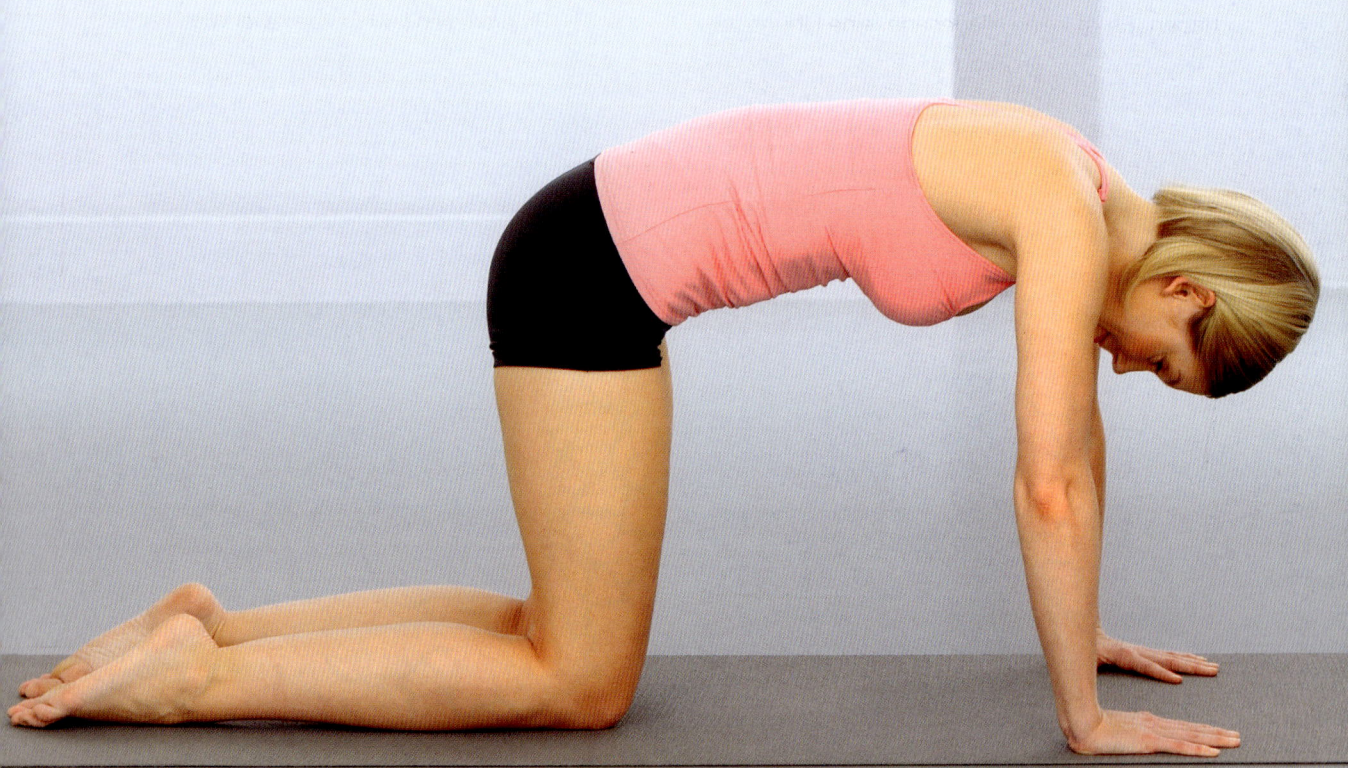

>> **Motiviert** bleiben

Wie man motiviert bleibt, um sein Ziel zu erreichen, ist Gegenstand vieler wissenschaftlicher Studien. Sie können sich in etwa 21 bis 28 Tagen durch bewusste Anstrengung neues Verhalten antrainieren. Dann wird Ihr Rückentraining zur Gewohnheit und kann Ihrem Leben eine neue Richtung geben.

Nehmen Sie sich zu Beginn fest vor, Ihr Training drei Wochen lang durchzuhalten, auch wenn es für Sie eine Umstellung bedeutet. So legen Sie den Grundstein für ein besseres Leben. Am effizientesten arbeiten Sie mit diesem Buch, wenn Sie sich ein Programm aussuchen, das Sie mindestens dreimal wöchentlich durchführen. Alle vier Einheiten in diesem Buch können aber auch täglich praktiziert werden, sogar öfter als einmal. Ich mache viele Übungen fünfmal pro Woche, damit mein Rücken kräftig bleibt.

Nach den ersten drei Wochen

Nach drei Wochen treten häufig erste Motivationsprobleme auf. Dann ist es Zeit für etwas Neues. Variieren Sie nun Ihr Programm! Zu einem kompletten Fitnesstraining gehört auch das Kräftigen von Herz und Lunge, zum Beispiel durch Gehen, Fahrradfahren und Schwimmen. Wechseln Sie Ihr Work-out mit solchen Aktivitäten ab. So erhalten Sie sich die Freude an der Bewegung.

Es motiviert, auf ein bestimmtes Ziel hinzuarbeiten. Dies könnte sein, ein Programm während der ersten drei Wochen viermal wöchentlich zu praktizieren oder weniger Beschwerden zu haben, wenn man vor dem Computer sitzt. Viele meiner Schüler führen Tagebuch, um die Häufigkeit und den Erfolg ihres Trainings zu dokumentieren.

Denken Sie stets daran: Sie können nur gewinnen. Geben Sie sich positive Rückmeldung, das führt zu positiven Ergebnissen. Zu Beginn mögen Ihnen manche Bewegungen ungewohnt oder unan-

> ## >> **Tipps,** wie Sie motiviert bleiben
>
> - **Halten Sie drei Wochen durch,** um Ihr Training zur Gewohnheit zu machen.
>
> - **Sorgen Sie für Abwechslung,** und ergänzen Sie die Work-outs durch andere Aktivitäten wie Gehen oder Radfahren.
>
> - **Setzen Sie sich ein festes Ziel,** zum Beispiel ein Programm in den ersten drei Wochen an vier Abenden durchzuführen.
>
> - **Führen Sie Tagebuch,** um die Häufigkeit Ihres Trainings und die Ziele, die Sie sich für jede Woche gesetzt haben, stets vor Augen zu haben.

genehm sein. Vielleicht schaffen Sie nicht mehr als eine oder zwei Übungen – doch geben Sie nicht auf. Stellen Sie sich Ihren gesunden Körper vor, und machen Sie die Übungen, so gut Sie können.

An manchen Tagen wird es besser klappen, an anderen weniger. Gerade wenn man sich nicht besonders fühlt, tut das Work-out gut. Ich sage meinen Schülern immer: Je mehr das Training zur Routine wird, desto mehr verlangt es Sie danach!

Machen Sie Ihr Work-out zur Routine, und trainieren Sie möglichst jeden Tag zur selben Zeit. Sie werden sich bald voller Vorfreude Ihre Übungsmatte bereitlegen.

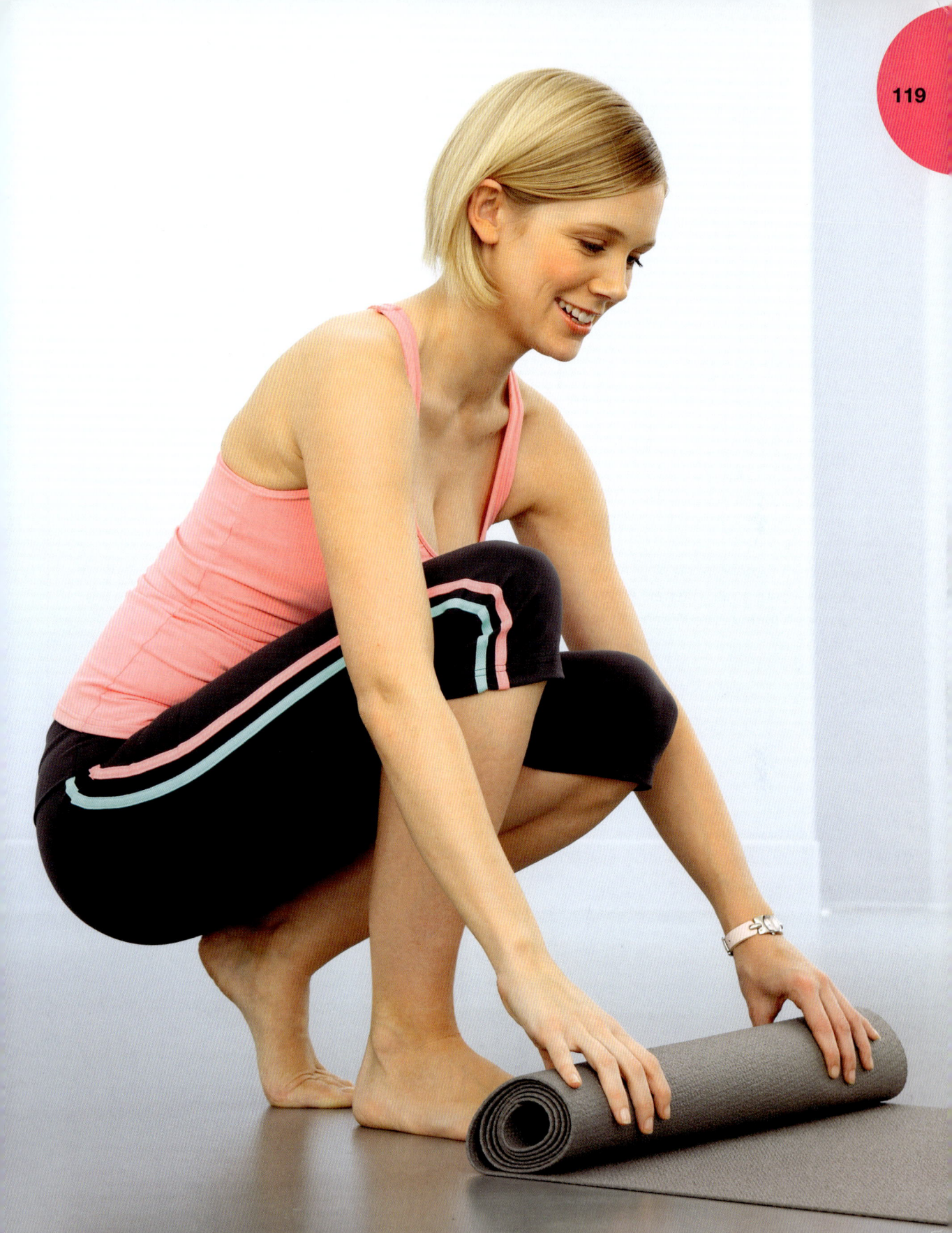

>> **Besuchen Sie** einen Kurs

Sie haben sich durch dieses Buch durchgearbeitet. Herzlichen Glückwunsch!
Nun möchten Sie möglicherweise einen Kurs und eine Trainerin finden, die
Sie bei Ihren weiteren Fortschritten anleitet und Übungen und Ziele ausarbei-
tet, die speziell auf Ihre Anforderungen zugeschnitten sind.

Machen Sie sich Ihre Erwartungen bewusst, bevor
Sie auf die Suche gehen. Sie haben durch dieses
Buch und die Begleit-DVD Erfahrungen gewonnen,
die Ihnen helfen, die angebotenen Kursinhalte und
Lehrmethoden zu beurteilen. Nicht das Charisma
einer attraktiven und fitten Kursleiterin sollte Sie zur
Teilnahme an einem Kurs bewegen. Entscheiden
Sie zuerst für sich, was Sie bevorzugen: Stretching,
Bewegung in Kombination mit Herz-Kreislauf-Trai-
ning, Spaß und Extrovertiertheit wie bei Hip-Hop
oder Street Dance oder meditative Arbeit an Körper
und Geist wie bei Yoga.

Viele Menschen wählen einen Kurs nach seinem
Titel, sehen sich die Inhalte aber kaum genauer
an. Besser ist es, wenn Sie erst einmal an einer
Probestunde teilnehmen. Sieht sich die Kursleiterin
genau an, was die Teilnehmer tun, oder interessiert
sie sich mehr für ihr Spiegelbild? Auch sollte sie
weder zu ehrgeizig sein, was leicht zu Verletzungen
führt, noch zu wenig anspruchsvoll, denn das wäre
Zeit- und Geldverschwendung.

Ist der Kursleiter qualifiziert?

Legen Sie Wert auf eine gute Ausbildung des
Lehrers, und erkundigen Sie sich, welche Zertifikate
oder Schulabschlüsse er vorzuweisen hat. Unbe-
dingte Voraussetzung ist die Kenntnis der grundle-
genden Mechanik des Körpers und der wichtigsten
gesundheitlichen Aspekte. Wenn ein Lehrer sagt,
er hätte sich sein Können selbst beigebracht und
bräuchte keine Ausbildung, sollten Sie sich ihm
besser nicht anvertrauen.

> ### >> **Tipps,** wie Sie einen Kurs finden
>
> - **Wählen Sie Ihren Kurs nach dem Inhalt.**
>   Nehmen Sie an einer Probestunde teil,
>   bevor Sie sich anmelden.
>
> - **Achtet der Kursleiter darauf,** was die
>   Teilnehmer tun? Wie ist die Interaktion zwi-
>   schen Lehrer und Schülern?
>
> - **Vertrauen Sie nicht allein dem Charisma**
>   des Kursleiters. Das geht manchmal auf
>   Kosten der Sicherheit oder der Qualität.
>
> - **Nehmen Sie regelmäßig teil.** Der Kursleiter
>   kann Sie am besten beobachten und anlei-
>   ten, wenn er Sie regelmäßig sieht.

Bei einem Problemrücken sollten Sie sich mit dem
Kursleiter beraten, bevor Sie sich seinem Unterricht
anschließen. Zögert er, Sie aufzunehmen? Akzep-
tieren Sie es, wenn er Ihnen von der Teilnahme
abrät. Sicherlich kann er eine andere Klasse emp-
fehlen, die Ihrem Typ, dem Grad Ihrer Fitness oder
Ihrer Rehabilitation förderlicher ist.

Wenn Sie den Kurs zusammen mit einer
Freundin besuchen, mag Sie das zwar motiveren,
überhaupt hinzugehen, doch wenn der Kurs für Sie
unpassend ist, ist wenig gewonnen. Falls Sie einen
Kurs besuchen, weil eine Freundin Sie im Auto mitnehmen kann, die Chemie zwischen Ihnen und dem

Kursleiter nicht stimmt, sollten Sie nicht vorschnell die Segel streichen. Überlegen Sie, was Sie stört, und suchen Sie das Gespräch mit dem Kursleiter. Wenn Sie selbstbewusst, aber nicht aggressiv Ihre Wünsche äußern, kann das Ihnen beiden gleichermaßen helfen.

Haben Sie sich in einen Kurs eingeschrieben, lassen Sie sich Zeit. Nur mit der Zeit können Sie herausfinden, ob Sie Ihren Mentor gefunden haben. Wie bei Vorstellungsgesprächen ist vielleicht erst der zehnte Lehrer für Sie der Richtige. Fühlen Sie sich jedoch weder respektiert noch ermutigt, suchen Sie sich einen anderen Kurs, auch wenn Ihnen Ihre Gruppe zusagt. Natürlich ist die Gruppendynamik in jeder Stunde anders, aber Sie sollten sich nach jedem Training sagen können: »Ich werde mit jedem Mal ein bisschen besser!«

Einige Stunden Einzelunterricht bei Ihrem Kursleiter können Ihre Fortschritte beschleunigen. Auch werden Sie deutlicher sehen, wo Sie Fortschritte machen, und Sie können sich die mysteriösen Begriffe und Bilder, mit denen im Unterricht gearbeitet wird, erklären lassen.

Den richtigen Lehrer und den passenden Kurs zu finden mag aufwendiger und schwieriger sein, als Sie zunächst erwartet haben. Der Kurs wird sich bei Ihrem ersten Erscheinen sicher nicht nach Ihren Erwartungen richten, sondern nach denen der regelmäßigen Teilnehmer. Dennoch sollte ein guter Kursleiter auch Neuankömmlingen helfen, ihren Platz zu finden.

Denken Sie daran, dass jeder Teilnehmer spezifische Bedürfnisse hat. Stimmen jedoch die Rahmenbedingungen, werden Sie sich zufrieden und gut aufgehoben fühlen und schnellere Fortschritte machen, als Sie sich jemals träumen ließen.

Den richtigen Lehrer zu finden, der Sie Ihren persönlichen Zielen näherbringt, erfordert Ausdauer. Hören Sie sich im Freundeskreis um, und fragen Sie nach Referenzen.

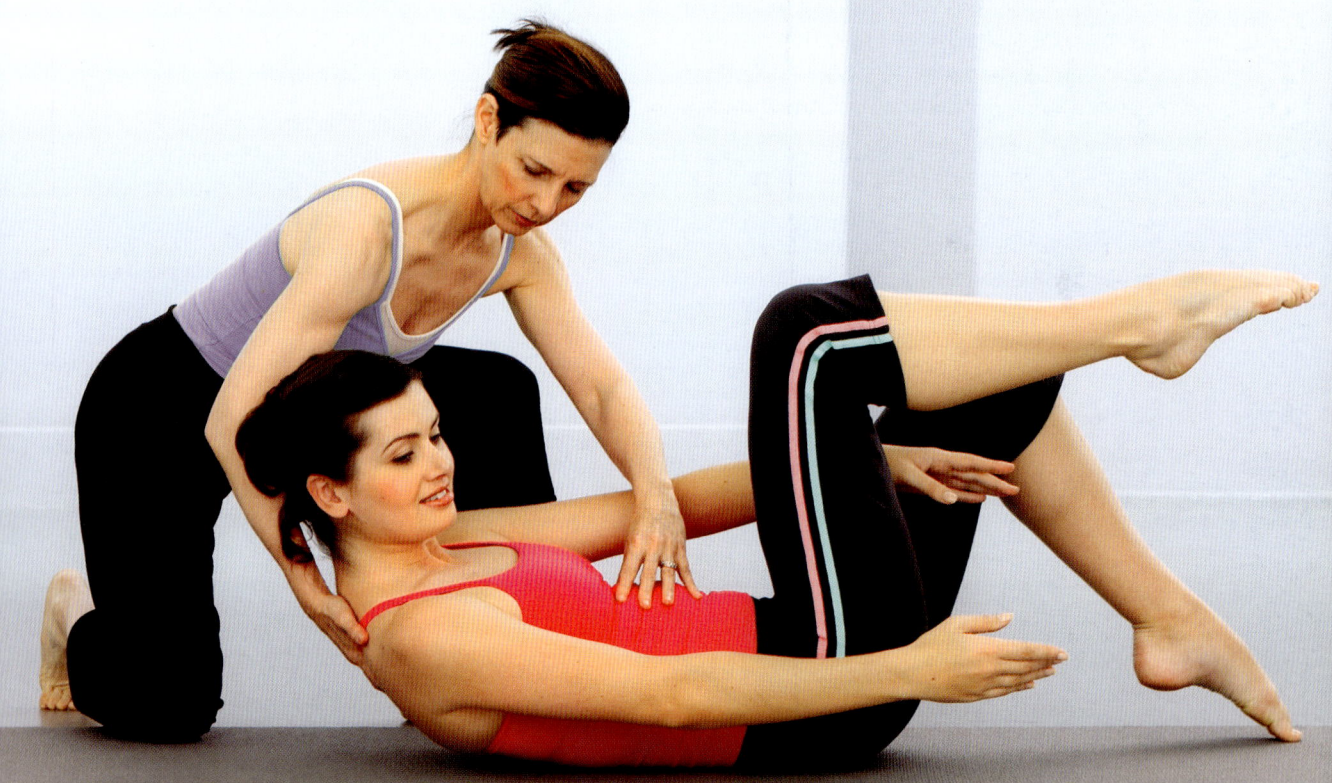

>> **Gesund** leben

Wenn Sie die ersten positiven Auswirkungen des Rückentrainings spüren, werden Sie ein ganzheitliches Interesse an Ihrem Körper entwickeln. Neben körperlicher Betätigung sind gesunde Ernährung, Ruhe und Erholung wichtig. Sind diese Faktoren im Gleichgewicht, fühlen wir uns glücklich!

»Ruhe, verdaue und heile« lautet eines meiner Lieblingsmantras. Jeder, vom aktivsten Athleten und körperlich Arbeitenden über die emsige, gestresste Mutter bis zum Büroangestellten, benötigt Ruhe, Nahrung und Erholung. Diese Erfolgsformel setzt voraus, dass sich Aktivität und Bewegung mit Ruhe und Entspannung abwechseln. Gesunde Nahrung in der richtigen Menge und regelmäßiger Schlaf sind zusätzliche Elemente von unschätzbarem Wert, die zu lebenslangem Wohlbefinden beitragen.

Wir haben das Glück, zu einer Zeit und in einer Region zu leben, in der Nahrung reichlich vorhanden ist. Wissenschaft und Forschung halten Jung und Alt gleichermaßen darüber auf dem Laufenden, welche Nährstoffe der Körper braucht, wie er die Nahrung umwandelt und welche Lebensmittel aus welchem Grund gesundheitsfördernd sind. Essen Sie vor allem frische Lebensmittel einschließlich solcher mit antioxidativer Wirkung, meiden Sie künstlich gesüßte Nahrung, und trinken Sie viel Wasser – eine gesunde Ernährung zahlt sich aus, wenn Sie Ihrem Rücken etwas Gutes tun möchten. Wenn Ihr Gewicht Ihrer Körpergröße angemessen ist, muss Ihr Rücken nicht mehr tragen als wirklich notwendig. Ein dicker Bauch und zusätzliche Pfunde bedeuten eine unnötige und schädliche Zusatzbelastung für die Wirbelsäule.

>> **Tipps** für ein gesundes Leben

- **Essen Sie täglich** fünf Portionen Obst und Gemüse.

- **Achten Sie auf** proteinreiche Nahrung.

- **Reduzieren Sie Alkohol,** Zucker und Fett in Ihrer täglichen Ernährung.

- **Trinken Sie täglich** mindestens sechs Gläser Wasser.

- **Passen Sie die Menge der Kohlenhydrate** dem Grad Ihrer Aktivität an.

- **Wechseln Sie zwischen Aktivität und Ruhe.** Oft reicht eine kurze Ruhepause aus.

Halten Sie sich an die 80/20-Regel: Wenn Sie sich zu 80 Prozent gut ernähren und ausreichend bewegen, können Sie die verbleibenden 20 Prozent essen, was Sie wollen!

Ernährungsgrundlagen

Der menschliche Körper gewinnt aus Kohlenhydraten, Fetten und Proteinen Energie. Für Lebewesen ist Wasser lebensnotwendig. Kohlenhydrate werden durch Gemüse, Obst und Stärke aufgenommen. Letztere besteht aus schweren Kohlenhydraten, die sich in Brot, Kartoffeln und Nudeln finden. Alle Kohlenhydrate liefern neben Energie Vitamine. Gesunde Fette wie einfach ungesättigte Fettsäuren und Omega-3-Fettsäuren werden für die Hormone benötigt – Botenstoffe, die unter anderem die Fortpflanzung, den Stoffwechsel und den Knochenaufbau regulieren – und für unsere Haut, das wichtigste Organ für die Immunabwehr.

Eine wichtige Rolle spielen die Proteine – wesentliche Bausteine des Sehnen- und Muskelgeflechts, das unsere Gelenke verbindet. Der Rücken allein besteht aus über 50 Gelenken, und da eine aktive Wirbelsäule ständige Reparaturarbeit erfordert, benötigt sie, um gesund zu bleiben, Proteine. Sie sind in Nüssen, magerem Fleisch, Fisch und Meeresfrüchten, Vollkornbrot und Gemüse wie Erbsen und Bohnen enthalten.

Sorgen Sie für ausreichend Schlaf

Viele Menschen leiden heute an Schlafmangel. Junge Eltern, Studenten, Pendler, aber auch Menschen, die viel Zeit vor dem Fernseher verbringen, bekommen selten sechs bis acht Stunden Schlaf täglich. Die vierte Schlafphase ist die wichtigste. In ihr erholen sich unsere Zellen von der Beanspruchung des Alltags, sodass wir auch am nächsten Tag wieder in der Lage sind, dem Stress entgegenzutreten. Besonders der Rücken, der häufig lange Zeiten aufrecht bleiben muss, ist anfällig für Stress und Müdigkeit. Ausreichend Ruhe im Liegen reduziert das Gewicht auf die Wirbelsäule und nimmt gleichzeitig emotionale Last von uns.

Auch zu häufiges oder zu intensives Training ist schädlich. Häufig führt das zu Schlaflosigkeit, was den Heilungsprozess verzögert. Jeder geht gern gelegentlich aus, doch kontinuierliche Überstimulation führt zum Burn-out. Denn auch wenn wir es am liebsten nicht wahrhaben würden: Unser Körper ist endlich. Darum pflegen Sie ihn. Gönnen Sie ihm regelmäßige Ruhe und Erholung.

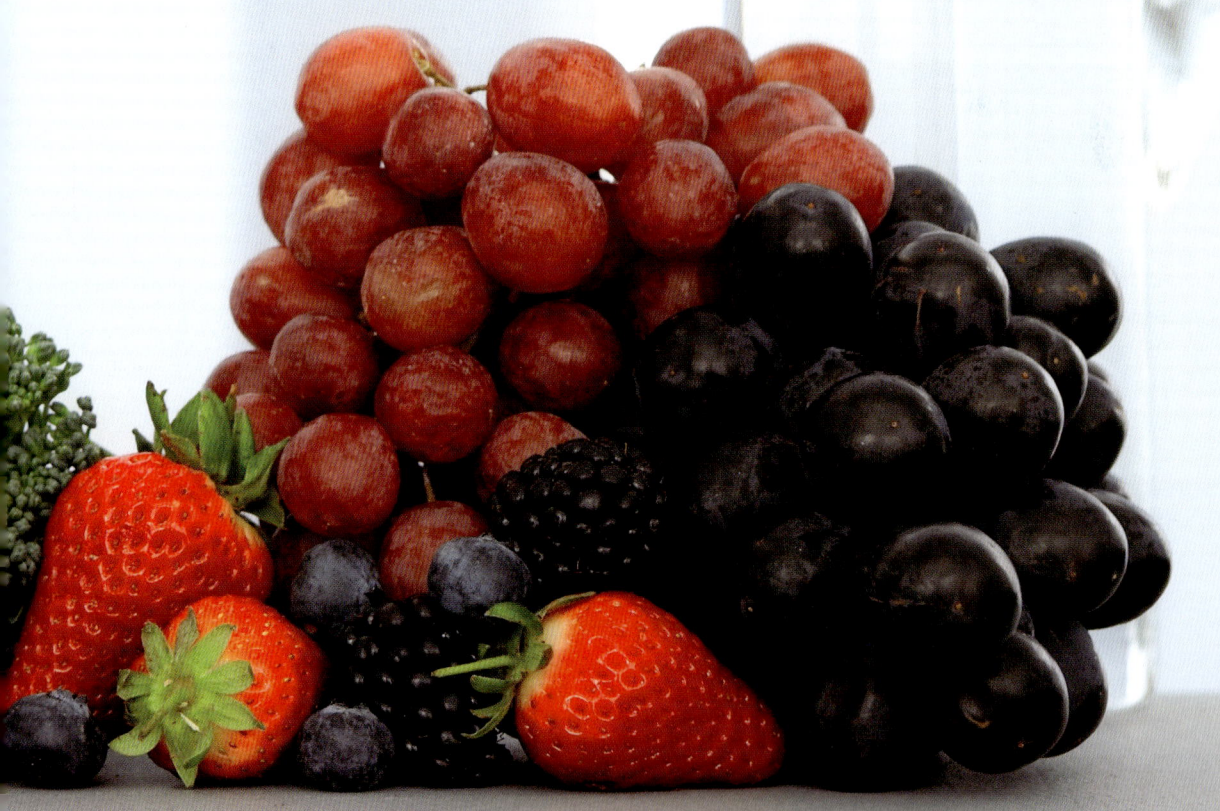

Nützliche Adressen und Medien

Wenn Sie Rückenprobleme haben, sollten Sie zunächst einen Arzt aufsuchen. Gleichzeitig können Sie vielen gesundheitlichen Beschwerden bereits durch umsichtiges Verhalten vorbeugen. Die folgenden Quellen helfen Ihnen, allgemeine Informationen, Kurse und Therapeuten zu finden.

Rückenschulen

Bundesverband der deutschen Rückenschulen e.V.

www.bdr-ev.de
Der BDR wurde 1991 als Dachverband der deutschen Rückenschulen gegründet. Ausgangspunkt war die Erkenntnis, dass Rücken- und Haltungsbeschwerden aufgrund des verbreiteten Bewegungsmangels immer weiter auf dem Vormarsch sind und es einer gemeinsamen Zielsetzung von Ärzten, Therapeuten und Sportpädagogen bedarf, um die Menschen zu einem aktiveren Lebensstil anzuleiten. Die Internetseite bietet Ihnen die Möglichkeit, BDR-Rückenschullehrer und Osteoporose-Kursleiter in Ihrer Nähe zu finden (nach Postleitzahlen geordnet).

Pilates und der Rücken

Pilates wird häufig zur Rehabilitation nach Rückenerkrankungen eingesetzt. Der Schwerpunkt der Pilates-Methode liegt auf der Stärkung des Rumpfes und der Sta-bilisierung des unteren Rückens. Auch Yoga und die Feldenkrais-Methode verbessern die Gesundheit des Rückens, hauptsächlich indem sie seine Beweglichkeit fördern. Pilates konzentriert sich auf die Kräftigung und Stabilisierung der Wirbelsäule. Aufgrund meiner 20-jährigen Erfahrung mit Pilates glaube ich, dass die Prinzipien von Pilates bei allen Rückenproblemen angewandt werden können. Die Übungen in dem vorliegenden Buch sind stark von Pilates beeinflusst.

Deutscher Pilates Verband

www.pilates-verband.de
Der Deutsche Pilates Verband bildet Pilates-Lehrer aus und gewährleistet einen hohen Ausbildungsstandard. Ferner gibt der Verband seinen Mitgliedern die Möglichkeit, sich kontinuierlich weiterzubilden. Erkundigen Sie sich, ob der Pilates-Lehrer Ihrer Wahl nach den Standards dieses Verbands ausgebildet ist. Die Internetseite ermöglicht Interessierten die Suche von zertifizierten Pilates-Lehrern nach Postleitzahlenbereich.

Therapien bei Rückenschmerzen

Forschungsgruppe Akupunktur

www.facm.de
Die Wirksamkeit von Akupunktur bei Rückenschmerzen gilt inzwischen als erwiesen. Aus diesem Grund bieten die gesetzlichen Krankenkassen bei chronischen Schmerzen im Bereich des Rückens Akupunktur auch als Kassenleistung an. Die Internetseite der Forschungsgruppe Akupunktur erklärt die Wirkungsweise von Akupunktur und stellt Patienten eine Liste von Ärzten zur Verfügung, die eine Grund- oder Vollausbildung in Akupunktur absolviert haben und zur Abrechnung ihrer Leistung mit der gesetzlichen Krankenkasse zugelassen sind.

Deutscher Verband für Physiotherapie/Zentralverband der Physiotherapeuten und Krankengymnasten

www.zvk.org
Der bundesweite Dachverband der Landesverbände vertritt die Interessen seiner Mitglieder

– freiberufliche und angestellte Physiotherapeuten und Krankengymnasten – und unterstützt sie u. a. bei der Aus- und Weiterbildung sowie beim Berufseinstieg. Die Rubrik »Therapeutensuche« ermöglicht Patienten, einen Therapeuten nach Postleitzahlenbereich und nach Behandlungsschwerpunkt zu finden.

Bund deutscher Chiropraktiker

www.chiropraktik-bund.de
Der 1994 gegründete Berufsfachverband Bund deutscher Chiropraktiker verfolgt die zweifache Zielsetzung, Patienten über die sanfte Chiropraktik aus den USA aufzuklären und Fachkreisen eine professionelle Ausbildung zu vermitteln. Chiropraktik adjustiert von Hand verschobene bzw. verlagerte Rückenwirbel und versorgt den Körper umfassend mit Lebensenergie durch eine angeregte Blutzirkulation sowie eine vertiefte Atmung. Eine Therapeutensuche auf der Internetseite ermöglicht Patienten, Therapeuten mit unterschiedlichen Qualifikationen nach Postleitzahlenbereich zu finden.

Verband der Osteopathen

www.osteopathie.de
Der Verband der Osteopathen Deutschland (VOD) wurde als Standesvertretung aller Osteopathen 1994 in Wiesbaden gegründet. Wie die Chiropraktik ist auch die Osteopathie eine manuelle Methode der Medizin. Sie dient dem Erkennen und ganzheitlichen Behandeln von Funktionsstörungen der

Muskeln, Bänder, Nerven und Gelenke. Über einen Link auf der Internetseite können Patienten einen entsprechend den Qualitätsvorgaben des Verbands qualifizierten Therapeuten nach Umkreis, Postleitzahlenbereich und Ort suchen.

Gesellschaft der Lehrer/innen der F. M. Alexander-Technik

www.alexander-technik.org
Seit über 100 Jahren lehrt die Alexander-Technik unbewusste Bewegungsmuster und Fehlhaltungen zu erkennen und zu beheben. Alexander erkannte, dass bestimmte Fehlhaltungen Stress, Schmerzen und verminderte Leistungsfähigkeit verschlimmern oder sogar verursachen können. Lehrer der Alexander-Technik haben eine dreijährige Ausbildung absolviert und können über die Internetseite der Gesellschaft nach Postleitzahlenbereich gefunden werden.

Informationen für spezifische Rückenleiden

Bundesverband Skoliose Selbsthilfe

www.bundesverband-skoliose.de
Der 1971 gegründete Verband informiert Skoliosekranke über die vielfältigen therapeutischen Möglichkeiten in Deutschland und in benachbarten Ländern und hilft Betroffenen, die für sie geeignete Heilbehandlung zu finden.

Deutsche Vereinigung Morbus Bechterew

http://bechterew.de
Ärzte und Patienten erhalten umfassende Information über die Krankheit sowie zu den Behandlungsmöglichkeiten. Betroffene können sich online beraten lassen.

Weitere DVDs und Bücher von Suzanne Martin

Weitere DVDs von Suzanne Martin können Sie (auf Englisch) über ihren eBay-Shop unter http://stores.ebay.com/Pilates-Therapeutics-LLC erwerben.

Buchtitel

Stretching. Sanfte Dehnübungen für Beweglichkeit und Entspannung, Dorling Kindersley, Starnberg 2006, 160 Seiten. Dieses Buch ist auch für ältere Menschen geeignet. Es enthält zahlreiche effektive Dehnübungen, die Ihnen helfen, Stress im Alltag zu überwinden und sich zu entspannen. Es zeigt Ihnen, wie Sie mit einfachen Übungen Ihren Körper beweglich und fit halten und Ihre Haltung verbessern. Darüber hinaus lernen Sie, mit Stretching effektiv Beschwerden zu lindern. Das Buch geht auch auf die Bedürfnisse bestimmter Zielgruppen ein wie Senioren, Schwangere und Berufstätige, die viel Zeit vor dem Computer verbringen.

Kontakt zu Suzanne Martin

www.totalbodydevelopment.com

Register

Dank

Dank der Autorin

Ich bin all jenen, die dieses Buch möglich gemacht haben, zu Dank verpflichtet: Miranda Harvey für das wundervolle Layout, Hilary Mandleberg für ihre Umsichtigkeit und Ruth Jenkinson für die ausgezeichneten Fotos. Ein besonderer Dank gilt Penny Warren und Mary-Clare Jerram, die dieses Buch realisiert haben. Ohne die Konzentration und das physische Durchhaltevermögen der Models Rhona und Sam wären die Fotos nicht zustande gekommen, und auch die Mitarbeiter von DK, die sich hinter den Kulissen um jedes Detail gekümmert haben, seien meiner Hochachtung versichert. Ich danke auch dem Smuin Ballet, Joellen Arntz, Vincent Avery, Kaleena Opdyke und dem Tänzer Aaron Thayer, die mir bei der Formulierung der Fragen geholfen haben. Ein spezieller Dank geht an Leilani Lau für die anatomischen Grafiken und die technische Unterstützung. Und nicht zuletzt hat sich mein geduldiger, liebevoller Ehemann, Tom Martin, einen dicken Kuss der Wertschätzung verdient.

Dank des Verlags

Dorling Kindersley möchte folgenden Personen für ihre Mitarbeit an diesem Buch danken: der Fotografin Ruth Jenkinson und ihren Assistenten James McNaught und Vic Churchill; sweatyBetty für die Bereitstellung der Sportbekleidung; Viv Riley von Touch Studios; den Models Rhona Crewe und Sam Johannesson; Roisin Donaghy und Victoria Barnes für die Frisuren und das Make-up sowie YogaMatters für die Bereitstellung der Matte.

Über Suzanne Martin

Suzanne Martin ist Ärztin für physikalische Therapie und goldzertifizierte Pilates-Expertin. Die ehemalige Tänzerin ist als Master-Trainerin durch das American Council on Exercise zertifiziert. Ihre Veröffentlichungen erschienen unter anderem im *Dance Magazine*, bei Dorling Kindersley und im *Journal of Dance Medicine and Science*. Sie bietet regelmäßig Lehrgänge in den Bereichen Pilates, Tanz und physikalische Therapie an. Suzanne Martin ist die maßgebliche Physiotherapeutin des Smuin Ballet in San Francisco und unterhält eine private Praxis, Total Body Development, in Alameda, Kalifornien. Mehr Information über Suzanne Martin finden Sie auf ihrer Internetseite (Englisch): www.totalbodydevelopment.com.